Milagros sanadores del alma

Zhi Gang Sha

Milagros sanadores del alma

Antigua y nueva sabiduría para la sanación integral

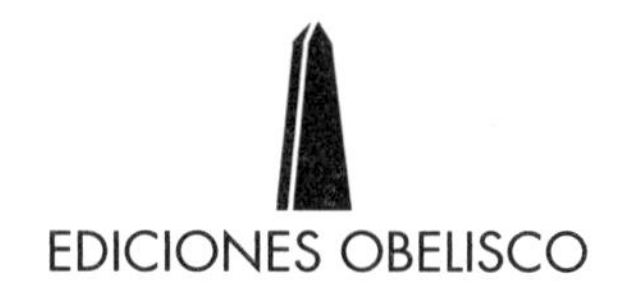

EDICIONES OBELISCO

Si este libro le ha interesado y desea que le mantengamos informado de nuestras publicaciones, escríbanos indicándonos qué temas son de su interés (Astrología, Autoayuda, Ciencias Ocultas, Artes Marciales, Naturismo, Espiritualidad, Tradición...) y gustosamente le complaceremos.

Puede consultar nuestro catálogo en www.edicionesobelisco.com

Colección Espiritualidad y vida interior
Milagros sanadores del alma
Zhi Gang Sha

1.ª edición: abril 2016

Título original: *Soul Healing Miracles*

Traducción: *Esperanza Álvarez, Magdalena Blatchford, Gloria Quintero, Milagros Telaya*
Maquetación: *Isabel Estrada*
Corrección: *Sara Moreno*
Diseño de cubierta: *Enrique Iborra*

Edita: Ediciones Obelisco S. L.
Pere IV, 78 (Edif. Pedro IV) 3.ª planta 5.ª puerta
08005 Barcelona - España
Tel. 93 309 85 25 - Fax 93 309 85 23
E-mail: info@edicionesobelisco.com

ISBN: 978-84-9111-082-8
Depósito Legal: B-6.348-2016

Printed in Spain

Impreso en España en los talleres gráficos de Romanyà/Valls S. A.
Verdaguer, 1 - 08786 Capellades (Barcelona)

Prólogo a la Colección Milagros Sanadores del Alma

HE ADMIRADO EL TRABAJO del doctor Zhi Gang Sha desde hace algunos años. Es más, recuerdo claramente la primera vez que lo escuché describir su sistema de sanación del alma Soul Mind Body Medicine. Supe de inmediato que deseaba brindar mi apoyo a este talentoso sanador y a su misión, así que lo presenté a mi comunidad espiritual. Desde entonces, ha sido un gozo ser testigo de cómo aquellos que aplican sus enseñanzas y técnicas experimentan mayor energía, gozo, armonía y paz en sus vidas.

Las técnicas del doctor Sha despiertan el poder sanador existente en todos los seres vivientes, empoderándolos para poner su bienestar general directamente en sus propias manos. Su explicación de cómo la energía y el mensaje vinculan consciencia, mente, cuerpo y espíritu forma una red de información dinámica en un lenguaje fácil de entender y, lo más importante, de aplicar.

Los resultados del doctor Sha, comprobados a lo largo del tiempo, han demostrado a miles de estudiantes y lectores que las energías y los mensajes sanadores existen dentro de específicos sonidos, movimientos y percepciones. Compartiendo y demostrando esto en su propia vida personal, las teorías y prácticas del doctor Sha provenientes de su trabajo con la fuerza vital son holísticas, profundas y factibles. Su mensaje de que el Poder del Alma es aplicable a cada aspecto de la vida hace que los aspirantes a esta práctica confíen en que podrán navegar con éxito los desafíos de la vida en el siglo XXI.

Como representante mundial de su renombrado maestro, doctor Zhi Chen Guo, quien fue uno de los más grandes maestros de qi gong y sanadores en el mundo, el doctor Sha es también maestro de disciplinas antiguas, incluyendo el taichí, qi gong, kungfú, *I Ching* y feng shui. Él ha combinado exitosamente el alma de los métodos de sanación natural de su cultura con su entrenamiento como médico occidental, ofreciéndonos generosamente su sabiduría a través de los libros de sus Colecciones Poder del Alma y Milagros Sanadores del Alma.

La contribución del doctor Sha a aquellos en la comunidad de sanación es innegable, y la forma en que empodera a sus lectores para entenderse a sí mismos, entender sus sentimientos y la interconexión entre sus cuerpos, mentes y espíritus es su regalo al progreso evolutivo del mundo. Pero eso no es todo; a través de sus libros, el doctor Sha guía delicadamente al lector hacia una consciencia de sanación, no sólo del cuerpo, de la mente y del espíritu, sino también del corazón. A través de su Colección Milagros Sanadores del Alma, el doctor Sha faculta aún más a los lectores a sanar sus mentes, cuerpos y espíritus, al revelarles nuevos y poderosos métodos de sanación.

Considero el camino de sanación del doctor Sha como una práctica espiritual universal, un camino hacia la transformación genuina. Su integridad profesional y corazón compasivo están arraigados en su servicio hacia la humanidad, y mi sincera plegaria para con sus lectores es que acepten su invitación a despertar el poder de sus almas y a descubrir la belleza natural de su existencia.

Michael Bernard Beckwith
Autor de *Life Visioning and Spiritual Liberation*
Fundador de Agape International Spiritual Center
(Centro Espiritual Internacional Agape)
Agosto de 2013

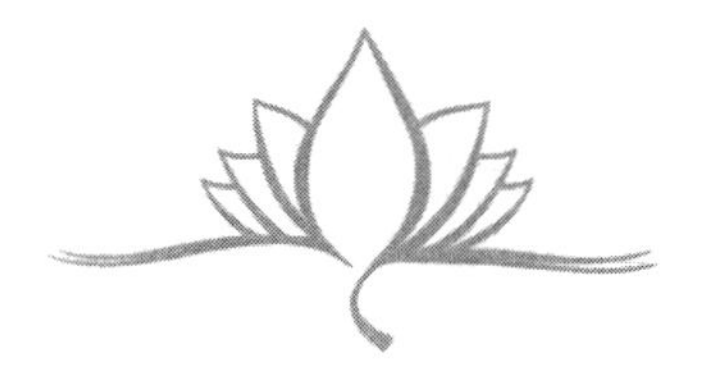

Introducción a la Colección Milagros Sanadores del Alma

HE COMPARTIDO EL PROPÓSITO de mi vida en la Colección Poder del Alma; lo enfatizaré aún más en la Colección Milagros Sanadores del Alma. El propósito de la vida es servir. He comprometido mi vida a este propósito. Mi misión en la vida es servir. Servir es hacer a otros más felices y más sanos.

La misión total de mi vida es transformar el alma, el corazón, la mente y el cuerpo de la humanidad y de todas las almas en el Cielo, la Madre Tierra y en innumerables planetas, estrellas, galaxias y universos e iluminarlos o iluminarlos incluso más, a fin de crear la Familia Universal de Amor, Paz y Armonía.

Esta Familia Universal incluye a toda la humanidad en la Madre Tierra y a todas las almas en la Madre Tierra, en el Cielo y en innumerables planetas, estrellas, galaxias y universos. La meta final de la Familia Universal es alcanzar *wan ling rong he,* que es la Unicidad universal.

«Wan» significa *diez mil.* En chino «wan» representa *todo.* «Ling» significa *alma.* «Rong he» significa *juntarse en uno.* «Wan ling rong he» (pronunciado *wan ling rong je*) significa *todas las almas se unen en una sola.* Esto es Unicidad universal. Ésta es la meta última en esta nueva era universal. Esta nueva era, llamada la Era de la Luz del Alma, empezó el 8 de agosto de 2003 y durará quince mil años.

Mi misión total de vida incluye tres empoderamientos.

Mi primer empoderamiento es enseñar el *servicio universal* para empoderar a las personas para que sean servidores universales incondicionales. El mensaje del servicio universal es:

Yo sirvo a la humanidad y a todas las almas en la Madre Tierra,
en el Cielo y a innumerables planetas, estrellas, galaxias y universos
incondicionalmente.

Tú sirves a la humanidad y a todas las almas en la Madre Tierra,
en el Cielo y a innumerables planetas, estrellas, galaxias y universos
incondicionalmente.

Juntos servimos a la humanidad y a todas las almas en la Madre
Tierra, en el Cielo y a innumerables planetas, estrellas, galaxias
y universos incondicionalmente.

Mi segundo empoderamiento es enseñar *los secretos, la sabiduría, el conocimiento y las prácticas técnicas del alma* para empoderar a las personas para que creen milagros sanadores del alma y transformen toda la existencia. El mensaje es:

Yo tengo el poder de crear milagros sanadores del alma
para transformar toda mi vida.

Tú tienes el poder de crear milagros sanadores del alma
para transformar toda tu vida.

Juntos tenemos el poder de crear milagros sanadores del alma
para transformar toda la vida de la humanidad y de todas las almas
en la Madre Tierra y de innumerables planetas, estrellas, galaxias
y universos.

Transformar toda la vida es:

- potenciar la energía, la resistencia, la vitalidad y la inmunidad;
- sanar los cuerpos espiritual, mental, emocional y físico;
- prevenir todas las enfermedades;
- transformar todo tipo de relaciones personales;
- transformar las finanzas y los negocios;
- rejuvenecer el alma, el corazón, la mente y el cuerpo;

- aumentar la inteligencia del alma, del corazón y de la mente;
- abrir los canales espirituales;
- traer éxito a cada aspecto de la vida;
- y más.

Mi tercer empoderamiento es enseñar el *Tao* para empoderar a las personas para que alcancen el Tao. Alcanzar el Tao es alcanzar la iluminación del alma, la mente y el cuerpo.

El Tao es la Fuente.

La Fuente es el Creador del Cielo, de la Madre Tierra y de innumerables planetas, estrellas, galaxias y universos.

El Tao es El Camino de toda la existencia. El Tao es el principio y la ley universal.

La iluminación del alma consiste en elevar la posición de la propia alma en el Cielo a la de un santo. El primer paso en la senda espiritual es alcanzar la iluminación del alma.

Un ser humano tiene dos vidas: una vida física y una vida del alma. La vida física es limitada. La vida del alma es eterna. El propósito de la vida física es servir la vida del alma. El propósito de la vida del alma es alcanzar la iluminación del alma. Alcanzar la iluminación del alma consiste en elevar la posición de tu alma en el Cielo a fin de convertirte en un santo. Convertirse en un santo es convertirse en un mejor servidor. Los santos más elevados serán ascendidos al reino divino. Si el alma de uno alcanza el reino divino, esta alma ha alcanzado una muy alta iluminación.

El segundo paso en la senda espiritual es alcanzar la iluminación de la mente. La iluminación de la mente es elevar la propia consciencia a la consciencia de un santo. Los santos residen en diferentes niveles del Cielo. La consciencia de los santos más elevados podría ser elevada aún más y transformarse completamente en consciencia divina. Alcanzar la consciencia divina va más allá de la comprensión.

El tercer paso en la senda espiritual es alcanzar la iluminación del cuerpo.

La iluminación del cuerpo es transformar el cuerpo físico en el más puro cuerpo de luz. Alcanzar el cuerpo de luz más puro es alcanzar la inmortalidad.

Permíteme explicar la esencia de la inmortalidad.

Lao Zi, el autor del *Dao De Jing*, indicaba:

Ren Fa Di, Di Fa Tian, Tian Fa Tao, Tao Fa Zi Ran.

Estas cuatro frases sagradas han explicado el proceso de la iluminación del cuerpo, que es el proceso de alcanzar la inmortalidad.

Ren Fa Di – «Ren» significa *ser humano.* «Fa» significa *seguir los principios y leyes.* «Di» significa *Madre Tierra.* «Ren Fa Di» (pronunciado *wren fa di*) significa *un ser humano debe seguir los principios y leyes de la Madre Tierra.* La ley de la gravedad es un ejemplo.

Ren Fa Di tiene un más profundo significado. Éste enseña a transformar el jing qi shen (pronunciado *dching chi shen*) de un ser humano a jing qi shen de la Madre Tierra.

«Jing» significa *materia.* «Qi» significa *energía.* «Shen» significa *alma, espíritu, mensaje o información.*

Una de las antiguas sabidurías secretas más importantes acerca de la formación universal puede ser resumida en una oración:

El Cielo, la Madre Tierra, los seres humanos e innumerables planetas, estrellas, galaxias y universos están hechos de jing qi shen.

Otro secreto de la sabiduría antigua en una oración es:

Tian Ren He Yi

«Tian» significa *Cielo* o *el universo más grande.* «Ren» significa *ser humano* o *el universo más pequeño.* «He Yi» significa *se unen en uno solo.*

«Tian Ren He Yi» (pronunciado *tien wren je yi*) significa *el universo más grande y el universo más pequeño son uno solo.* Lo que tiene el gran universo también lo tiene el universo pequeño y viceversa. Esto nos enseña la sabiduría secreta:

Con el fin de entender el gran universo, que incluye
la Madre Tierra e innumerables planetas, estrellas, gala
y universos, entiende primero el universo pequeño,
que es el ser humano.

Lao Zi nos enseña que Ren Fa Di tiene el propósito sagrado de transformar el jing qi shen. Necesitamos entender que el jing qi shen de un ser humano está *alejado* del jing qi shen de la Madre Tierra. Un ser humano tiene un potencial de tiempo de vida de cien años o más. Los genes de la humanidad podrían permitirle vivir hasta los 140 o 150 años.

¿Cuántos años ha existido la Madre Tierra? Nadie lo sabe. En este momento me estoy comunicando con la Fuente; estoy preguntando cuánto ha vivido la Madre Tierra. La respuesta es:

La Madre Tierra ha vivido miles de millones de años o más.

Esta respuesta fue recibida a través de mi comunicación del alma con la Fuente. La Fuente creó a la Madre Tierra. En la Madre Tierra, los minerales más antiguos analizados hasta la fecha fueron encontrados en Australia Occidental y tienen por lo menos 4400 de millones de años. En el futuro, estudios científicos adicionales podrían descubrir cosas hasta más antiguas en la Madre Tierra.

Ren Fa Di nos enseña secretos muy importantes para prolongar la vida de un ser humano. Tenemos que transformar el jing qi shen de un ser humano al jing qi shen de la Madre Tierra. Por lo tanto, en la enseñanza antigua existe otra frase sagrada:

Xi shou tian di jing hua

«Xi shou» significa *absorber.* «Tian» significa *Cielo.* «Di» significa *Madre Tierra.* «Jing hua» significa *esencia.* La esencia es el jing qi shen del Cielo y la Madre Tierra. «Xi shou tian di jing hua» (pronunciado *shi shou tien di dching jua*) significa *absorber la esencia del Cielo y la Madre Tierra.*

ifica *Madre Tierra.* «Fa» significa *seguir los prin-*
ca *Cielo.* «Di Fa Tian» (pronunciado *di fa tien*)
ebe seguir los principios y leyes del Cielo.
nzar la inmortalidad, uno primero tiene que
de un ser humano en el jing qi shen de la Ma-
nar aún más el jing qi shen de la Madre Tierra

Tian Fa Tao – «Tian» significa *Cielo.* «Fa» significa *seguir los principios y las leyes.* «Tao» es La Fuente, El Camino y los principios y leyes universales. «Tian Fa Tao» (pronunciado *tien fa dao*) significa *el Cielo tiene que seguir los principios y leyes del Tao.*

Para ser longevo y alcanzar la inmortalidad, el proceso es:

- **Paso 1:** Transformar el jing qi shen de un ser humano en el jing qi shen de la Madre Tierra.
- **Paso 2:** Transformar más el jing qi shen de la Madre Tierra en el jing qi shen del Cielo.
- **Paso 3:** Transformar aún más el jing qi shen del Cielo en el jing qi shen del Tao.
- **Paso 4:** Alcanzar Tao Fa Zi Ran (alcanzar y fundirse con el Tao).

Tao Fa Zi Ran – «Tao» es *La Fuente, El Camino y los principios y leyes universales.* «Fa» significa *seguir los principios y leyes.* «Zi Ran» significa *naturaleza.* «Tao Fa Zi Ran» (pronunciado *dao fa dz ran*) significa *seguir los dictados de la naturaleza.*

Alcanzar Tao Fa Zi Ran es alcanzar el Tao. Alcanzar el Tao es *fundirse con el Tao.* Fundirse con el Tao es alcanzar la inmortalidad. Esto es la iluminación del cuerpo.

Enfatizo una y otra vez que mi tercer empoderamiento es empoderar a los que están en la búsqueda espiritual seria para que alcancen el Tao, que es alcanzar la iluminación de alma, mente y cuerpo.

Ésta es la manera sagrada de alcanzar la inmortalidad.

El mensaje del tercer empoderamiento es:

Yo tengo el poder de alcanzar la iluminación del alma,
la mente y el cuerpo.

Tú tienes el poder de alcanzar la iluminación del alma,
la mente y el cuerpo.

Juntos tenemos el poder de alcanzar la iluminación del alma,
la mente y el cuerpo.

En mi Colección Poder del Alma, he compartido la historia personal de cómo el Divino me eligió como servidor de la humanidad y del Divino en julio de 2003. No repetiré aquí la historia. Por favor, lee los libros de mi Colección Poder del Alma.

Como servidor, vehículo y canal divinos, he ofrecido Limpieza Divina de Karma y Trasplantes Divinos de Alma, Mente y Cuerpo, durante los últimos diez años. Cientos de miles de milagros sanadores del alma han sido creados por estos servicios divinos y por miles de sanadores del alma que he creado en la Madre Tierra. Cada día están siendo creados milagros de sanación. Por lo tanto, el Divino y la Fuente me han orientado que llegó el momento de crear y escribir la Colección Milagros Sanadores del Alma.

Quisiera que cada lector sepa que la Colección Milagros Sanadores del Alma te enseña y empodera a ti y a la humanidad para que creéis vuestros propios milagros sanadores del alma. Los lectores aprenderán sabiduría y conocimiento sagrados y aplicarán las prácticas técnicas de sanación del alma. Todos podrían crear milagros sanadores del alma.

En 2008, el Tao, que es la Fuente, me eligió como servidor de la humanidad y del Tao. Empecé a ofrecer Limpieza de Karma del Tao y Trasplantes de Alma, Mente y Cuerpo del Tao. La posición de mi alma ha sido elevada continuamente a lo largo de los últimos diez años. Estoy sumamente honrado de que mi alma haya sido elevada a niveles cada vez más altos de la Fuente. La Fuente tiene niveles ilimitados. La elevación nunca termina. Ser elevado cada vez más es ser un mejor servidor para la humanidad y todas las almas.

Estamos en 2013. En los últimos diez años, han sucedido muchos desastres naturales en el mundo, incluyendo terremotos, tsunamis, huracanes, inundaciones, incendios, erupciones volcánicas, sequías y más. Existen muchos otros desafíos, incluyendo los políticos, los económicos, los financieros y de negocios, los del medio ambiente, los de atención sanitaria, las guerras étnicas y religiosas y muchos otros.

Millones de personas están sufriendo enfermedades en su cuerpo espiritual, mental, emocional y físico. Millones y millones de personas en todo el mundo tienen acceso limitado o ninguno a una atención de salud adecuada.

¿Por qué la Madre Tierra y la humanidad están enfrentando desafíos? La razón es por bloqueos de alma, mente y cuerpo.

Los bloqueos del alma consisten en el mal karma. El mal karma es portado por el alma a causa de los errores cometidos al herir, dañar o aprovecharse de otros en todas las vidas de uno.

Los bloqueos de mente incluyen mentalidades negativas, creencias negativas, actitudes negativas, ego, apegos y más.

Los bloqueos de cuerpo incluyen bloqueos de energía y también de materia. ¿Cómo ayudar a la humanidad a atravesar este difícil período histórico? ¿Cómo ayudar a la humanidad a remover las enfermedades? ¿Cómo ayudar a la humanidad a sanar más rápido las enfermedades? Lo más importante: ¿cómo ayudar a la humanidad a *prevenir* las enfermedades?

Mis libros anteriores, que incluyen *Soul Mind Body Medicine, Power Healing* y los diez libros en mi Colección Poder del Alma, incluyendo *Soul Wisdom* (la sabiduría del alma), *The Power of Soul, Divine Soul Mind Body Healing and Transmission System, Tao I* y *Tao Song and Tao Dance,* han ofrecido respuestas a las preguntas anteriores sobre «cómo ayudar a la humanidad» y han creado cientos de miles de milagros sanadores del alma en todo el mundo.

En esta nueva Colección Milagros Sanadores del Alma ofreceré mayores secretos, sabiduría, conocimiento y prácticas técnicas del alma. Las enseñanzas y los ejercicios serán más simples, más prácticos, más poderosos y generarán milagros sanadores del alma más rápido.

¿Cuáles son los nuevos secretos y poder que te entregaré en esta nueva colección? Crearé el Campo de la Fuente dentro de este libro. ¿Qué es el Campo de la Fuente? El Campo de la Fuente es un campo con el jing qi shen de la Fuente.

¿Cómo funciona el Campo de la Fuente? El Campo de la Fuente lleva consigo el jing qi shen de la Fuente con la frecuencia y vibración del amor, perdón, compasión y la luz de la Fuente, que pueden transformar el jing qi shen de todas las afecciones.

Uno de los más importantes principios y leyes en innumerables planetas, estrellas, galaxias y universos puede ser resumido en una oración:

Todos los seres y todas las cosas en el Cielo, la Madre Tierra y en innumerables planetas, estrellas, galaxias y universos son vibración, la cual es el campo del jing qi shen.

El Campo de la Fuente lleva consigo el jing qi shen de la Fuente que puede remover los bloqueos de alma, mente y cuerpo de las enfermedades y transformar el jing qi shen de los cuerpos espiritual, mental, emocional y físico de un ser humano, de pies a cabeza, desde la piel hasta los huesos, para restablecer su salud.

Crearé el Campo de la Fuente al escribir varias Caligrafías Ling Guang de la Fuente para este libro. «Ling Guang» (pronunciado *ling guang)* significa *luz del alma. Caligrafía Ling Guang de la Fuente* es el nombre que la Fuente me dio; significa *Caligrafía de la Luz del Alma de la Fuente.*

Crearé el Campo de la Fuente dentro de cada Caligrafía Ling Guang de la Fuente. Cada una portará el jing qi shen de la Fuente, que puede sanar y crear milagros sanadores del alma. ¿Cómo funcionan estas caligrafías? Las Caligrafías Ling Guang de la Fuente reciben tesoros permanentes de la Fuente, que portan el jing qi shen de la Fuente. El jing de la Fuente es la *materia* de la Fuente. El qi de la Fuente es la *energía* de la Fuente. El shen de la Fuente es el *alma* o *mensaje* de la Fuente. El campo de jing qi shen de la Fuente lleva consigo la frecuencia y vibración de la Fuente con el amor, el perdón, la compasión y la luz de la Fuente, que pueden remover los bloqueos de alma, mente y cuerpo de las enfermedades para crear la sanación, rejuvenecimiento y milagros sanadores del alma.

Ésta es la primera vez que he compartido las Caligrafías Ling Guang de la Fuente con la humanidad. Las Caligrafías Ling Guang de la Fuente pueden crear milagros sanadores del alma. Las Caligrafías Ling Guang de la Fuente en este libro son:

- Caligrafía Ling Guang de la Fuente *Tao Guang Zha Shan* (la luz del Tao explosiona y vibra, pronunciado *dao guang dcha shan*).
- Caligrafía Ling Guang de la Fuente *Hei Heng Hong Ha* (el mantra del Zhong de la Fuente, pronunciado *jei jang jong ja*).

- Caligrafía Ling Guang de la Fuente *Guang Liang Hao Mei* (la luz transparente trae belleza interior y exterior, pronunciado *guang liang jao mei*).
- Caligrafía Ling Guang de la Fuente *Ling Guang* (la luz del alma, pronunciado *ling guang*).
- Caligrafía Ling Guang de la Fuente *Da Ai* (el más grande amor, pronunciado *da ai*) que puede disolver todos los bloqueos y transformar toda la vida.
- Caligrafía Ling Guang de la Fuente *Da Kuan Shu* (el más grande perdón, pronunciado *da kuan shu*) que puede traer gozo interior y paz interior a toda la vida.
- Caligrafía Ling Guang de la Fuente *Da Ci Bei* (la más grande compasión, pronunciado *da sz bei*) que puede potenciar la energía, resistencia, vitalidad e inmunidad de toda la existencia.
- Caligrafía Ling Guang de la Fuente *Da Guang Ming* (la más grande luz, pronunciado *da guang ming*) que puede sanar; prevenir todas las enfermedades; purificar y rejuvenecer el alma, corazón, mente y cuerpo; transformar todas las relaciones personales; transformar los negocios y las finanzas; aumentar la inteligencia; abrir los canales espirituales y traer éxito a toda la vida.
- Caligrafía Ling Guang de la Fuente *San Jiao Chang Tong* (la vía fundamental del qi y del fluido corporal fluye libremente, pronunciado *san dchiao chang tong*) que puede remover bloqueos de alma, mente y cuerpo de la vía del qi y del fluido corporal para la sanación y el rejuvenecimiento. «San» significa *tres.* «Jiao» significa *área.* «San Jiao» (pronunciado *san dchiao*) es la vía fundamental del qi y del fluido corporal de una persona. San Jiao es el concepto, la sabiduría y la práctica de la medicina tradicional china de cinco mil años de antigüedad. Aprenderás mucho más sobre el San Jiao en este libro.

¿Cómo puedo crear el Campo de la Fuente en las Caligrafías Ling Guang de la Fuente? Soy el servidor, vehículo y canal de la Fuente. La Fuente me ha concedido el honor y la autoridad para conectar con la Fuente a fin de crear el Campo de la Fuente.

Las Caligrafías Ling Guang de la Fuente portan poder que va más allá de la comprensión. Pruébalas; practica con ellas. Aplícalas para sanar tus cuerpos espiritual, mental, emocional y físico. Experimenta el poder de las Caligrafías Ling Guang de la Fuente de este libro.

Son tres las formas de usar las Caligrafías Ling Guang de la Fuente de este libro:

1. Coloca una palma en una ilustración de la Caligrafía Ling Guang de la Fuente. Coloca la otra palma en cualquier parte del cuerpo que necesites sanar y solicita sanación de forma sincera.
2. Coloca la Caligrafía Ling Guang de la Fuente en cualquier parte del cuerpo que necesites sanar. Solicita sanación de forma sincera.
3. Medita con la Caligrafía Ling Guang de la Fuente. Solicita sanación de forma sincera.

Existe una frase renombrada en las antiguas enseñanzas espirituales sagradas:

Da Tao zhi jian

«Da» significa *grande.* «Tao» es *El Camino.* «Zhi» significa *extremadamente.* «Jian» significa *simple.* «Da Tao zhi jian» (pronunciado *da dao dchr dchien*) significa *el Gran Camino es extremadamente simple.* La Colección Milagros Sanadores del Alma seguirá este principio. Podrías darte cuenta de la simplicidad muy rápido. Podrían sucederte milagros sanadores del alma muy rápido y preguntarte *cómo* y *por qué.*

Estoy emocionado, honrado y lleno de humildad al crear y escribir esta nueva Colección Milagros Sanadores del Alma para la humanidad. No puedo agradecer lo suficiente a la Fuente, al Divino y a todos los Comités del Cielo por su sabiduría, conocimientos y técnicas prácticas sagradas, así como por su poder inconmensurable para bendecirnos. Qué bendición para la humanidad que la Fuente ponga su poder en los libros y ofrezca descargas permanentes a mis lectores. Yo soy simplemente un servidor y un recipiente para mis lectores, la humanidad y todas las almas.

El mensaje de los milagros sanadores del alma es:

Yo tengo el poder de crear milagros sanadores del alma
para transformar toda mi vida.

Tú tienes el poder de crear milagros sanadores del alma
para transformar toda tu vida.

Juntos tenemos el poder de crear milagros sanadores del alma
para transformar toda la vida de la humanidad y de todas las almas
en la Madre Tierra y de innumerables planetas, estrellas, galaxias
y universos.

Amo mi corazón y mi alma
Amo a toda la humanidad
Unamos corazones y almas
Amor, paz y armonía
Amor, paz y armonía

Amo a toda la humanidad. Amo a todas las almas.
Agradezco a toda la humanidad. Agradezco a todas las almas.
Te amo. Te amo. Te amo.
Gracias. Gracias. Gracias.

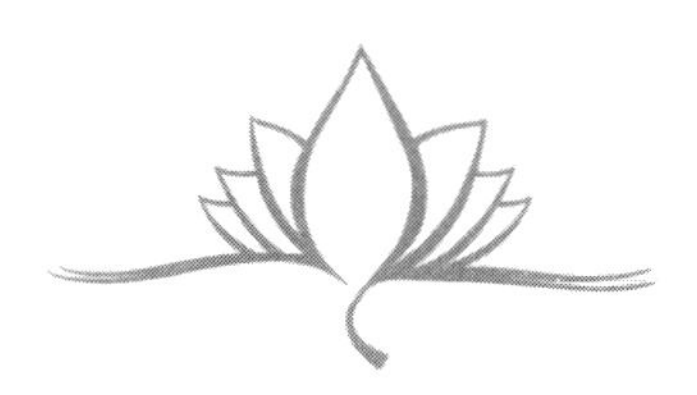

Introducción a *Milagros sanadores del alma*

VEINTE AÑOS ATRÁS, me uní a un grupo de representantes culturales chinos de siete provincias para visitar Canadá con exhibiciones culturales chinas. A través de las noticias, el doctor y maestro Zhi Gang Sha supo de la visita y que yo era el representante cultural por la provincia de Shandong. Vino a visitarme a mi hotel de Toronto. Durante la reunión, me di cuenta de que él es una persona singular, muy directa y sincera, inocente, alegre, positiva, extremadamente inteligente y mucho más. Su habla era asombrosamente refinada y sus respuestas eran rápidas y claras. Nuestra reunión fue muy placentera y disfruté realmente mi conversación con él. Antes que nuestra reunión inicial terminara, el doctor y maestro Sha me preguntó si podía ser mi discípulo para aprender de mí el *I Ching*.

Pude ver que el doctor y maestro Sha ya había dominado el aprendizaje de la medicina tradicional china, acupuntura y varias artes asiáticas antiguas con muchos maestros renombrados en aquellas áreas. Por lo tanto, acepté con agrado su pedido de ser mi discípulo.

Durante mi corta estadía en Canadá, le enseñé la esencia de algunos aspectos del *I Ching*, como la importancia de los cambios del Tao en el *I Ching*, que incluía aprender el equilibrio de la suavidad y la fuerza, de los pequeños detalles y las visiones más amplias, de la redondez y la cuadratura, de la acción y el conocimiento, etc.

Durante mi clase privada con el doctor y maestro Sha, me impresionó mucho su extraordinaria inteligencia. Me di cuenta de la increíble profundidad y amplitud de su sabiduría y conocimiento por sus respuestas y su entendimiento de mi enseñanza. Con algunas preguntas extremadamente sofisticadas como: *¿por qué es «Yi» la fuente del Gran Tao/el Gran Camino?* y *¿Por qué son la pureza, la quietud y la materia refinada la esencia del «Yi»?*; el doctor y maestro Sha compartía conmigo muchas perspectivas excepcionales. ¡Estaba extremadamente impresionado y feliz de tener tan sobresaliente discípulo!

Nos hemos mantenido en estrecho contacto desde la primera vez que nos conocimos, hace veinte años. Un par de años después de mi primera entrevista con el doctor y maestro Sha, lo visité nuevamente en Canadá. Para entonces, él ya era un famoso acupunturista con una gran reputación por crear abundantes milagros de sanación en Canadá. Para expresar cuán orgulloso estaba de él, le regalé mi caligrafía titulada 沙氏神針 福澤亿民, «Sha Shi Shen Zhen Fu Ze Yi Min» (pronunciado *sha shr shen dchen fu zh i min*), que significa *la acupuntura divina de Sha sana y beneficia a cientos de millones de personas,* para elogiar su increíble conocimiento y habilidades de acupuntura y medicina tradicional china. Por aquel entonces, el doctor y maestro Sha me presentó a la señora Sylvia Chen y me la recomendó como discípula, a quien también acepté gustosamente como tal.

Por su increíble sinceridad (誠 o «cheng», pronunciado *chong*) y honestidad, el doctor y maestro Sha se ha convertido desde entonces en el fundador y gran maestro de la Medicina de Alma, Mente y Cuerpo. La antigua sabiduría nos enseña «La sinceridad es el Camino al Cielo. Pensar sincera y honestamente es el Camino de los hombres». Nuestros sabios ancestros trajeron de este modo la sinceridad y honestidad al reino del Camino del Cielo (Tao). Ello se debe a que la sinceridad y la honestidad tienen energía. La antigua sabiduría china menciona 精誠所至, 金石為開, «Jing cheng suo zhi, jin shi wei kai» (pronunciado *dching chong suo dch, dchin shr wei kai*). Esto significa *la verdadera sinceridad y honestidad pueden mover el Cielo y la Tierra; la sinceridad y la honestidad hasta tienen el poder de partir el metal y la piedra.* En otras palabras, si uno tiene verdadera sinceridad y honestidad, uno puede alcanzar cualquier cosa en la vida. En *Zhong Yong, La doctrina de la medianía,* uno de los más antiguos e importantes libros sobre confucionismo, se lee «El Camino (Tao) de la sinceridad y honestidad supremas le permite a uno prever y entenderlo todo».

En 2010, Zhi Gang vino a China para visitar a su familia durante el Año Nuevo Chino. Durante ese tiempo, él y la señora Sylvia Chen me visitaron en la ciudad de Jinan. La señora Chen compartió conmigo muchas historias acerca de los increíbles milagros de sanación que Zhi Gang había creado en todo el mundo. Quedé sumamente impresionado por ellos. Ella también me trajo varios de sus CD. Cuando escuché su increíblemente poderosa y magnifica voz, noté que su canto creaba un campo muy singular que me rodeaba, que nunca antes había experimentado. Esto me llevó de vuelta a las agradables experiencias de mi niñez. Solía danzar mientras escuchaba la música que amaba. Cantar junto a Zhi Gang me trajo mucha alegría profunda a mi cuerpo, corazón y mente. Para expresar mi aprecio por él y esta profunda experiencia, le escribí como elogio esta copla:

聞玄天妙音
Wen xuan tian miao yin
(pronunciado *wan shuan tien miao yin*)
Escuchando las profundas manifestaciones celestiales y cantos

得大道至簡
De Da Tao zhi jian
(pronunciado *de da dao dchr dchien*)
Alcanza la verdadera y suprema simplicidad del Gran Camino

Este año fui invitado a participar en la Conferencia Internacional de la Sociedad para Filosofía China en la Universidad Estatal de Nueva York en Buffalo, Estados Unidos. Aproveché la oportunidad para visitar Toronto y encontrarme con Zhi Gang y luego Vancouver para reunirme con la señora Chen. Pude comprobar que Zhi Gang se ha convertido en un extraordinario y mundialmente reconocido gran maestro con miles de estudiantes y seguidores. Supe que se ha dedicado a viajar por todo el mundo difundiendo la sanación y las enseñanzas en muchos países, incluyendo la India, Japón, Estados Unidos, Canadá, Taiwán, Australia, Malasia y muchos países de Europa. En algunos lugares, miles de participantes asisten a sus eventos y talleres. Estoy muy orgulloso y feliz por él.

Ahora, puedo ser testigo del proceso en el que Zhi Gang fluye su nuevo libro *Milagros sanadores del alma*, que será publicado pronto. Sabiendo cuántas vidas se salvarán y transformarán por su nuevo libro, estoy sumamente contento siendo su profesor. En un momento de gran alegría, escribí una caligrafía especial para mostrar mi aprecio por sus logros extraordinarios en el curso de los veinte años que lo conozco:

靈光救世
Ling Guang Jiu Shi
(pronunciado *ling guang dchiu shr*)
La luz del alma salva al mundo y a la humanidad

y

靈光乍閃
Ling Guang Zha Shan
(pronunciado *ling guang dcha shan*)
La luz del alma explosiona y vibra

El antiguo y famoso filósofo confuciano, Xunzi, dijo 不积跬步, 無以致千里, «Bu Ji Kui Bu, Wu Yi Zhi Qian Li» (pronunciado *bu dchi kuei bu, wu i dchr chien li*). Esto significa *todo gran logro empieza dando un pequeño paso; con tiempo y esfuerzo constante, atraviesa mil millas.* Esto nos enseña que cuando asumimos compromisos y aplicamos esfuerzo consistente y diligente, podemos alcanzar metas enormes y colmar nuestros sueños de forma maravillosa.

Ésta es una de las claves secretas de los logros extraordinarios del doctor y maestro Sha. Él empezó su jornada espiritual inusitadamente temprano. A la edad de seis años, empezó a aprender taichí con un gran maestro. Luego empezó a aprender qi gong a los diez años. Hacia los doce años, se convirtió en un serio practicante de las artes marciales Shaolin, incluyendo boxeo y varas. En su veintena, empezó a estudiar medicina tradicional china y técnicas de acupuntura únicas con varios grandes maestros en estos campos y desarrolló su propia técnica de acupuntura especial, que producía grandes resultados de sanación. En su treintena, se convirtió en mi devoto discípulo para estudiar *I Ching* conmigo. Antes de la mediana edad, ya estaba inmerso y convertido en un maestro en todas estas artes ancestrales asiáticas. En su cuarentena, empezó a integrar la cultura y sabiduría ancestral sagrada del Xiu Lian (pronunciado *shiu lien*), que es la totalidad de la travesía espiritual, con las esencias de la medicina tradicional china y de la medicina alopática moderna.

Él purificó su alma, corazón, mente y cuerpo muy profundamente con dedicación, perseverancia y compromiso extremos. Como resultado, creó la Medicina de Alma, Mente y Cuerpo, que es uno de los logros más grandes en su vida hasta la fecha, el cual ha beneficiado a cientos de miles de personas alrededor del mundo.

El doctor y maestro Sha ha dedicado su vida entera a aprender y a mejorar, de manera que pueda ser un mejor servidor del Divino, con la finalidad de servir a la humanidad y a la Madre Tierra. Él ha seguido adelante vigorosamente y en forma denodada, buscando nueva sabiduría sagrada del Cielo y trabajando incansablemente para compartirla con toda la humanidad. No sólo estoy sumamente orgulloso de todos sus extraordinarios logros a lo largo de los años, sino que estoy profundamente conmovido por su indescriptible gran amor, gran compasión y brillante luz dentro de su corazón para ayudar y servir a todas las vidas. En consecuencia, estoy muy feliz de escribir esta introducción a su libro *Milagros sanadores del alma.*

Sinceramente,

劉大鈞
Profesor Liu Da Jun
Universidad de Shandong
Editor Jefe de Estudios de ZhouYi
Presidente de la Sociedad China de ZhouYi
Miembro del Consejo del Centro de Investigación de la Antigua Filosofía China
Miembro del Instituto de Investigación Central de Cultura e Historia
Jinan, Provincia de Shandong, China
Agosto de 2013

Acabas de leer una traducción al español de la introducción del profesor Lui Da Jun a este libro.

Las siguientes ocho páginas son la introducción de cómo fue originalmente escrita en chino por el profesor Liu.

序

二十年前中国七省文化代表团来加拿大举辦中国文化联展、沙志剛從有關新聞報道中得知我作为山東省文化顾问来到加拿大的消息、於是专程前来賓館見我、交谈中我發現其为人曠情真趣、率性天真、且思路敏捷、語言練達、我们聊的極为欣悦。在此情况下、志剛提出要拜我为师、跟我学习《易經》、我見其中醫、針灸皆師從名家、學有專長、於是我高興地收其為弟子、利用在加拿大的短暫逗留、我向他傳授了易道之知柔知剛、知微知彰、知圓知方、知行知藏的變化之要、教學中我發現志剛才思縱橫、天資甚高、對易之何以乃大道之源、何以動靜精微為易之精要、皆能得出自己獨見、我聞之欣然從此我們保持着聯系，之後數年我又到加拿大時，志剛的中醫，特別是針灸已在加國名聲甚高，於是我邀沙氏神針福澤億民”以贊之，這時事業上已頗俱規模的沙志剛又介紹蔡銀子小姐拜我為師，由於志剛的“誠”，他已於靈脳身醫學登堂入室，先儒云，“誠者天之道，思誠者人之道”，古人已將“誠”

納入天道范疇、因而誠是有能量的、"精誠所至，金石為開" "誠能動天地" "至誠之道，可以前知" 二零壹零年志剛利用回家過春節之機專程與蔡銀子小姐到濟南看望我、蔡小姐向我介紹了志剛發生過的種々神迹、志剛又將他唱的"心靈之歌"磁帶給我、他那富有磁性的嘹亮渾厚歌聲給我傳來特殊氣場與境界、使我如同回到孩提時代、常々隨歌起舞、并與志剛同唱、因而身心得到極大愉悅、故我撰聯以贊之：

闡玄天妙語
得大道至簡

今年我又利用到美国布法羅大学参加国際中国哲学會年會之機到加拿大多倫多與溫歆華、希望他們二人、在多倫多期間我見到志剛已有弟子千餘人從學、并到印度、日本、美国、歐洲诸国及臺灣地區講学，聽講者常至數千乃至數萬人，已卓然成一代大家。今又睹其新著《靈治療者亦必系列》即將付梓問世，普救眾生，遂欣然命筆，为其新著題"靈光救世"、"靈光乍闪"以彰艾德。先儒云"不積跬步無以致千里"，艾志剛能有今日成就，是因艾六岁学練太極功法、十歲從成人修練氣功，十二岁学習少林拳及其棍法、二十歲学中醫，後又從名家研攻針灸。年過而立又從我讀書，因自小受中国傳統文化的涵澤，因而步入四十歲之後即把中国古老的神祕文化及其修練智慧与中西醫学精華相結合，經反復苦修，終成正果，開創靈脑身醫学，而

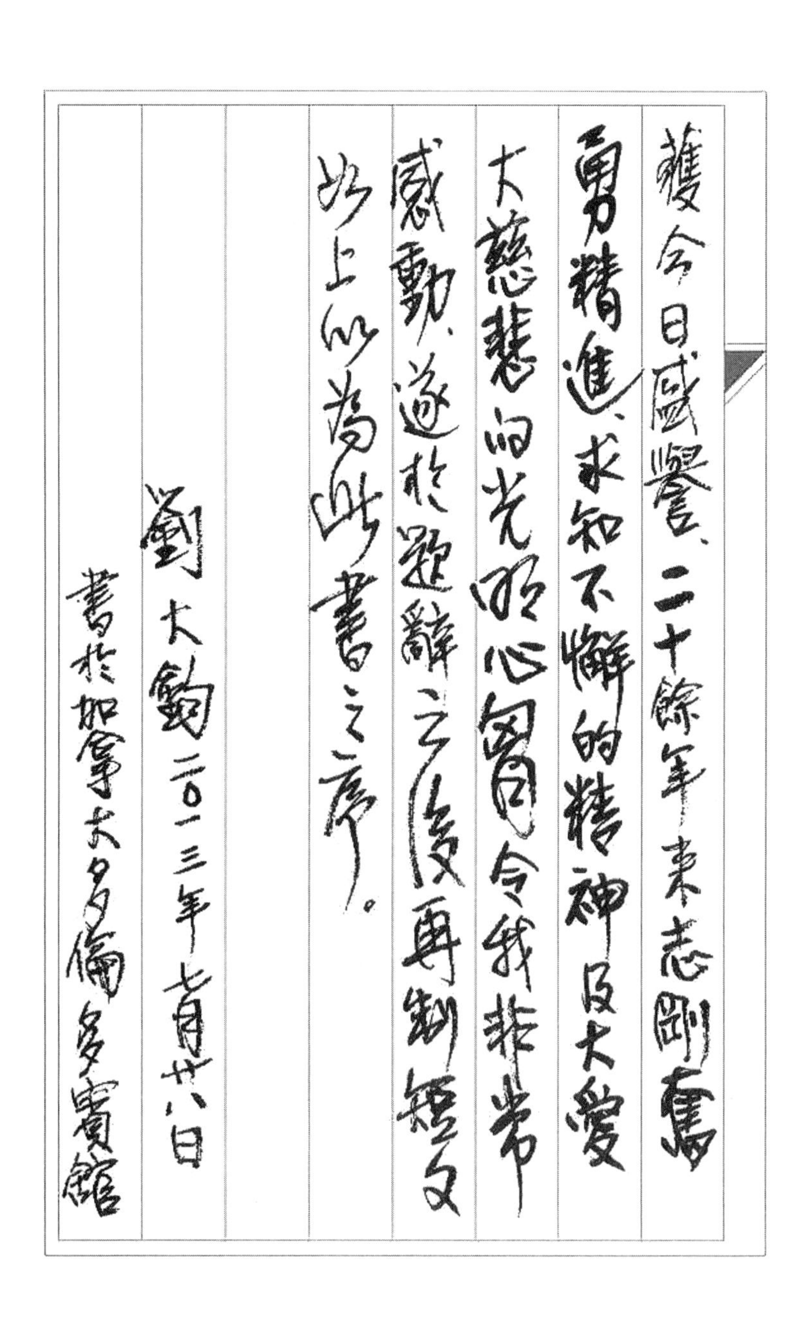

獲今日盛譽、二十餘年來志剛奮勇精進、求知不懈的精神及大愛大慈悲的光明心胸令我非常感動、遂於難辭之後再刪繁文以上以為此書之序。

劉大鈞 二〇一三年七月廿八日

書於加拿大多倫多賓館

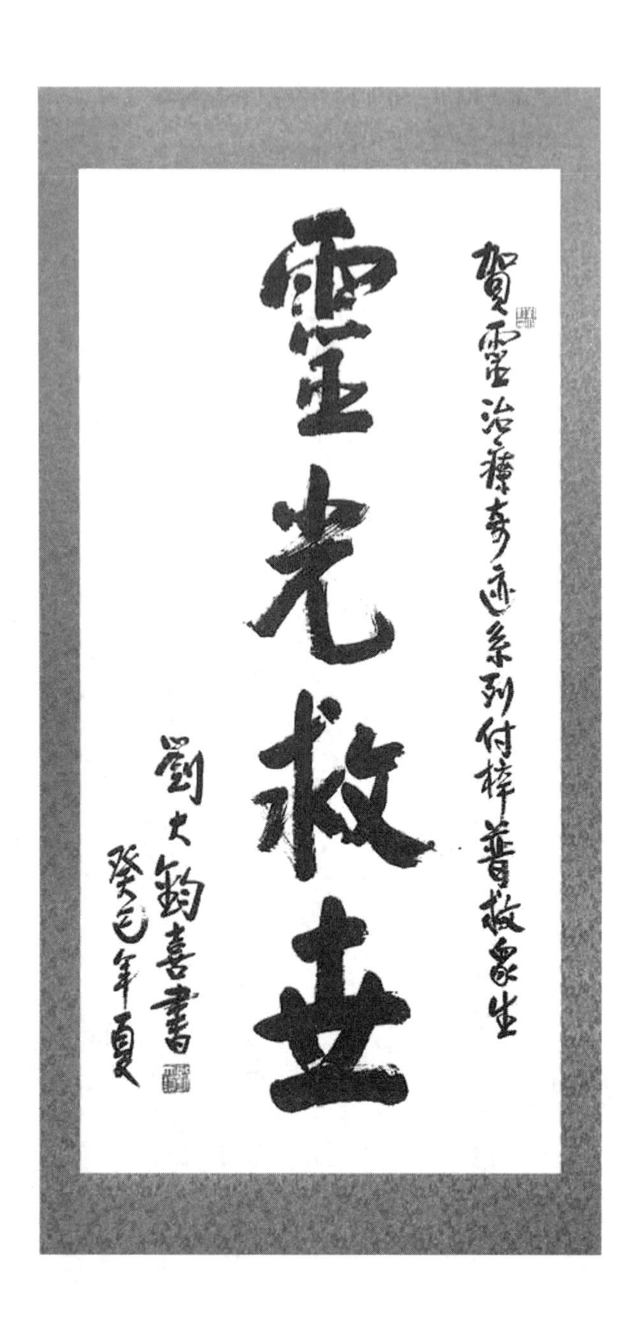

FIGURA 1. Caligrafía Ling Guang Jiu Shi por el Prof. Liu Da Jun
La Luz del Alma Salva al Mundo
Felicitaciones por la publicación de la Colección Milagros Sanadores del Alma para servir a todas las personas.

Cómo recibir las descargas del alma del Divino y del Tao ofrecidas en los libros de la Colección Milagros Sanadores del Alma

LOS LIBROS de la Colección Milagros Sanadores del Alma son únicos. El Divino y el Tao descargan sus tesoros del alma en los lectores al leer estos libros. Cada libro de la Colección Milagros Sanadores del Alma incluirá las Descargas del Alma del Divino o del Tao que han sido preprogramadas. Cuando leas los párrafos apropiados y hagas una pausa durante un minuto, serán transmitidos a tu alma los tesoros permanentes de alma, mente y cuerpo divinos y del Tao.

En abril de 2005, el Divino me dijo que «dejara las Descargas del Alma del Divino como legado para la historia». Pensé, «La vida de un ser humano es limitada. Así yo viva una larga, larga vida, retornaré al Cielo un día. ¿Cómo puedo dejar las Descargas del Alma del Divino como legado para la historia?».

A inicios de 2008, mientras editaba la edición de bolsillo de *La Sabiduría del alma*, el primer libro en mi Colección Poder del Alma, el Divino repentinamente me dijo: «Zhi Gang, ofrece mis descargas dentro de este libro. Preprogramaré mis descargas en el libro. Cualquier lector podrá recibirlas al leer las páginas especiales». En el momento que el Divino me dio esta instrucción, entendí cómo podía dejar las Descargas del Alma del Divino como legado para la historia.

El Divino es el creador y padre y madre espiritual de todas las almas.

El Tao es la Fuente y el creador de innumerables planetas, estrellas, galaxias y universos. El Tao es El Camino de toda la existencia. El Tao es el principio y la ley universal.

A finales de 2008, el Tao me eligió como servidor, vehículo y canal para ofrecer las Descargas del Alma del Tao. Fui profundamente honrado. He ofrecido innumerables Descargas del Alma del Divino y del Tao a la humanidad y a wan ling (todas las almas) en innumerables planetas, estrellas, galaxias y universos.

Las Descargas del Alma del Divino preprogramadas están almacenadas en este libro en forma permanente. Las Descargas del Alma del Divino o del Tao preprogramadas están almacenadas en forma permanente en cada libro de la Colección Milagros Sanadores del Alma. Si las personas leen este libro dentro de miles de años, ellas seguirán recibiendo las Descargas del Alma del Divino. En tanto este libro exista y sea leído, los lectores recibirán las Descargas del Alma del Divino.

Permíteme explicarlo con mayor detalle. El Divino ha colocado una bendición permanente dentro de ciertos párrafos en este libro. Estas bendiciones te permiten recibir las Descargas del Alma del Divino como obsequios permanentes para tu alma. Porque estos tesoros divinos residen en tu alma, puedes acceder a ellos las veinticuatro horas del día –tantas veces como desees, donde te encuentres– para la sanación, la bendición y la transformación de vida.

Es muy fácil recibir las Descargas del Alma del Divino y del Tao en los libros de la Colección Milagros Sanadores del Alma. Después que leas los párrafos especiales donde están preprogramadas, cierra los ojos; recibe la descarga especial. También es fácil aplicar estos tesoros del Divino y del Tao. Luego que recibas una Descarga del Alma del Divino o del Tao, inmediatamente te mostraré cómo aplicarla para la sanación, la bendición y la transformación de vida.

Tienes libre albedrío. Si no estás listo para recibir una Descarga del Alma del Divino o del Tao, simplemente di *yo no estoy listo para recibir este obsequio.* Entonces, puedes continuar leyendo los párrafos especiales con la descarga, pero no recibirás los obsequios que contienen. El Divino y el Tao no ofrecen las Descargas del Alma del Divino y del Tao a aquellos que no están listos o no están dispuestos a recibir sus tesoros; sin embargo, en el momento que lo estés, podrás simplemente retornar a los párrafos relevantes y decirle al Divino y al Tao *estoy listo.* Recibirás entonces la descarga especial almacenada cuando releas los párrafos.

El Divino y el Tao han acordado ofrecer en estos libros las Descargas del Alma del Divino y del Tao específicas a todos los lectores que estén dispuestos a recibirlas. El Divino y el Tao tienen tesoros ilimitados. Sin embargo, podrás recibir sólo los designados en estas páginas. Por favor, no pidas obsequios distintos o adicionales; no funcionará.

Después de recibir y practicar con las Descargas del Alma del Divino y del Tao en estos libros, podrías experimentar como resultado notables sanaciones en tus cuerpos espiritual, mental, emocional y físico. Podrías recibir increíbles bendiciones para tus relaciones personales. Podrías recibir bendiciones en tus finanzas y todo tipo de otras bendiciones.

Las Descargas del Alma del Divino y del Tao son ilimitadas. Puede haber una Descarga del Alma del Divino y del Tao para cualquier cosa que existe en el mundo físico. La razón para esto es muy simple. *Todo tiene alma, mente y cuerpo.* Una casa tiene alma, mente y cuerpo. El Divino y el Tao pueden descargar un alma a tu casa que puede transformar su energía. El Divino y el Tao pueden descargar un alma a tu negocio que puede transformarlo. Si estás usando un anillo, ese anillo tiene un alma. Si el Divino descarga una nueva alma divina a tu anillo, puedes pedirle al alma divina en tu anillo que ofrezca una sanación y bendición divinas.

Estoy honrado de haber sido elegido como servidor de la humanidad, del Divino y del Tao, para ofrecer las Descargas del Alma del Divino y del Tao. Por el resto de mi vida, continuaré ofreciendo las Descargas del Alma del Divino y del Tao. Ofreceré muchas más de ellas. Ofreceré las Descargas del Alma del Divino y del Tao para cada aspecto de cada vida.

Estoy honrado de ser un servidor de las Descargas del Alma del Divino y del Tao.

Qué puedes esperar cuando recibas las Descargas del Alma del Divino y del Tao

Las Descargas del Alma del Divino y del Tao son almas nuevas creadas en el corazón del Divino o en el corazón del Tao. Cuando estas almas son transmitidas, podrías sentir una fuerte vibración. Por ejemplo, te podrías sentir acalorado o emocionado. Tu cuerpo podría temblar un poco. Podrías no sentir nada. Los seres espirituales avanzados con el Tercer Ojo abierto pueden realmente ver una enorme alma de luz dorada, luz de arco iris, luz morada o color del cristal entrando en tu cuerpo.

Estas almas divinas y del Tao son tus compañeros yin[1] de por vida. Ellos permanecerán con tu alma por siempre. Incluso después de que tu vida física termine; estos tesoros divinos y del Tao continuarán acompañando tu alma en la siguiente vida y en todas tus vidas futuras. En estos libros, te enseñaré cómo invocar en cualquier momento y lugar a estas almas divinas y del Tao para que te concedan sanación o bendición divina y del Tao en esta vida. También puedes invocar a estas almas para que irradien a otros, ofreciéndoles sanación o bendición divina y del Tao. Estas almas divinas y del Tao tienen habilidades extraordinarias para sanar, bendecir y transformar. Si desarrollas habilidades espirituales avanzadas en tu próxima vida, descubrirás que tienes contigo estas almas divinas y del Tao. Entonces, podrás invocarlas de la misma manera en tus próximas vidas para sanar, bendecir y transformar cada aspecto de tu vida.

Es un gran honor que se descargue un alma divina o del Tao a tu propia alma. El alma divina o del Tao es un alma pura, desprovista de mal karma. El alma divina o del Tao tiene las habilidades de sanación y de bendición divinas y del Tao. La descarga no tiene ningún efecto secundario. Se te concede amor y luz con frecuencia divina y del Tao. Se te concede habilidades divinas y del Tao para servirte a ti mismo y a otros. Por lo tanto, la humanidad está sumamente honrada con que el Divino y el Tao estén ofreciendo las Descargas del Alma del Divino y del Tao. Estoy sumamente honrado de ser un servidor del Divino, del Tao, tuyo, de toda la humanidad y de todas las almas, para ofrecer las Descargas del Alma del Divino y del Tao. No puedo estar lo suficientemente agradecido con el Divino ni con el Tao. No puedo agradecer lo suficiente a ti, a toda la humanidad y a todas las almas por la oportunidad para serviros.

Gracias. Gracias. Gracias.

---

1. Un compañero yang es un ser físico, como un familiar, un amigo o una mascota. Un compañero yin es un alma compañera sin forma física, como tus padres y madres espirituales en el Cielo.

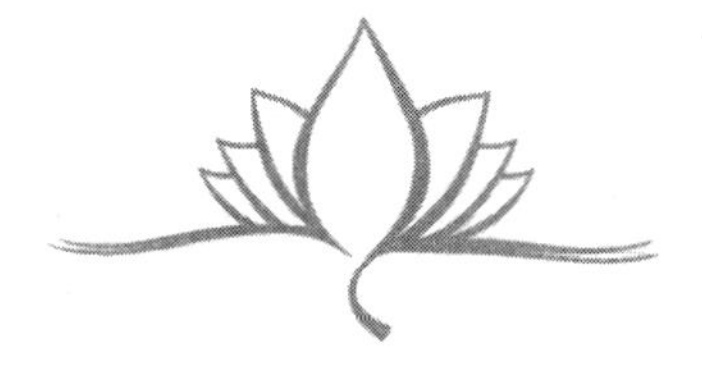

Cómo recibir los máximos beneficios de mis libros

COMO MUCHAS PERSONAS ALREDEDOR DEL MUNDO, puedes haber leído mis libros anteriormente. Quizás los estés leyendo por primera vez. Cuando empieces a hacerlo, podrías darte cuenta muy pronto de que éstos incluyen muchas prácticas para la sanación de los cuerpos espiritual, mental, emocional y físico, así como para transformar las relaciones personales y las finanzas. Enseño las Técnicas de los Cuatro Poderes para transformar toda la vida. Resumiré cada una de las Técnicas de los Cuatro Poderes en una oración:

PODER DEL CUERPO: Donde colocas tus manos es donde recibes los beneficios de sanación y de rejuvenecimiento.

PODER DEL ALMA: Aplica la Sanación y la Bendición Diciendo Hola, invocando a las almas internas de tu cuerpo, tus sistemas, órganos, células, ADN y ARN, e invoca a las almas externas del Divino, del Tao, del Cielo, de la Madre Tierra y de innumerables planetas, estrellas, galaxias y universos; así como de todo tipo de padres y madres espirituales en la Madre Tierra y en todos los niveles del Cielo, para pedir su ayuda con la sanación, el rejuvenecimiento y la transformación de tus relaciones personales y finanzas.

PODER DE LA MENTE: Donde pones la mente, usando la visualización creativa, es donde recibes los beneficios para la sanación, el rejuvenecimiento y la transformación de tus relaciones personales y finanzas.

PODER DEL SONIDO: Lo que recitas es en lo que te conviertes.

Mis libros son únicos. Cada uno incluye muchas prácticas con recitaciones (Poder del Sonido). Repito algunas recitaciones una y otra vez en los libros de mi Colección Poder del Alma y en este libro. Lo más importante, querido lector, es evitar pensar *yo ya sé esto* y después rápidamente leer el texto sin hacer las prácticas. Eso sería un gran error. Perderás algunas de las partes más importantes de mi enseñanza: las prácticas.

Imagina que estás en un taller. Cuando el profesor te guía a meditar o a recitar, tú lo haces. De lo contrario, no recibirás los beneficios de la meditación y recitación. Las personas están familiarizadas con el ancestral arte marcial chino del kungfú. Un maestro de kungfú pasa toda su vida desarrollando poder. Resumido en una oración:

El tiempo es kungfú y el kungfú es tiempo.

Tienes que dedicarle tiempo a recitar y a meditar. Recuerda el secreto resumido en una oración para el Poder del Sonido: *Lo que recitas es en lo que te conviertes.* Por lo tanto, cuando leas las prácticas donde te guío a que recites, por favor, hazlas. No las pases por alto. Las prácticas son la joya de mi enseñanza. La práctica es necesaria para transformar y tener éxito en cualquier aspecto de tu vida, incluyendo la salud, las relaciones personales, las finanzas, la inteligencia y más.

Existe una enseñanza espiritual famosa en el budismo. A través de la historia, millones de personas han recitado *Na Mo A Mi Tuo Fo* (pronunciado *na mo a mi to fo*). A Mi Tuo Fo es el nombre de un buda (Amitabha en sánscrito). Muchos practicantes sólo recitan este único mantra. Podrían recitar *Na Mo A Mi Tuo Fo* por horas y horas su vida entera. Ésta es una gran práctica. Si estás alterado, recita *Na Mo A Mi Tuo Fo.* Si estás enfermo, recita *Na Mo A Mi Tuo Fo.* Si estás débil, recita *Na Mo A Mi Tuo Fo.* Si estás sensible, recita *Na Mo A Mi Tuo Fo.* Si tienes retos con las relaciones personales, recita *Na Mo A Mi Tuo Fo.* Si tienes problemas financieros, recita *Na Mo A Mi Tuo Fo.* Recitar es transformador, pero para transformar la vida necesita tiempo; debes entender esta sabiduría espiritual de manera que recites y medites cada vez más. Cuanto más practiques, podrías recibir más sanación y transformación de vida.

Para tener éxito en cualquier profesión, uno tiene que estudiar y practicar una y otra vez para adquirir el dominio. Mi enseñanza consiste en la sanación y la transformación del alma en cada aspecto de la vida. Tienes que aplicar las Técnicas de los Cuatro Poderes para recibir los máximos beneficios de sanación y transformación del alma en cada aspecto de tu vida.

Si entras en el estado de *lo que recitas es en lo que te conviertes*, repentinamente podría suceder una sanación maravillosa y seguirle una transformación en las relaciones personales y las finanzas. Podrías tener momentos de inspiración; podrías tener momentos de asombro.

Te traigo el taller o retiro en cada libro. Aplica la sabiduría. Tómate tu tiempo para practicar con seriedad. Recita y medita usando las Técnicas de los Cuatro Poderes.

Mis libros tienen otro aspecto único: el Divino y el Tao ofrecen Trasplantes de Alma, Mente y Cuerpo a lo largo de tu lectura. Los Trasplantes de Alma, Mente y Cuerpo del Divino y del Tao son tesoros permanentes de sanación y de bendición del Divino y del Tao.

Estos tesoros llevan consigo la frecuencia y vibración del Divino y del Tao, que pueden transformar la frecuencia y vibración de tu salud, tus relaciones personales, finanzas, inteligencia y más.

Estos tesoros llevan consigo el amor del Divino y del Tao, que disuelve todos los bloqueos y transforma toda la existencia.

Estos tesoros llevan consigo el perdón del Divino y del Tao, que trae gozo interior y paz interior a toda la existencia.

Estos tesoros llevan consigo la compasión del Divino y del Tao, que potencia la energía, la resistencia, la vitalidad y la inmunidad de toda la existencia.

Estos tesoros llevan consigo la luz del Divino y del Tao, que sana, previene enfermedades, purifica y rejuvenece el alma, el corazón, la mente y el cuerpo; transforma las relaciones personales, las finanzas, aumenta la inteligencia y trae éxito a todos los aspectos de la existencia.

Resumo y enfatizo los dos aspectos absolutamente únicos de mis libros. Primero, te traigo los talleres y retiros en mis libros. Por favor, practica seriamente, como si estuvieras en un taller conmigo. Segundo, a lo largo de la lectura, puedes recibir tesoros permanentes (Trasplantes de Alma, Mente y Cuerpo) del Divino y del Tao para transformar tu salud, tus relaciones personales, tus finanzas y más.

Pon gran atención a estos dos aspectos únicos a fin de recibir los máximos beneficios de este libro y de cualquiera de mis libros.

Deseo que recibas los beneficios máximos de este libro para que transformes cada aspecto de tu vida.

Practica. Practica. Practica.

Transforma. Transforma. Transforma.

Ilumínate. Ilumínate. Ilumínate.

Éxito. Éxito. Éxito.

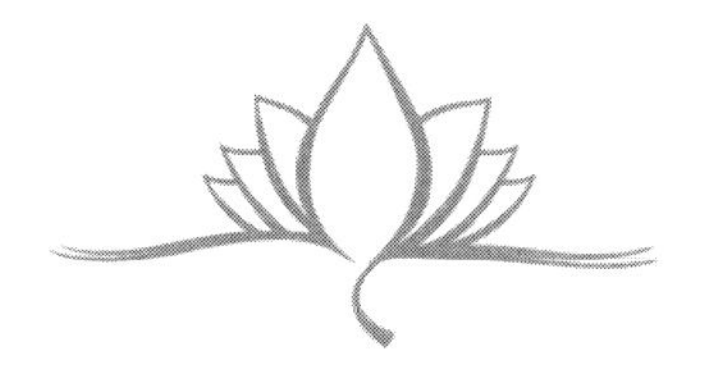

Lista de las descargas del alma del Tao (la Fuente)

Antigua y nueva sabiduría, conocimiento y prácticas técnicas sagradas para la sanación

MILLONES DE PERSONAS en la Madre Tierra están en búsqueda de secretos, sabiduría, conocimiento y prácticas técnicas ancestrales para la sanación, el rejuvenecimiento y la prolongación de la vida, así como para la transformación de las relaciones personales, las finanzas, los negocios y todos los aspectos de la vida.

La Colección Milagros Sanadores del Alma comparte antigua y nueva sabiduría, conocimiento, y prácticas técnicas sagradas para transformar toda la existencia. Este primer libro de la colección enfatiza la sanación para los cuerpos espiritual, mental, emocional y físico.

He estudiado medicina convencional como doctor en Medicina. Honro la medicina convencional. He estudiado la medicina tradicional china como acupunturista y herbolario. Honro la medicina tradicional china. He estudiado ancestrales prácticas energéticas y espirituales chinas, incluyendo taichí, qi gong, kungfú, *I Ching* y feng shui. Honro cada una de ellas. He estudiado medicina Zhi Neng, que es la medicina de la inteligencia de la mente y el alma. He estudiado la Medicina del Espacio en el Cuerpo, que es la medicina de los espacios entre los órganos y entre las células. Honro ambas.

Fui sumamente bendecido al conocer y estudiar con tantos maestros que son tesoros nacionales chinos. Ellos me enseñaron sabiduría, conocimiento, y prácticas técnicas espirituales y energéticas sagradas y ancestrales.

A los seis años de edad encontré a mi maestro chino de Wu Dang, que me enseño taichí. A los diez años, conocí a mi maestro de qi gong. A los doce, encontré a mi maestro shaolin de kungfú. Posteriormente, conocí a la autoridad máxima mundial en *I Ching*, el doctor y profesor Liu Da Jun. He aprendido profunda sabiduría y filosofía sagradas sobre el *I Ching* y feng shui de él. Estoy sumamente bendecido de que él haya escrito el prólogo a este libro.

En 1993, conocí a mi padre espiritual y mentor, el doctor y maestro Zhi Chen Guo, fundador de la medicina Zhi Neng y de la Medicina del Espacio en el Cuerpo. Él me ha enseñado profundos secretos, sabiduría, conocimiento y prácticas técnicas acerca del alma. Su enseñanza me ha beneficiado grandemente. Él me ha preparado para ser un servidor, vehículo y canal divinos. Estoy sumamente agradecido por sus enseñanzas.

También aprecio profundamente la enseñanza de mi maestro del linaje Peng Zu, el doctor y profesor Liu De Hua. Peng Zu, que vivió hasta la edad de ochocientos ochenta años, es reconocido en China como la «Estrella de la Larga Vida». Peng Zu es el maestro de Lao Zi, autor del reverenciado clásico *Dao De Jing*. La sabiduría y práctica ancestrales y sagradas han beneficiado profundamente mi viaje espiritual.

Algunos de mis maestros desearon permanecer en el anonimato. Su sabiduría y práctica profundas y sagradas han beneficiado el viaje de mi alma más allá de lo que las palabras pueden expresar. No puedo honrarlos lo suficiente.

En las enseñanzas espirituales ancestrales chinas existe una frase sagrada:

Yin shui si yuan

«Yin» literalmente significa *beber.* «Shui» significa *agua.* «Si» significa *pensar.* «Yuan» significa *fuente* u *origen.* «Yin shui si yuan» (pronunciado *yin shuei sz yuen*) significa *cuando bebas agua, piensa en la fuente.*

Esta frase sagrada me hizo comprender profundamente en mi corazón y alma que sin las enseñanzas de estos tesoros nacionales no hubiese podido llegar donde estoy ahora en mi viaje espiritual, ni hubiese tenido la sabiduría, el conocimiento, las técnicas y el poder de sanación ancestrales y sagrados para transformar las vidas de otros. Estoy honrado de compartir lo que he aprendido. Yo soy su servidor.

San Mi *(tres secretos)*

En este ciclo de la Madre Tierra existen registros históricos que datan de miles de años. Entendemos que la Madre Tierra ha tenido muchos ciclos antes. La Madre Tierra se ha reencarnado muchas veces. La reencarnación es una ley universal. Compartí en la introducción que los minerales más antiguos analizados hasta la fecha fueron encontrados en Australia Occidental y tienen por lo menos 4400 millones de años. En el futuro, los científicos podrían descubrir minerales mucho más antiguos en la Madre Tierra.

El tiempo también se reencarna. Una nueva era para la Madre Tierra y todos los universos empieza cada quince mil años. El 8 de agosto de 2003 terminó la era previa. Fue Xia Gu (pronunciado *shia gu*), la era *antigua cercana.* Los arqueólogos estiman que los humanos modernos han estado sobre la Madre Tierra alrededor de doscientos mil años. Recibí un mensaje espiritual del Cielo señalando que los seres humanos han existido en la Madre Tierra por mucho más de doscientos mil años. Les tomará tiempo a los científicos encontrar evidencia de esto.

Algunos arqueólogos sostienen que los símbolos labrados en caparazones de tortugas de 8600 años, encontrados en China, puede ser que sean las primeras palabras escritas. No tenemos suficientes registros de veinte a treinta mil años atrás, o de mucho antes, para explicar qué pasó con la humanidad en la Madre Tierra.

Desde tiempos remotos hasta hoy, uno de los más grandes tesoros que ha sido legado a la humanidad y que nos ha brindado gran beneficio es la sabiduría y la práctica espiritual sagrada. Esta sabiduría y práctica espiritual sagrada está continuamente guiando a la humanidad para transformar cada aspecto de su vida. La sabiduría y la práctica espiritual sagrada de tiempos ancestrales hasta hoy pueden ser resumidas como *San Mi.* «San Mi» significa *tres secretos.* Explicaré San Mi con mayor detalle.

San Mi incluye *Shen Mi, Kou Mi* y *Yi Mi.*

1. *Shen Mi – Secreto del cuerpo*

«Shen» significa *cuerpo.* «Mi» significa *secreto.* «Shen Mi» (pronunciado *shen mi*) significa *secreto del cuerpo.* Si observas las estatuas y pinturas en todo tipo de templos espirituales e iglesias alrededor del mundo y en toda tradición espiritual, los maestros, los budas y los santos aplican posiciones de manos o mudras, así como posiciones de cuerpo, cuando meditan o realizan práctica espiritual. Eso es Shen Mi, el *secreto del cuerpo.* Existen muchos secretos del cuerpo; cada posición de manos y cuerpo beneficia diferentes partes del cuerpo.

Shen Mi puede ser resumido en una oración:

Donde colocas las manos es donde recibes los beneficios para la sanación, rejuvenecimiento y desarrollo.

2. *Kou Mi – Secreto de la boca*

«Kou» significa *boca.* «Mi» significa *secreto.* «Kou Mi» (pronunciado *kou mi*) significa *secreto de la boca,* que es el *recitar mantras.* Los mantras son sonidos y mensajes sagrados recitados repetidamente para la sanación y la prevención de enfermedades, para el rejuvenecimiento, la prolongación de la vida y la transformación de las relaciones personales, las finanzas y de cada aspecto de la vida.

Daré un ejemplo. Miles de millones de personas en la Madre Tierra han aprendido y continúan aprendiendo del budismo. Uno de los más renombrados mantras en la enseñanza budista es:

Na Mo A Mi Tuo Fo

«Na Mo» (pronunciado *na mo*) significa *venerar.* «A Mi Tuo Fo» (pronunciado *a mi to fo*) es el nombre de un buda (Amitabha en sánscrito). El fundador del budismo, Shi Jia Mo Ni Fo (pronunciado *shi dchia mo ni fo*), también conocido como el Buda Shakyamuni y Siddhartha Gautama, en la quietud de su meditación encontró a A Mi Tuo Fo, quien es un antiguo buda de mucho, mucho tiempo atrás. A Mi Tuo Fo fue un emperador en tiempos ancestrales. Abdicó del trono para seguir a su maestro espiritual con la meta de alcanzar la iluminación del alma. A Mi Tuo Fo hizo cuarenta y ocho votos para crear *Ji Le Shi Jie,* un reino espiritual en el Cielo.

«Ji» significa *mayor.* «Le» significa *felicidad.* «Shi Jie» significa *el mundo.* «Ji Le Shi Jie» (pronunciado *dchi le shr dchie*) significa *el mundo de mayor felicidad.* También es llamado la *Tierra Pura.* Esta tierra no tiene ego, ira, peleas, celos ni competencia. Aquellos que habitan la Tierra Pura comparten amor, cuidados y compasión con el prójimo. Ellos están elevando la jornada de sus almas cada vez más alto.

El decimoctavo voto de A Mi Tuo Fo es el más importante de sus cuarenta y ocho votos. Él juró que si alguien que cree en él y desea ir a su Tierra Pura recita su nombre diez veces poco antes de haber hecho su transición de la vida física, el alma de A Mi Tuo Fo llevará personalmente el alma de éste a su Tierra Pura. A Mi Tuo Fo ha reunido innumerables budas, bodhisattvas y otras almas de alto nivel en su reino para realizar práctica espiritual para avanzar en la jornada de sus almas.

Son tres los líderes en la Tierra Pura. Está Guan Yin, la Buda de la Compasión, Da Shi Zhi (pronunciado *da shr dchr*), el Buda de la Inteligencia y A Mi Tuo Fo. Miles de millones de personas en la historia han honrado a los tres. El más importante logro espiritual de los budistas es ir a la Tierra Pura luego que su vida física termina, a fin de continuar con su viaje espiritual.

Miles de millones de budistas en la historia han recitado *Na Mo A Mi Tuo Fo.* ¿Por qué recitan *Na Mo A Mi Tuo Fo*? La enseñanza indica que *recitar Na Mo A Mi Tuo Fo es convertirse en un buda.*

Un ser humano tiene dos vidas: una vida física y una vida del alma. La vida física es limitada. El sendero del alma es eterno. El propósito de la vida física es servir a la jornada del alma. ¿Por qué miles de millones de personas han recitado *Na Mo A Mi Tuo Fo*? Porque aman y creen en A Mi Tuo Fo. Quieren ir a su reino para alcanzar una avanzada iluminación del alma.

Shi Jia Mo Ni Fo introdujo A Mi Tuo Fo a los seguidores budistas. Shi Jia Mo Ni Fo enseñó ochenta y cuatro mil métodos para alcanzar la iluminación. Uno de los más importantes métodos es *recitar el nombre de un buda para convertirse en un buda.*

Cuando recitas el nombre de un buda, el corazón del buda es tu corazón; el alma del buda es tu alma; la voluntad del buda es tu voluntad y la misión del buda es tu misión. El corazón, el alma, la voluntad y la misión del buda son el mismo corazón, alma, voluntad y misión de aquellos que recitan el nombre del buda con gran devoción y dedicación. Esta enseñanza ha beneficiado a miles de millones de personas en la historia. Las palabras no bastan para expresar el beneficio e importancia de esta enseñanza y práctica.

Esta enseñanza puede ser resumida en una oración:

Recitar a un buda y convertirse en un buda
es unirse con el buda en uno solo.

Enfatizo que no estoy enseñando religión. Honro a todas las religiones. Honro a todo tipo de sistemas de creencias espirituales. Comparto esta práctica para hacerle entender a cada lector la sabiduría y enseñanza sagradas de la práctica espiritual. Recitar *Na Mo A Mi Tuo Fo* ha conseguido muchos milagros sanadores del alma para la sanación y la transformación de las relaciones personales, las finanzas y de todos los aspectos de la vida. Miles de millones de personas en la historia han recitado *Na Mo Guan Shi Yin Pusa*[2] (pronunciado *na mo guan shi yin pusa*) y *Na Mo Da Shi Zhi Pusa* (pronunciado *na mo da shr dchr pusa*), para honrar a los otros dos líderes de la Tierra Pura. Recitar estos dos mantras ha logrado muchas historias conmovedoras que tocan los corazones.

En este libro, daré a conocer mantras ancestrales sagrados que el Divino y la Fuente me han pedido que comparta con cada lector y la humanidad. Cuando entiendas la sabiduría, recitarás mucho más seriamente. Los beneficios van más allá de las palabras, pensamientos y comprensión.

Kou Mi puede ser resumido en una oración:

Lo que recitas es en lo que te conviertes.

Podrías encontrar el artículo científico: «Scientists Prove DNA Can Be Reprogrammed by Words and Frequencies»[3] (Los científicos prueban que el ADN puede ser reprogramado con palabras y frecuencias), muy

2. «Pusa» (pronunciado *pusa*) significa bodhisattva. Un bodhisattva es un ser iluminado. Un buda es un ser que ha alcanzado hasta un nivel más alto de iluminación.

3. Grazyna Fosar y Franz Bludorf: http://wakeup-world.com/2011/07/12/scientist-prove-dna-can-be-reprogrammed-by-words-frequencies/

interesante para entender más sobre cómo funciona Kou Mi, que yo llamo Poder del Sonido.

Aprenderás y experimentarás mucho acerca de la recitación de mantras en este libro y en otros libros de la Colección Milagros Sanadores del Alma.

3. *Yi Mi – Secreto del pensamiento*

«Yi» significa *pensamiento.* «Mi» significa *secreto.* «Yi Mi» (pronunciado *i mi*) significa *secreto del pensamiento.* En la historia, miles de millones de personas han meditado. Meditar es entrenar la mente. Existen innumerables maneras de meditar en todo tipo de prácticas espirituales. ¿Cuál es la clave de la meditación?

Algunas personas meditan visualizando el sol y la luna. Algunas personas meditan visualizando la Osa Mayor. Algunas personas meditan visualizando una montaña o un océano. Algunas personas meditan visualizando al Buda o a un santo sagrado u a otros padres y madres espirituales. La meditación puede ser resumida en una oración:

La meditación es visualización creativa: lo que visualizas es aquello de lo que recibes bendiciones.

Permíteme explicarte este secreto en una oración con mayor detalle. Por ejemplo, si visualizas a Jesús, conectas con el alma de Jesús. El poder de sanación de Jesús podría beneficiar mucho tu camino a la sanación. Si visualizas a la Madre María, el amor de la Madre María podría beneficiarte mucho. Si visualizas a Guan Yin, la compasión de Guan Yin podría abrir más tu corazón. Si visualizas el sol y la luna, recibes el jing qi shen del sol y de la luna. Recibes las bendiciones de quien sea o de lo que sea que estás visualizando.

En la enseñanza ancestral, el aplicar un secreto es poderoso. Shen Mi, Kou Mi, e Yi Mi son, cada uno, poderosos si se aplican individualmente. Aplicar los tres juntos es *extremadamente* poderoso.

Ahora compartiré una práctica sagrada para aplicar San Mi, los *tres secretos* juntos. Ésta es la práctica del Buda de la Compasión.

Te guiaré en dos variantes. La primera es una práctica para potenciar la energía, la resistencia, la vitalidad, la inmunidad y la sanación. La segunda es una práctica para abrir el Tercer Ojo y otros canales espirituales.

Potencia la energía, la resistencia, la vitalidad, la inmunidad y la sanación con el mantra sagrado *Weng Ma Ni Ba Ma Hong*

Shen Mi. *Secreto del cuerpo.*
Siéntate derecho en una silla con tu espalda libre y despejada. Coloca tus manos en la posición de manos estilo pirámide.[4] *Véase* la figura 2.

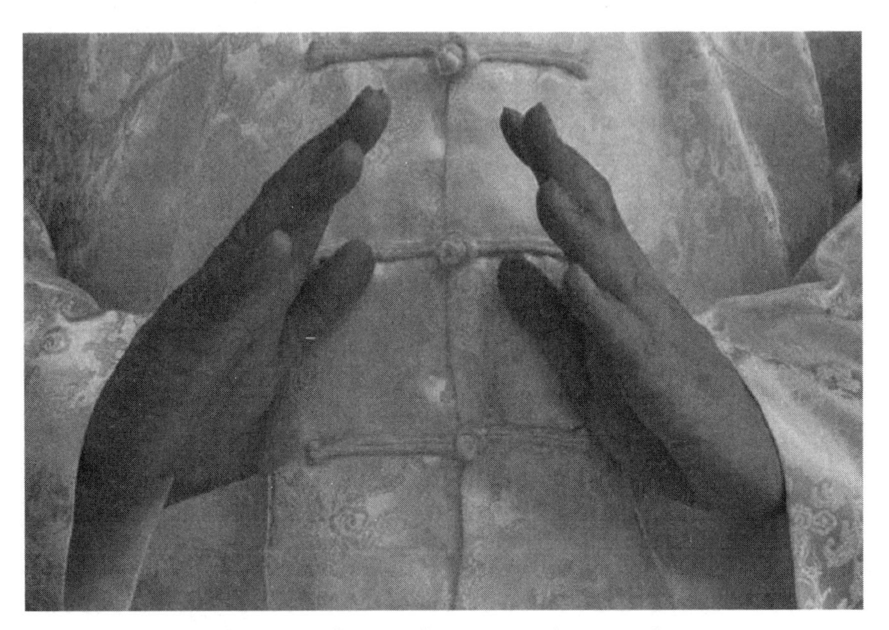

FIGURA 2. Shen Mi de manos estilo pirámide

Kou Mi. *Secreto de la boca.*
Recita *Weng Ma Ni Ba Ma Hong,* el mantra de seis palabras de Guan Yin para la iluminación. Este mantra ancestral ha sido recitado por millones de practicantes espirituales a través de la historia.

> *Weng Ma Ni Ba Ma Hong* (pronunciado *wang ma ni ba ma jong)*
> *Weng Ma Ni Ba Ma Hong*
> *Weng Ma Ni Ba Ma Hong*

---

4. Sostén tus dos manos frente a ti con las palmas una frente a otra. Separa las bases de las manos (parte interior de las muñecas) entre cinco y siete pulgadas y los dedos entre dos y tres pulgadas. Coloca ambas manos alrededor de la altura del ombligo. Ésta es la posición de manos estilo pirámide o Shen Mi de manos estilo pirámide.

Weng Ma Ni Ba Ma Hong
Weng Ma Ni Ba Ma Hong
Weng Ma Ni Ba Ma Hong
Weng Ma Ni Ba Ma Hong...

Recita por un mínimo de diez minutos. Cuanto más recites y con más frecuencia lo hagas, mejores resultados podrías tener.

A través de la comunicación del alma, Guan Yin me reveló el secreto en el 2012, que cada palabra de este mantra sagrado resuena y hace vibrar un área específica dentro del cuerpo. *Véase* la figura 3.

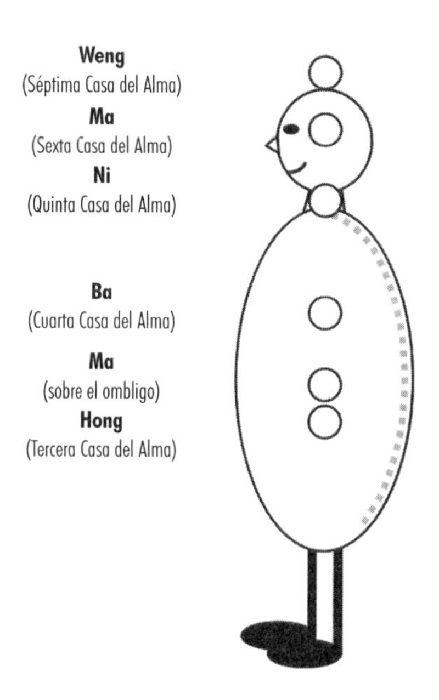

FIGURA 3. *Weng Ma Ni Ba Ma Hong* hace vibrar el cuerpo

Yi Mi. *Secreto del pensamiento.*
Visualiza luz dorada del Cielo vertiéndose en tu chakra de la corona, en la parte superior de tu cabeza, bajando a través de los siete chakras en el centro de tu cuerpo al área de tu Kun Gong. El Kun Gong (pronunciado *kun gong*) es un espacio sagrado detrás del área del ombligo que produce el Yuan Jing (pronunciado *yuan dchin*) y el Yuan Qi (pronunciado *yuan chi*), el jing (materia) original y el qi (energía) original.

He compartido estos profundos secretos en mis libros *Tao I: The Way of All Life* y *Tao II: The Way of Healing, Rejuvenation, Longevity, and Immortality.* Recalcaré aquí su esencia.

Cuando se unen el esperma de un padre y el óvulo de una madre, el Tao (la Fuente) le otorga Yuan Shen al embrión. «Yuan» significa *origen.* «Shen» significa *alma.* «Yuan Shen» (pronunciado *yuan shen*) significa *alma original.* El Yuan Shen produce Yuan Qi y Yuan Jing. Yuan Qi es la energía original. Yuan Jing es la materia original. Juntos, el Yuan Qi, el Yuan Jing y el Yuan Shen son como el aceite en una lámpara de aceite llena. Ellos son la verdadera fuerza de vida para un ser humano.

Las enfermedades y el proceso de envejecimiento gradualmente agotan el Yuan Shen, el Yuan Qi y el Yuan Jing. Cuando el Yuan Shen, el Yuan Qi y el Yuan Jing se consumen, el aceite en la lámpara de aceite se agota y la vida física termina.

Por lo general, el Yuan Shen, el Yuan Qi y el Yuan Jing no pueden ser repuestos. Sin embargo, este año 2013, la Fuente me otorgó el honor, la autoridad y la habilidad de reponer el Yuan Shen, el Yuan Qi y el Yuan Jing.

Me quedé sin habla cuando recibí este honor. Este honor significa que un sistema, un órgano o una parte del cuerpo puede ser rejuvenecido instantáneamente. El Yuan Shen, el Yuan Qi y el Yuan Jing del sistema, órgano o parte del cuerpo son repuestos como una botella llena de aceite. Las palabras no me bastan para expresarle a la Fuente mi más grande gratitud desde mi corazón y alma por este honor.

En unos cuantos meses, he ofrecido a personas alrededor del mundo miles de reposiciones de Yuan Shen, de Yuan Qi y de Yuan Jing. Durante quince semanas de este año, he viajado a muchas ciudades en Canadá, Estados Unidos, Alemania, Inglaterra y otros países de Europa para ofrecer este servicio. Miles de milagros sanadores del alma han sido creados por este servicio. Para entender más acerca de mi enseñanza y sobre la sanación del alma, puedes ver un video de milagros sanadores del alma en www.drsha.com/soulhealingmiraclesmovie2013.

Explico esto para que cada lector sepa la importancia del Kun Gong. El Kun Gong es un templo espiritual dentro del cuerpo; es el lugar donde se produce el Yuan Qi y el Yuan Jing. Por lo general, el Yuan Qi y el Yuan

Jing no pueden ser producidos por el alimento o el ejercicio físico. Solamente la práctica espiritual sagrada puede reponer poco a poco el Yuan Qi y el Yuan Jing.

Recitar *Weng Ma Ni Ba Ma Hong* trae la esencia de la energía del Cielo y la Madre Tierra. Empieza en el chakra de la corona y pasa a través de los chakras al Kun Gong para llenar el Yuan Qi y el Yuan Jing poco a poco. En consecuencia, *Weng Ma Ni Ba Ma Hong* es una práctica sagrada que Guan Yin ha dejado a la humanidad para empoderarnos para recibir bendiciones de sanación, rejuvenecimiento y prolongación de la vida. Honro el servicio de Guan Yin profundamente.

Recitemos durante diez minutos más.

> *Weng Ma Ni Ba Ma Hong* (pronunciado *wang ma ni ba ma jong*)
> *Weng Ma Ni Ba Ma Hong*
> *Weng Ma Ni Ba Ma Hong*
> *Weng Ma Ni Ba Ma Hong*
> *Weng Ma Ni Ba Ma Hong*
> *Weng Ma Ni Ba Ma Hong*
> *Weng Ma Ni Ba Ma Hong...*

He explicado cómo esta práctica sagrada puede rellenar el Yuan Qi y el Yuan Jing para potenciar la energía, la resistencia, la vitalidad y la inmunidad para rejuvenecer y prolongar la vida. Esta práctica sagrada no sólo brinda estos beneficios; esta práctica es también para la sanación. Rellenar el Yuan Qi y el Yuan Jing poco a poco es incrementar la verdadera fuerza vital. Se potencia el sistema inmunológico; se promueve la circulación; los bloqueos en los chakras podrían ser removidos. Los resultados de sanación podrían ser profundos y conmovedores.

Weng Ma Ni Ba Ma Hong ya ha creado cientos de miles de milagros sanadores del alma en la historia.

Practica cada vez más. Los milagros sanadores del alma podrían estar enfrente de ti.

Abre los canales de la comunicación directa del alma y del Tercer Ojo con el mantra sagrado *Weng Ma Ni Ba Ma Hong*

El Tercer Ojo es el ojo espiritual. Está ubicado dentro del cerebro. Para localizar el Tercer Ojo traza una línea desde el punto medio entre tus cejas hacia arriba, sobre tu frente, a la parte superior de tu cabeza. Traza otra línea sobre tu cabeza, conectando la punta de las dos orejas. En el punto donde estas dos líneas perpendiculares se cruzan, baja aproximadamente tres pulgadas dentro de tu cabeza. Ésta es la ubicación de tu Tercer Ojo, un centro energético del tamaño de una cereza, que corresponde con la ubicación de la glándula pineal.

Abrir el Tercer Ojo es ver imágenes espirituales. ¿Por qué necesita una persona abrir el Tercer Ojo? Abrir el Tercer Ojo es entender mejor al Cielo, al Divino y a la Fuente. Abrir el Tercer Ojo es ver imágenes espirituales que le permiten a uno adquirir sabiduría. Abrir el Tercer Ojo es entender mejor la jornada del alma de uno. Abrir el Tercer Ojo es adquirir habilidades especiales para guiar a otros a transformar sus vidas.

Abrir el Tercer Ojo es abrir el Canal del Tercer Ojo.

Otra de las más importantes habilidades espirituales es la habilidad de tener una conversación con el Divino, el Cielo y la Fuente. A esto se le llama *comunicación directa del alma.* Para hacerlo, uno debe abrir el Canal de la Comunicación Directa del Alma.

Weng Ma Ni Ba Ma Hong puede ayudar a abrir el Tercer Ojo y el Canal de la Comunicación Directa del Alma de una persona.

Enfatizaré una muy importante orientación nuevamente. Cuando empiezas a leer mis libros, te podrás dar cuenta rápidamente de que éstos incluyen muchas prácticas para la sanación, el rejuvenecimiento y la longevidad, así como para transformar las relaciones personales y las finanzas. No omitas las prácticas. Esto sería un gran error. Perderás algunas de las más importantes partes de mis enseñanzas: las prácticas.

Imagina que estás en un taller. Cuando el profesor te guía a meditar o recitar, lo tendrías que hacer; de otro modo, no recibes los beneficios de la meditación o recitación. Cada vez que te guíe a realizar una práctica, asegúrate de hacerla.

Ahora te guiaré para realizar una práctica para abrir o abrir más tu Canal del Tercer Ojo y Canal de la Comunicación Directa del Alma.

Shen Mi. *Secreto del cuerpo.*
Siéntate derecho con tu espalda libre y despejada. Coloca tus manos en la posición de manos de loto abierto. Coloca las manos frente a tu pecho. Delicadamente, que se toquen las bases de tus manos, tus pulgares y tus meñiques, uno con otro. Abre tus manos y dedos como si sostuvieras una hermosa flor de loto con pétalos y dedos abriéndose hacia el Cielo. *Véase* la figura 4. Cierra ligeramente los ojos mientas miras las puntas de los dedos.

Yi Mi. *Secreto del pensamiento.*
Visualiza luz de arco iris irradiando a través de tu chakra del corazón en el centro del pecho y a través de tu Tercer Ojo en tu cerebro, abriendo tu Canal de la Comunicación Directa del Alma y el Canal del Tercer Ojo.

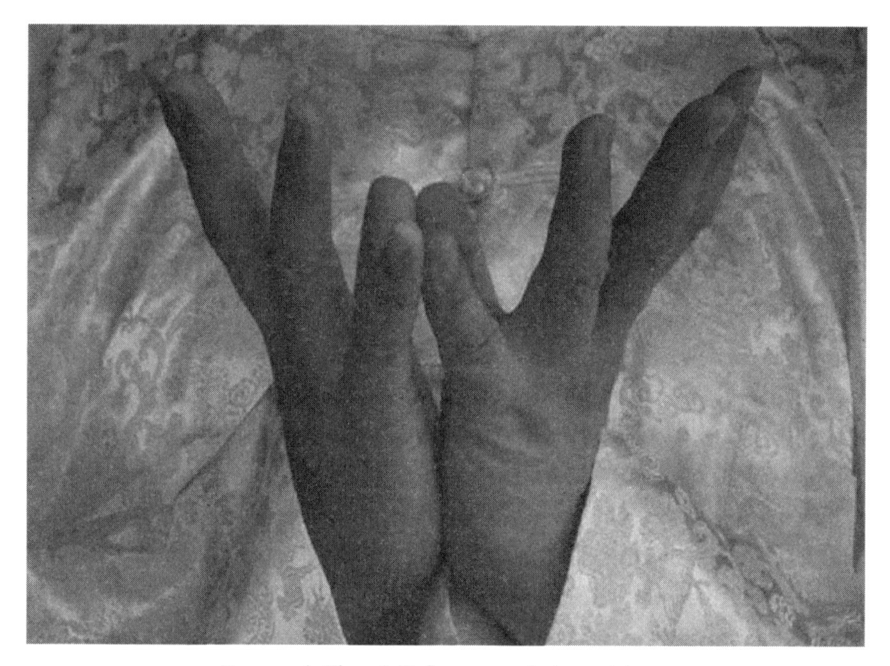

FIGURA 4. Shen Mi de manos de loto abierto

Kou Mi. *Secreto de la boca.*
Recita:

Weng Ma Ni Ba Ma Hong
Weng Ma Ni Ba Ma Hong
Weng Ma Ni Ba Ma Hong
Weng Ma Ni Ba Ma Hong
Weng Ma Ni Ba Ma Hong
Weng Ma Ni Ba Ma Hong…

Recita por lo menos diez minutos. Cuanto más recites y con más frecuencia lo hagas, podrías abrir tus canales de Comunicación Directa del Alma y del Tercer Ojo de una manera más rápida y amplia.

Hemos practicado recitar el mantra sagrado *Weng Ma Ni Ba Ma Hong* para potenciar la energía, la resistencia, la vitalidad, la inmunidad y la sanación, así como para abrir el Canal de la Comunicación Directa del Alma y el Canal del Tercer Ojo. Luego de aprender las técnicas, necesitas practicar por tu cuenta bastante. Esta práctica sagrada ha beneficiado a millones de personas a través de la historia. Te deseo que recibas mucho más beneficio a través de mayor práctica.

Jing Qi Shen *(materia, energía y alma)*

En la enseñanza espiritual ancestral existe una sabiduría profunda que indica que todos los seres y todas las cosas en el universo consisten de jing qi shen. «Jing» (pronunciado *dching*) significa *materia.* «Qi» (pronunciado *chi*) significa *energía.* «Shen» (pronunciado *shen*) significa *alma.* Existen miles de prácticas espirituales y energéticas para desarrollar el jing qi shen.

El cuerpo está hecho de jing qi shen. Un sistema está hecho de jing qi shen. Un órgano está hecho de jing qi shen. Una célula está hecha de jing qi shen. El ADN y el ARN están hechos de jing qi shen.

La medicina convencional se enfoca en la materia. Los análisis de sangre miden cambios bioquímicos dentro de las células. Las tomografías computarizadas e imágenes de resonancia magnética detectan crecimientos dentro del cuerpo. La cirugía remueve materia del cuerpo, incluyendo quistes, tumores, cálculos y más. Las medicaciones ajustan la materia del cuerpo.

La medicina tradicional china se enfoca en el qi. El qi es la energía vital y la fuerza de la vida. *El canon interno del emperador amarillo*, el libro que rige la medicina tradicional china, sostiene: *Si el qi fluye, uno está sano. Si el qi está bloqueado, uno está enfermo.* Esta teoría ha guiado a la medicina tradicional china durante cinco mil años. Remover los bloqueos energéticos para la sanación ha servido a millones de personas a través de la historia. La medicina tradicional china utiliza hierbas, acupuntura y masaje chino para promover el flujo del qi para la sanación.

Varios años atrás, el Divino me guio para crear la Medicina de Alma, Mente y Cuerpo y la sanación del alma. Como resultado de mis más de cuarenta años de estudio energético y espiritual, junto con los estudios para convertirme en doctor en Medicina y doctor de Medicina Tradicional China, me he dado cuenta de que el alma, la mente y el cuerpo pueden funcionar juntos. La medicina convencional y la medicina tradicional china pueden también trabajar juntas.

La medicina convencional se enfoca en la materia dentro de las células. La medicina tradicional china y muchas otras modalidades de sanación se enfocan en la energía entre las células. La sanación del alma se enfoca en el alma.

Un alma es un ser de luz dorada. El alma es espíritu. El alma es mensaje. El alma es la esencia de la vida. El alma es el jefe de un ser humano.

La sabiduría y la práctica fundamentales en la sanación del alma pueden ser resumidas en una oración:

Sana el alma primero, luego la sanación de la mente y el cuerpo le seguirán.

Ahora estoy dando a conocer otro profundo secreto resumido en una oración, del que las personas no se han dado cuenta lo suficiente o no lo saben:

Cuando una persona se enferma, el alma se enferma primero, luego la enfermedad de la mente y el cuerpo le siguen.

Por ejemplo, antes que aparezca en el cuerpo físico un crecimiento, como un quiste, un tumor o cáncer, el alma del órgano o parte del cuerpo se encuentra bloqueada. El alma es *mensaje.* El mensaje de crecimiento sucede a un nivel invisible. Si el mensaje no se despeja, el crecimiento aparece en forma física.

Porque el alma es el jefe de la mente y el cuerpo, la enfermedad empieza a nivel del alma; luego se mueve a los niveles de la mente y el cuerpo. La sanación también sucede a nivel del alma; luego le siguen los niveles de la mente y el cuerpo. Por lo tanto, el Divino me guio a crear la Medicina de Alma, Mente y Cuerpo. Millones de personas hablan acerca de cuerpo, mente y espíritu. La Medicina de Alma, Mente y Cuerpo enfatiza que el líder entre el alma, la mente y el cuerpo es el alma.

Todo ser humano tiene alma, mente y cuerpo. Alma, mente y cuerpo es jing qi shen. Shen incluye alma y mente. Cuerpo incluye qi (energía) y jing (materia). Un sistema corporal, tal como el sistema cardiovascular o el sistema digestivo, tiene un alma, una mente y un cuerpo. Cada célula y cada ADN y ARN tienen un alma, una mente y un cuerpo o jing qi shen. Todos los seres y todas las cosas tienen alma, mente y cuerpo o jing qi shen.

La sanación del alma sostiene que todas las enfermedades se deben a bloqueos del alma, de la mente y del cuerpo. Los bloqueos del alma son debidos a karma negativo. Los bloqueos de la mente incluyen mentalidades, actitudes y creencias negativas, así como ego y apegos. Los bloqueos de cuerpo son bloqueos de energía y materia.

Sanar es remover los bloqueos de alma, mente y cuerpo. La sanación del alma remueve bloqueos de alma, mente y cuerpo. Las técnicas son muy simples; de hecho, podrían ser muy simples para creer. Te pido que mantengas una mente abierta y las pruebes. Como miles de otros, podrías experimentar un milagro de sanación del alma.

La Medicina de Alma, Mente y Cuerpo viene de sabiduría ancestral sagrada sobre jing qi shen. La fórmula renombrada de Einstein, $E=mc^2$, explica la relación entre energía y materia; no incluye el alma.

La Medicina de Alma, Mente y Cuerpo incluye el alma. Lo que quiero compartir con cada lector y la humanidad es que tenemos que involucrar el alma en la sanación. Miles de años atrás, las personas sabían que todo estaba hecho de jing qi shen o alma, mente y cuerpo. El alma es el jefe de la mente y el cuerpo. Si no involucramos al alma o removemos los bloqueos de alma, muchas enfermedades no pueden ser transformadas.

La Medicina de Alma, Mente y Cuerpo enfatiza la sanación del alma como uno de los métodos máximos de sanación. Remover los bloqueos de alma, mente y cuerpo es sanar. Aprecio profundamente la sabiduría ancestral sobre el *jing qi shen*. Aprecio profundamente que el Divino y el Tao me hayan guiado para crear la Medicina de Alma, Mente y Cuerpo. En 2006, escribí el libro *Soul Mind Body Medicine: A Complete Soul Healing System for Optimum Health and Vitality*. Mi deseo es que la Medicina de Alma, Mente y Cuerpo pueda servir a la humanidad cada vez más en el futuro.

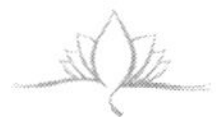

Estoy honrado de compartir historias de sanación del alma a lo largo de este libro. Sirvan ellas de inspiración para que apliques la sabiduría, conocimiento y prácticas técnicas para crear tus propios milagros sanadores del alma. Te deseo gran éxito en tu recorrido hacia la sanación, rejuvenecimiento y transformación.

Cáncer de próstata, pulmón y huesos en estadio IV curado

En 2010, se me dijo que tenía cáncer en estadio IV en la próstata, pulmones y huesos. Me hicieron todo tipo de pruebas –biopsia, radiografía de tórax, gammagrafía e imagen de resonancia magnética de la pelvis– y cada una resultó peor que la anterior. Mi doctor dijo que no podía ayudarme; no era candidato para cirugía, radiación o quimioterapia porque mi cáncer estaba muy avanzado.

Mi amigo me envió un correo electrónico acerca de un evento con el maestro Sha y me dijo que debía ir, así que fui. El maestro Sha fue muy gentil y sumamente generoso en ofrecerme limpieza de karma, trasplantes de alma, mente y cuerpo y otras bendiciones. Esto sucedió el 28 de octubre de 2010. No estaba exactamente seguro de qué estaba pasando, pero al día siguiente mis síntomas urinarios se redujeron drásticamente y nunca volví a padecerlos.

El maestro Sha también me obsequió muy generosamente la participación en el retiro del Tao de diez días, en Estes Park, Colorado. Muy al final del evento, el maestro Sha me ofreció más sanación; fue muy profunda. Me instruyó recitaciones, las cuales hice. Este tratamiento sucedió el 15 de noviembre. Para el 22 de noviembre, mi PSA (antígeno prostático específico), que había arrojado 266 (resultados por encima de 4 son alarmantes), descendió a 1.

Por un año, mi PSA se mantuvo bajo y luego empezó a subir nuevamente. Mis otras pruebas estaban yendo bien: radiografía de tórax, resonancia magnética y gammagrafía. Todo estaba mejorando. El maestro Sha me ofreció bendiciones de sanación nuevamente y mi PSA inmediatamente descendió drásticamente. El tratamiento fue un lunes y la prueba sólo cuatro días después. Bajé de 18 a 6. Un mes después, había bajado a 1,8. Mis pulmones están despejados. Los tumores eran tan numerosos que no se podían contar; había cientos. Todo eso fue limpiado después de ese retiro del Tao. Los huesos también están limpios, creo.

La interpretación del doctor de mi mejoría es que la quimioterapia debe de estar mejorando. ¡No hice quimioterapia!

Estoy muy agradecido al maestro Sha.

J. C.
Boulder, Colorado, EE. UU.

Lo probamos todo para sanar el asma y eczema de mi hijo

Mi hijo ha sufrido de muchas cuestiones de salud desde que tenía seis meses de edad. Desarrolló eczema severo; su rostro se enrojecía y le salían ronchas por todo el cuerpo. Desarrolló alergias a alimentos, al medio ambiente, al polvo, al gluten, a todo. También tenía asma. Fuimos muchas veces al hospital de niños innumerables veces. Mi esposo y yo permanecimos muchas noches en el hospital. Fueron tiempos muy muy difíciles.

Hemos ido a muchos médicos, incluyendo naturópatas y doctores de medicina tradicional china y probamos acupresión de oído, acupresión con agujas y más. Probamos de todo. Lo que fuera, lo probábamos. Todos decían que esto lo sanaría. Nada ayudó. Costó mucho dinero.

Dos años atrás, conocimos al maestro Sha. Mi hijo recibió limpieza de karma y otras bendiciones para su sanación y el eczema empezó a mejorar. Yo recitaba por él. Desde hace casi dos años a hoy, el eczema se le ha ido completamente. Con las bendiciones del maestro Sha, él está sanado.

El año pasado vinimos al retiro del maestro Sha y le dio a mi hijo más bendiciones. Ahora su asma también se ha ido completamente. No tiene que llevar más su inhalador consigo. Viajamos a todas partes, así que eso es perfecto. Lo único que le queda son algunas alergias, y con las bendiciones del maestro Sha, pronto eso también se irá algún día.

Estoy muy agradecida al maestro Sha y al Divino. Estamos agradecidos por siempre.

J. J.
Canadá

Esta forma de sanación es revolucionaria
Soy psicóloga de la isla de Vancouver, en la costa de la Columbia Británica. En mayo de 2010, encontré un libro llamado The Power of Soul *por el doctor y maestro Zhi Gang Sha y sucede que me llegó en el momento perfecto. Estábamos tomando unas vacaciones de cinco días en la costa oeste, así que podía sentarme, leer y caminar en la playa todo el día. Lo que aprendí del libro conectó conmigo, a pesar de que muchas de las enseñanzas no me eran familiares. Sólo sentí lo pertinente que era.*

Un mes después, participé en la transmisión directa por internet del maestro Sha y él ofreció una bendición para la sanación de un órgano o sistema, así que escogí el hígado. Esa bendición creó una profunda transformación en mi salud. Había estado visitando doctores en medicina y practicantes de la salud de todo tipo por veinticinco años buscando ayuda para mis dolores de cabeza y fatiga. El trasplante de alma, mente y cuerpo para el hígado transformó completamente mi salud, mi energía y mi vida.

Esta forma de sanación es revolucionaria. ¡Invito a todos a probar y experimentar cuán brillante es!

Mary Louise Reilly
Saanich del Norte, Columbia Británica

Cinco elementos

En la medicina tradicional china, los cinco elementos son una de las más importantes teorías y prácticas. En universidades de medicina tradicional china son muy profundas las enseñanzas sobre los cinco elementos. Yo enseño sanación del alma; aquí no explicaré en detalle los cinco elementos. Lo más importante es que compartiré técnicas prácticas para ayudarte a crear tus propios milagros sanadores del alma.

Los cinco elementos son una de las principales leyes universales. No se puede enfatizar suficientemente su importancia y poder.

Los cinco elementos de la naturaleza (madera, fuego, tierra, metal, agua) resumen y categorizan los órganos internos, los órganos sensoriales, los tejidos y fluidos corporales, el cuerpo emocional y más. *Véase* la figura 5.

La teoría de los cinco elementos ha guiado a millones de personas en la historia para sanar enfermedades y rejuvenecer alma, corazón, mente y cuerpo.

Todo, los sistemas, los órganos y las células, puede ser categorizado en los cinco elementos. Equilibrar los cinco elementos es una de las claves para la sanación en la medicina tradicional china.

Ampliando la sabiduría, existen innumerables planetas en el universo. Éstos pueden ser categorizados en planetas madera, planetas fuego, planetas tierra, planetas metal y planetas agua.

Innumerables estrellas, galaxias y universos también pueden ser categorizados en los cinco elementos. Equilibrar los cinco elementos es una de las claves para sanar innumerables planetas, estrellas, galaxias y universos.

Los cinco elementos son madera, fuego, tierra, metal y agua.

Elemento	Órgano Yin	Órgano Yang	Tejido corporal	Fluido corporal	Sentido	Emoción desequilibrada	Emoción equilibrada
Madera	Hígado	Vesícula	Tendones Uñas	Lágrimas	Ojos Vista	Ira	Paciencia
Fuego	Corazón	Intestino delgado	Vasos sanguíneos	Sudor	Lengua Gusto	Depresión Ansiedad Excitabilidad	Gozo
Tierra	Bazo	Estómago	Músculos	Saliva	Boca Labios Habla	Preocupación	Amor Compasión
Metal	Pulmón	Intestino grueso	Piel	Moco	Nariz Olfato	Pesar Tristeza	Valentía
Agua	Riñón	Vejiga urinaria	Huesos Articulaciones	Orina	Oídos Audición	Miedo	Serenidad

FIGURA 5. Cinco elementos

Elemento madera

El elemento madera incluye hígado, vesícula biliar, ojos y tendones en el cuerpo físico, ira en el cuerpo emocional y más.

Elemento fuego

El elemento fuego incluye corazón, intestino delgado, lengua y todos los vasos sanguíneos en el cuerpo físico, ansiedad y depresión en el cuerpo emocional y más.

Elemento tierra

El elemento tierra incluye bazo, estómago, boca, labios, encías, dientes y músculos en el cuerpo físico, preocupación en el cuerpo emocional y más.

Elemento metal

El elemento metal incluye pulmones, intestino grueso, nariz y piel en el cuerpo físico, tristeza y pesar en el cuerpo emocional y más.

Elemento	Dedo	Sabor	Color	Clima	Estación	Dirección	Fase	Energía
Madera	Índice	Agrio	Verde	Ventoso	Primavera	Este	Nuevo yang	Generativa
Fuego	Medio	Amargo	Rojo	Caluroso	Verano	Sur	Pleno yang	Expansiva
Tierra	Pulgar	Dulce	Amarillo	Húmedo	Cambio de estación	Central	Equilibrio yin/yang	Estabilizadora
Metal	Anular	Picante	Blanco	Seco	Otoño	Oeste	Nuevo yin	Contractiva
Agua	Meñique	Salado	Azul	Frío	Invierno	Norte	Pleno yin	Conservadora

FIGURA 5. Cinco elementos

Elemento agua

El elemento agua incluye riñones, vejiga urinaria, oídos y huesos en el cuerpo físico, miedo en el cuerpo emocional y más.

Los cinco elementos tienen las siguientes relaciones:

- generativa
- controladora
- sobrecontroladora
- controladora reversa

La relación *generativa* puede ser entendida como la relación madre-hijo. La madre da a luz al hijo y lo alimenta. La madre genera y nutre al hijo. Hay cinco pares madre-hijo dentro los cinco elementos:

- La madera genera (es la madre del) fuego.
- El fuego genera tierra.
- La tierra genera metal.
- El metal genera agua.
- El agua genera madera.

Véase la figura 6. Estas relaciones pueden ser vistas en el entorno natural, donde la madera se enciende para iniciar un fuego, el fuego produce ceniza, a la tierra se le puede extraer metal, el metal porta agua (como un balde o cañería) y las plantas crecen con la lluvia primaveral.

Aplicando esto a los órganos del cuerpo, tenemos que un órgano madre sano nutre al órgano hijo. Por lo tanto, un hígado (elemento madera) con alma, energía y materia (shen qi jing) equilibradas y sin bloqueos nutrirá plenamente el alma, energía y materia del corazón (elemento fuego). De la misma manera, un corazón saludable nutrirá al bazo (elemento tierra); un bazo saludable nutrirá a los pulmones (elemento metal); pulmones saludables nutrirán a los riñones (elemento agua) y riñones saludables nutrirán al hígado (elemento madera).

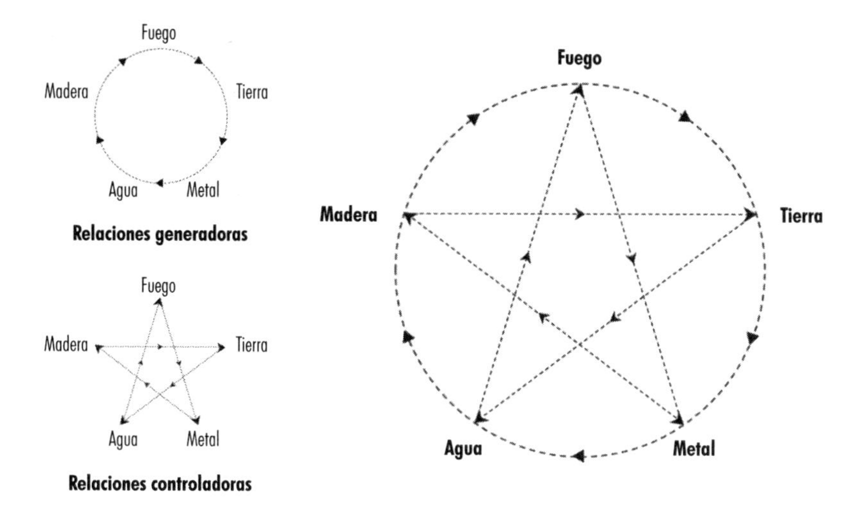

FIGURA 6. Relaciones generadoras y controladoras en los cinco elementos

Las relaciones generadoras madre-hijo entre los cinco elementos son sumamente importantes.

La relación *controladora* muestra el orden del dominio o control entre los cinco elementos:

- Madera controla tierra.
- Tierra controla agua.
- Agua controla fuego.
- Fuego controla metal.
- Metal controla madera.

Véase la figura 6. En el entorno natural, la madera extrae nutrientes de la tierra, la tierra embalsa el agua, el agua apaga el fuego, el fuego funde el metal, el metal corta la madera.

Las relaciones *sobrecontroladora* y *controladora reversa* son relaciones desequilibradas que pueden ser usadas para describir y explicar afecciones patológicas en los órganos del cuerpo. Estas relaciones y afecciones son causadas por bloqueos de alma, mente y cuerpo o de mensaje, energía y materia.

La teoría de los cinco elementos puede ser usada para guiarnos en cómo equilibrar el cuerpo físico, el cuerpo emocional, el cuerpo mental y el cuerpo espiritual. Puede ser aplicada para equilibrar la naturaleza. Puede ayudar a equilibrar planetas, estrellas, galaxias y universos.

Principales funciones de los cinco elementos

Otra importante teoría y enseñanza central de la medicina tradicional china es la llamada *zang fu*. «Zang» (pronunciado *dzang*) significa *víscera*. «Fu» (pronunciado *fu*) significa *entrañas*. Zang fu incluye cinco órganos zang, seis órganos fu y órganos «extraordinarios».

Los cinco órganos zang son hígado, corazón, bazo, pulmones y riñones. Cinco de los seis órganos fu son los órganos que son pareja de los órganos zang. Ellos pertenecen a los cinco elementos; son como sigue:

- Elemento madera – hígado (zang), vesícula (fu)
- Elemento fuego – corazón (zang), intestino delgado (fu)
- Elemento tierra – bazo (zang), estómago (fu)
- Elemento metal – pulmones (zang), intestino grueso (fu)
- Elemento agua – riñones (zang), vejiga urinaria (fu)

El San Jiao (pronunciado *san dchiao*) es el sexto órgano fu. «San» significa *tres*. «Jiao» significa *área*. El San Jiao es el órgano fu más grande, a pesar de que no es realmente un órgano. Es el espacio dentro del cuerpo que contiene todos los órganos internos. El San Jiao está dividido en Jiao Superior, Jiao Medio y Jiao Inferior. El Jiao Superior es el área sobre el diafragma que incluye el corazón y los pulmones. El Jiao Medio es el espacio en el cuerpo entre el diafragma y el nivel del ombligo. Incluye páncreas, estómago y bazo. El Jiao Inferior es el espacio en el cuerpo desde el nivel del ombligo hasta el área genital; incluye intestinos delgado y grueso, vejiga urinaria, riñones, órganos reproductivos, órganos sexuales e hígado. El hígado está físicamente localizado en el Jiao Medio, pero la medicina tradicional china considera que el hígado y los riñones tienen la misma fuente y una estrecha relación. Por consiguiente, el hígado está incluido en el Jiao Inferior.

Los órganos extraordinarios incluyen el cerebro, la médula ósea, los huesos y el útero.

En este libro, sólo presentaré las funciones fisiológicas y los cambios patológicos de los cinco órganos zang: hígado, corazón, bazo, pulmones y riñones. Éstos son los órganos que gobiernan en los cinco elementos. Como he compartido anteriormente, los principales componentes de los cinco elementos en el cuerpo son los siguientes:

- Elemento madera – hígado (zang), vesícula (fu), ojos, tendones e ira en el cuerpo emocional
- Elemento fuego – corazón (zang), intestino delgado (fu), lengua, vasos sanguíneos, depresión y ansiedad en el cuerpo emocional
- Elemento tierra – bazo (zang), estómago (fu), músculos, boca, labios, dientes, encías y preocupación en el cuerpo emocional
- Elemento metal – pulmones (zang), intestino grueso (fu), piel, nariz, tristeza y pesar en el cuerpo emocional
- Elemento agua – riñones (zang), vejiga urinaria (fu), oídos, huesos y miedo en el cuerpo emocional

La sabiduría de cinco mil años de la medicina tradicional china sobre zang fu es sumamente profunda. Cada lector podría entender el cuerpo mucho más.

Luego de compartir esta profunda sabiduría, daré a conocer por primera vez nuevas técnicas y métodos para los cinco elementos y zang fu. He introducido la sanación del alma para los cinco elementos en libros de mi Colección Poder del Alma. En este libro, profundizaré en sanación del alma para los cinco elementos y los órganos internos.

Porque el hígado, el corazón, el bazo, los pulmones y los riñones son los órganos que gobiernan en los cincos elementos, me concentraré en explicar estos cinco órganos y cómo ofrecerles sanación del alma. Los seis órganos fu y los órganos extraordinarios (cerebro, médula espinal, huesos y útero) recibirán sanación del alma automáticamente, porque cinco de ellos son los pares yin-yang que están estrechamente relacionados. Ofrecer sanación del alma para cualquiera de los cinco órganos principales ayudará a sanar todo lo asociado con este elemento. Ése es el propósito de incluir esta enseñanza en el libro.

Es importante saber que el concepto de los órganos varía entre la medicina alopática moderna y la medicina tradicional china. Las funciones fisiológicas de un órgano en la medicina tradicional china pueden incluir las funciones de algunos órganos en la medicina alopática moderna. Las funciones de un órgano en la medicina alopática moderna pueden estar difundidas a través de las funciones de varios órganos zang fu en la medicina tradicional china. Ambas medicinas son importantes. Cada una nos proporciona sabiduría y ofrece grandes beneficios, pero debes saber que son diferentes al leer este libro.

La naturaleza en común de los cinco órganos zang es producir, transformar y almacenar sustancias esenciales como esencias, qi, sangre y fluidos corporales. La naturaleza en común de los seis órganos fu es recibir, transmitir y digerir agua y alimento y luego eliminar desechos.

Cuando explique las funciones principales de los cinco elementos en la medicina tradicional china, no lo haré con gran detalle. Si deseas estudiar los cinco elementos más a fondo, están disponibles muchos textos de medicina tradicional china. Simplemente estoy proporcionando una lista básica de las funciones claves de cada órgano principal. Lo más importante es que estoy compartiendo secretos, sabiduría, conocimiento y técnicas prácticas de sanación del alma para autosanar los órganos internos, los órganos sensoriales, los tejidos corporales y el cuerpo emocional de los cinco elementos.

Me concentraré en los órganos gobernantes de los cinco elementos: hígado, corazón, bazo, pulmones y riñones. Los otros órganos son también importantes. Es importante saber que cuando ofreces sanación y rejuvenecimiento del alma a un órgano que gobierna en los cinco elementos, el resto de los órganos que pertenecen a ese elemento también recibirán beneficios simultáneamente. Los desequilibrios emocionales que pertenecen a ese elemento también recibirán los beneficios simultáneamente.

Por ejemplo, el hígado es el órgano que gobierna en el elemento madera. El elemento madera incluye la vesícula, los ojos y tendones en el cuerpo físico y la ira en el cuerpo emocional. Cuando haces sanación del alma para tu hígado, los otros órganos (vesícula, ojos), tejidos (tendones) y desequilibrios emocionales (ira) en el elemento madera también recibirán sanación y rejuvenecimiento. Lo mismo es cierto para los otro cuatro elementos.

Ahora explicaré las funciones clave de cada órgano gobernante de los cinco elementos.

Hígado

El hígado está ubicado en la parte superior derecha del abdomen, debajo del diafragma. El hígado es el órgano zang (gobernante) del elemento madera. El órgano fu del elemento madera es la vesícula. «Órgano Zang» significa *órgano yin*. «Órgano Fu» significa *órgano yang*. Los meridianos del hígado y vesícula están interna y externamente relacionados.

1. Almacenamiento y regulación de la sangre

Estado normal: Cuando el cuerpo humano está descansando o durmiendo necesita menos sangre. La mayor parte de la sangre permanece en el hígado. Cuando el cuerpo físico está teniendo labor física o movimiento vigoroso, el cuerpo necesita más sangre. El hígado liberará la sangre almacenada para satisfacer las necesidades generadas por las actividades del cuerpo.

Estado anómalo: Si el almacenamiento y regulación de la sangre en el hígado no está funcionando bien, podrían suceder las siguientes afecciones: visión borrosa, espasmos o convulsiones de los tendones y músculos, falta de movimiento fluido de las cuatro extremidades, reducción o interrupción del fluido menstrual.

2. Regulación y mantenimiento del flujo del qi y de la sangre

Esta función del hígado incluye tres aspectos:

a) **Regulación de emociones**. El corazón es el órgano clave que alberga la mente y las emociones. El hígado también afecta a las emociones.

Estado normal: Si el hígado regula y mantiene bien la libre circulación del qi y la sangre, uno se siente contento, calmado, apacible, armonizado y más.

Estado anómalo: Si el hígado no regula ni mantiene bien la libre circulación del qi y la sangre, podrían resultar las siguientes afecciones: depresión, ansiedad, llanto, paranoia, eructación, dolor de cabeza, mareos, insomnio, impaciencia, irritabilidad, intranquilidad y más.

b) **Asistencia en la digestión y absorción del alimento**

Estado normal: Si el hígado regula y mantiene bien la libre circulación del qi y la sangre, ayudará al bazo en enviar la esencia del

alimento y agua hacia arriba, ayudará al estómago en enviar el contenido del alimento hacia abajo y dar soporte en la secreción de bilis, a fin que las funciones digestivas y de absorción sean normales.
Estado anómalo: Si el hígado no ayuda bien a la digestión y absorción, las siguientes afecciones podrían darse: falta de apetito, indigestión, diarrea, sabor amargo en la boca, ictericia, estreñimiento y más.

c) **Mantenimiento del libre flujo del qi y la sangre**
Estado normal: Normalmente el corazón y los pulmones tienen el papel central para la circulación del qi y la sangre, pero el hígado tiene la habilidad de regular y mantener la libre circulación del qi y de la sangre, a fin de prevenir su estancamiento.
Estado anómalo: Si el hígado no mantiene el qi y la sangre fluyendo libremente, podría dar lugar a las siguientes afecciones: dolor o distensión en las mamas o en la parte superior de las costillas, dolor o bulto fijo en la parte superior del abdomen, menstruación anormal (dolorosa o ausente) y más.

3. Dominio y control de los tendones y manifestación en las uñas
En la medicina tradicional china, el dominio y control de un órgano zang significa que el órgano es vital para el flujo del qi y la sangre en los tejidos corporales asociados. Por ejemplo, los tendones y uñas necesitan nutrición del qi y de la sangre. La sangre del hígado alimenta a los tendones y las uñas. Por lo tanto, el hígado es un órgano clave en el dominio y control de las funciones de los tendones y uñas.
Estado normal: La sangre del hígado nutre los tendones y mantiene normal su función. Los tendones unen las articulaciones y los músculos y dominan y controlan el movimiento de las cuatro extremidades.
Estado anómalo: Si el hígado no funciona bien podría causar la desnutrición de los tendones, que podría dar como resultado el entumecimiento de las extremidades, movimientos más lentos de las articulaciones, espasmos, temblor en las manos y pies y más. Si la sangre del hígado es deficiente o de poca calidad, las uñas podrían volverse blandas, delgadas y quebradizas.

4. Confluencia en los ojos a través de los meridianos
En la medicina tradicional china, cada órgano zang tiene una función que confluye en uno de los órganos sensoriales. Para el elemento madera, el hígado desemboca en los ojos. Esto significa que el meridiano del hígado conecta con los ojos. En la medicina alopática, el hígado y los ojos son órganos completamente separados, pero están conectados a través de los meridianos que son las vías del qi.
Estado normal: La sangre del hígado nutre los ojos para asegurar su función normal con una visión clara.
Estado anómalo: Una falta de sangre del hígado podría resultar en visión borrosa, ceguera nocturna y ojos secos.

Sanación del alma para el hígado y el elemento madera

Ahora estoy formalmente dando a conocer técnicas de sanación del alma para el hígado. Cuando realizamos sanación del alma para el hígado (el órgano zang del elemento madera), la vesícula (el órgano fu del elemento madera), los ojos (el órgano sensorial), los tendones (el tejido corporal) y la ira en el cuerpo emocional, recibirán todos sanación simultánea. Ofrecer sanación del alma al órgano que gobierna (zang) es ofrecer sanación a todo lo conectado con el elemento madera.

Aplica las Técnicas de los Cuatro Poderes:

Poder del cuerpo. Coloca la palma derecha sobre el área del hígado. Coloca la palma izquierda sobre el abdomen, por debajo del ombligo.

Poder del alma. Di *hola* a las almas internas:

Queridos alma, mente y cuerpo de mi hígado, vesícula, ojos, tendones y el cuerpo emocional del elemento madera,
os amo, honro y aprecio.
Tenéis el poder de sanar y rejuvenecer mi hígado, vesícula, ojos y tendones y sanar mi ira.
¡Haced un buen trabajo!
Gracias.

Di *hola* a las almas externas:

> *Querido Divino,*
> *querido Tao, la Fuente,*
> *os amo, honro y aprecio.*
> *Por favor perdonadnos a mis ancestros y a mí por todas las equivocaciones que hemos cometido en todas las vidas, relacionadas con el hígado, la vesícula, los ojos, los tendones y la ira.*
> *Lamento sinceramente todos estos errores.*
> *Pido perdón desde el fondo de mi corazón a todas las almas a las que mis ancestros y yo hemos herido o dañado de esta manera.*
> *Os pido perdón a vosotros, queridos Divino y Tao.*
> *A fin de ser perdonado, serviré incondicionalmente.*
> *Recitar y meditar es servir.*
> *Recitaré y meditaré tanto como pueda.*
> *Ofreceré servicio incondicional tanto como pueda.*
> *Estoy sumamente agradecido.*
> *Gracias.*

Poder de la mente. Visualiza luz verde radiante brillando en el hígado y a su alrededor. La luz verde brillante tiene poder de sanación especial con el elemento madera.

Poder del sonido. Recita en silencio o en voz alta durante diez minutos, como se indica. Cuanto más practiques, mejor será.

> ***El hígado regula la sangre.***
> ***El hígado promueve el flujo del qi y la sangre.***
> ***Los ojos están limpios y brillantes.***
> ***Los tendones y las uñas están saludables.***
> ***La ira es removida…***

He puesto estas líneas de recitación en negrita porque es la primera vez que doy a conocer esta sanación sagrada del alma al recitar estas frases.

¿Cómo funciona? Recuerda mi enseñanza: *todo está hecho de alma, mente y cuerpo.* Cada sistema, órgano, célula y cada ADN y ARN tiene alma, mente y cuerpo. Ellos tienen el poder de autosanar y rejuvenecer.

Este tipo de sanación no ha sido ofrecido en la historia o, al menos, no ha sido ofrecido lo suficiente. Ésta es la sanación del alma para los sistemas, los órganos, los tejidos, las células, los meridianos, los puntos de acupuntura y el cuerpo emocional de los cinco elementos.

Mi enseñanza de fundamento en la Medicina de Alma, Mente y Cuerpo es: *Sana el alma primero, luego la sanación de la mente y el cuerpo le seguirán.* Alma es espíritu, información y mensaje. Recitar estas frases en negrita es sanador del alma o sanador del mensaje. Tiene poder por encima de lo que las palabras puedan expresar. Estoy honrado y encantado de difundir la sanación del alma a través de la aplicación de sabiduría ancestral de los cinco elementos a ti y a la humanidad. Mi deseo es que practiques mucho y que recibas los máximos beneficios de sanación. Mi deseo es que crees tus propios milagros sanadores del alma.

Ahora te guiaré para aplicar las Técnicas de los Cuatro Poderes junto con la quinta técnica sagrada de sanación, el Poder de la Respiración.

Son muchas las formas de respirar. Me gustaría que cada lector se enfocara en una de ellas. Se denomina respiración abdominal. Cuando inhalas, tu abdomen se expande. Cuando espiras, tu abdomen se contrae. Asegúrate que inhalas y exhalas suavemente y en forma pareja. La duración de cada inhalación y exhalación depende de tu estado personal. Podría ser diferente para todos. Sigue el dictado de la naturaleza. A medida que continúes practicando de esta forma, la duración de tu inhalación y exhalación se prolongará, poco a poco. El principio clave es *seguir el dictado de la naturaleza.* Recuerda nunca prolongar deliberadamente tu respiración. La duración de tu inhalación y exhalación aumentarán naturalmente a través de una mayor práctica.

Ahora te guiaré en una práctica de respiración.

Siéntate derecho. Coloca la punta de la lengua suavemente contra el paladar. Coloca una palma sobre el hígado y la otra sobre el abdomen, por debajo del ombligo.

Inhala profundamente. Tu abdomen se expandirá. Pon la mente en tu hígado, luego exhala. Pon tu mente en tu cuerpo entero. Practica inhalando y exhalando lentamente diez veces.

Inhala, exhala
Inhala, exhala

Inhala, exhala
Inhala, exhala…

El primer paso es entrenar la mente; luego añadiremos la recitación.

Relájate. Durante diez minutos, inhala y expande el abdomen. Enfoca tu mente en el hígado y a la vez recita *el hígado regula la sangre*. Exhala y el abdomen se contrae. Enfoca tu mente en el cuerpo entero y al mismo tiempo recita *Da Ai* (pronunciado *da ai,* que significa *el más grande amor*).

Permíteme explicar la importancia de esta práctica.

El inhalar y exhalar son un par yin yang. Éste es el Poder de la Respiración.

Enfocar tu mente en el hígado y en el cuerpo entero es otro par yin yang. Éste es el Poder de la Mente.

Recitar *el hígado regula la sangre* y *Da Ai* es otro par yin yang. Éste es el Poder del Sonido.

Colocar una mano sobre el hígado y la otra sobre la parte inferior del vientre es otro par yin yang. Éste es el Poder del Cuerpo.

Invocar a la Fuente, al Divino y a innumerables padres y madres espirituales del Cielo para bendecir tu hígado y cuerpo es otro par yin yang. Éste es el Poder del Alma.

Hemos practicado las Técnicas de los Cuatro Poderes bastante en los últimos diez años en mis libros de la Colección Poder del Alma y en otros libros. Las Técnicas de los Cuatro Poderes han creado cientos de miles de milagros sanadores del alma. Estamos muy agradecidos por las Técnicas de los Cuatro Poderes. El Divino, el Tao y la sabiduría ancestral de mis padres y madres espirituales me guiaron para crear las Técnicas de los Cuatro Poderes.

Ahora vamos a agregar el Poder de la Respiración, el cual es la quinta Técnica de Poder, donde sea y cuando sea apropiada.

He explicado que cada técnica de poder tiene aspectos yin y yang. ¿Por qué es sagrada y vital la práctica que alterna el par yin yang? Esto puede ser resumido en una oración:

Realizar la práctica que alterna yin y yang es equilibrar el yin y el yang y unirlos como uno solo, lo cual es fundirse con el Tao.

Uno es Tao. Tao es Uno. Tao es el Camino de toda la existencia, incluyendo la sanación, el rejuvenecimiento, la prolongación de la vida y la transformación de las relaciones personales, las finanzas y más.

Ahora, practiquemos.

El poder de la respiración, el poder de la mente, el poder del sonido, el poder del alma y el poder del cuerpo (las Técnicas de los Cinco Poderes) a la vez

Siéntate derecho. Coloca la punta de la lengua suavemente contra el paladar. Coloca una palma sobre el hígado y la otra sobre el abdomen, debajo del ombligo. Inhala profundamente, manteniendo tu mente en el hígado, visualizando luz verde radiante brillando dentro y alrededor del hígado. Recita en silencio: *El hígado regula bien la sangre.*

Cuando espires, pon la mente en el cuerpo entero, visualizando luz verde brillante irradiando a través de todo el cuerpo. En silencio recita: *Da Ai* (pronunciado *da ai*) o *el más grande amor.*

Ahora realiza la práctica por segunda vez.

Inhala profundamente, manteniendo tu mente en el hígado, visualizando luz verde brillante ahí. Recita en silencio: *El hígado regula bien la sangre.*

Exhala, poniendo tu mente en tu cuerpo completo, visualizando luz verde brillante irradiando a través de todo tu cuerpo. Recita en silencio: *Da Ai* o *el más grande amor.*

Deja de leer y practica durante dos minutos.

Ahora pasemos a la segunda recitación sagrada para sanar el hígado y todo lo asociado con el elemento madera, incluyendo la vesícula, los ojos, los tendones y la ira en el cuerpo emocional.

Inhala profundamente, manteniendo tu mente en el hígado. Recita en silencio: *El hígado promueve el flujo del qi y de la sangre.*

Cuando espires, pon la mente en tu cuerpo entero. En silencio recita: *Da Kuan Shu* (pronunciado *da kuan shu*) o *el más grande perdón.*

Recita y visualiza durante dos minutos.

Después, inhala profundamente, manteniendo tu mente en el hígado y recitando en silencio: *Los tendones y las uñas están saludables.*

Cuando espires, pon tu mente en tu cuerpo entero y recita en silencio: *Da Ci Bei* (pronunciado *da sz bei*) o *la más grande compasión.*

Recita y visualiza durante dos minutos más.

Luego inhala profundamente, manteniendo tu mente en el hígado y recita en silencio: *Los ojos están limpios y brillantes.*

Cuando espires, pon tu mente en tu cuerpo entero y recita en silencio: *Da Guang Ming* (pronunciado *da guang ming*) o *la más grande luz.*

Recita y visualiza durante dos minutos más.

Ahora te guiaré para que practiques esta sagrada recitación de una sola vez. Para la sanación del elemento madera, incluyendo el hígado, la vesícula, los ojos, los tendones y la ira en el cuerpo emocional, siempre visualiza luz verde brillante.

Inhala profundamente, manteniendo tu mente en el hígado y recita en silencio: *El hígado regula bien la sangre.*

Luego exhala y recita en silencio *Da Ai* (pronunciado *da ai*) o *el más grande amor*, poniendo tu mente en el cuerpo entero.

Luego inhala profundamente y en silencio recita: *el hígado promueve el flujo del qi y de la sangre.*

Luego exhala y recita en silencio *Da Kuan Shu* (pronunciado *da kuan shu*) o *el más grande perdón.*

Ahora, inhala profundamente y en silencio recita: *Los tendones y las uñas están saludables.*

Exhala y en silencio recita *Da Ci Bei* (pronunciado *da sz bei*) o *la más grande compasión.*

Continúa inhalando profundamente y recita en silencio: *Los ojos están claros y brillantes.*

Finalmente, exhala y en silencio recita *Da Guang Ming* (pronunciado *da guang ming*) o *la más grande luz.*

Ahora deja de leer. Continúa recitando y visualizando durante diez minutos. Para afecciones que ponen en riesgo la vida o dolencias crónicas del hígado, la vesícula, los ojos, los tendones o ira, recita dos horas o más al día. Puedes sumar todo tu tiempo de recitación para que totalice por lo menos dos horas al día.

Enfatizo nuevamente que ésta es la primera vez que doy a conocer esta práctica sagrada con las Técnicas de los Cinco Poderes. El nombre de esta nueva práctica es *Práctica Sagrada de Alternación del Yin y el Yang.*

Corazón

El corazón está ubicado en la parte izquierda del pecho y está envuelto por el pericardio. El corazón es el órgano zang (gobernante) del elemento fuego. El órgano fu del elemento fuego es el intestino delgado. Los meridianos del corazón y del intestino delgado están relacionados interna y externamente.

1. Gobierno de la sangre y de los vasos sanguíneos

Dominio, control y gobierno tienen el mismo significado en la medicina tradicional china. Éstas son las funciones claves del corazón.
Estado normal: El corazón es la fuerza impulsora para la circulación de la sangre en todo el cuerpo, y los vasos sanguíneos albergan y hacen circular la sangre. Un corazón sano incluye qi y sangre adecuados, vasos sanguíneos abiertos y un ritmo cardíaco regular, sano y fuerte.
Estado anómalo: Una falta de sangre en el corazón podría manifestarse en un pulso débil, latidos irregulares y más.

2. Manifestación en el rostro

Estado normal: Si el corazón tiene una buena circulación y la irrigación sanguínea a la cara es suficiente, el cutis podría verse rosado y radiante.
Estado anómalo: Si la circulación, irrigación sanguínea y pulso del corazón son deficientes, la piel podría verse pálida. Si la circulación está estancada, la cara podría verse azul o morada.

3. Morada de la mente y encargado de las actividades mentales

Estado normal: La medicina tradicional china enfatiza que el corazón alberga la mente y el alma. El corazón conecta con las actividades, la consciencia y el pensamiento del alma. Si el corazón y la circulación de la sangre funcionan perfectamente, el estado mental es positivo, energético y saludable.
Estado anómalo: Un desequilibrio en la función del corazón y la circulación de la sangre podría generar desorden mental, insomnio, palpitaciones, alteraciones del sueño y más.

4. Confluencia en la lengua a través de los meridianos

Estado normal: El corazón es el órgano gobernante para el sentido del gusto. La lengua debe mostrarse húmeda, rosada y brillante, tener un sentido del gusto normal y ser capaz de moverse libremente.

Estado anómalo: Una irrigación sanguínea insuficiente podría resultar en una lengua pálida, roja, oscura o morada. Si el corazón no controla bien las actividades mentales, la lengua podría mostrarse rígida y producirse confusión y discapacidad para hablar.

5. El sudor es el fluido del corazón

Estado normal: La medicina tradicional china sostiene que la sangre y el sudor vienen de la misma fuente. Una transpiración normal es señal de un corazón y una circulación de sangre sanos.

Estado anómalo: Una sudoración excesiva puede dar como resultado palpitaciones, latidos acelerados, pérdida de fluidos corporales y más.

Ahora realicemos algunos minutos de práctica para la sanación del alma del corazón. Si tienes problemas de circulación u otros problemas del corazón, esta práctica te ofrecerá sanación. Si no tienes problemas de circulación o del corazón, recuerda siempre que la práctica aún puede beneficiarte fortaleciéndolo, rejuveneciéndolo y previniendo enfermedades cardíacas. Todo lector puede beneficiarse de esta práctica.

Práctica Sagrada de Alternación del Yin y el Yang para el corazón y el elemento fuego

Aplica las Técnicas de los Cinco Poderes a la vez:

Poder del cuerpo. Siéntate derecho. Coloca la punta de la lengua suavemente contra el paladar. Coloca una palma sobre el corazón y la otra sobre el abdomen, debajo del ombligo.

Poder del alma. Di *hola* a las almas internas:

Queridos alma, mente y cuerpo de mi corazón, intestino delgado,
lengua, vasos sanguíneos y cuerpo emocional del elemento fuego,
os amo, honro y aprecio.

Vosotros tenéis el poder de sanar y rejuvenecer mi corazón, intestino delgado, lengua y vasos sanguíneos, que incluyen arterias mayores y menores, capilares y venas mayores y menores, y sanar la depresión y ansiedad.

¡Haced un buen trabajo!

Gracias.

Di *hola* a las almas externas:

Querido Divino,
querido Tao, la Fuente,
os amo, honro y aprecio.

Por favor perdonadnos a mis ancestros y a mí por todas las equivocaciones que hemos cometido en todas las vidas, relacionadas con el corazón, el intestino delgado, la lengua, los vasos sanguíneos, el sistema capilar, y la depresión y la ansiedad.

A fin de ser perdonado, serviré incondicionalmente.
Recitar y meditar es servir.
Recitaré y meditaré tanto como pueda.
Ofreceré servicio incondicional tanto como pueda.
Estoy sumamente agradecido.
Gracias.

Poder de la mente. Visualiza luz roja radiante brillando en el área del corazón. La luz roja brillante tiene especial poder de sanación para el elemento fuego.

Poder del sonido. Recita en silencio o en voz alta:

El corazón realiza la circulación perfectamente.
La tez está radiante.
Mente clara.
Lengua perfecta.
Transpiración normal…

Cuando realices la práctica para sanar el corazón y el elemento fuego, recuerda siempre visualizar luz roja brillante en el corazón cuando inspires y luz *dorada* brillante por todo el cuerpo cuando espires.

Ahora inhala profundamente, manteniendo la mente en tu corazón, visualizando luz roja radiante brillando en él. En silencio recita: *El corazón realiza la circulación perfectamente.*

Exhala y pon la mente en tu cuerpo entero, visualizando luz dorada brillante. Recita en silencio *Da Ai* (pronunciado *da ai*) o *el más grande amor.*

Inhala profundamente, manteniendo tu mente en el corazón, visualizando luz roja brillante. Recita en silencio: *La tez está radiante; la lengua perfecta.*

Exhala y pon tu mente en todo tu cuerpo, visualizando luz dorada brillante. En silencio recita *Da Kuan Shu* (pronunciado *da kuan shu*) o *el más grande perdón.*

Inhala profundamente, manteniendo tu mente en el corazón (luz roja). Recita en silencio: *Mente clara.*

Exhala y pon la mente en todo el cuerpo (luz dorada). En silencio recita *Da Ci Bei* (pronunciado *da sz bei*) o *la más grande compasión.*

Luego inhala profundamente, manteniendo tu mente en el corazón. En silencio recita: *Transpiración normal.*

Finalmente, exhala y pon la mente en tu cuerpo entero; recita en silencio *Da Guang Ming* (pronunciado *da guang ming*) o *la más grande luz.*

Ahora deja de leer. Continúa recitando y visualizando durante diez minutos. Para afecciones crónicas, o que ponen en riesgo la vida, recita dos horas o más al día. Puedes totalizar todo tu tiempo de recitación para que equivalga a por lo menos dos horas al día.

Bazo

El bazo está ubicado en el Jiao Medio, en la parte superior izquierda del abdomen, a la izquierda del estómago. En la medicina tradicional china, el bazo es el órgano zang (gobernante) del elemento tierra, que está a cargo del sistema digestivo. El órgano fu del elemento tierra es el estómago. Los meridianos del bazo y del estómago están interna y externamente relacionados.

1. Absorción, transporte, distribución y transformación de nutrientes, a fin de nutrir el cuerpo de pies a cabeza, desde la piel hasta los huesos

Esta función del bazo incluye dos aspectos:

a) Absorción, distribución y transformación de nutrientes

La medicina tradicional china enseña que el alimento y el agua viajan al estómago. El estómago y el bazo digieren y transforman el alimento. La esencia del alimento es enviada por la función del bazo hacia los pulmones. Desde allí, los pulmones despliegan la esencia del alimento a todo el cuerpo para alimentar a los cinco órganos zang y seis órganos fu, así como a las cuatro extremidades, los huesos, la piel y el cabello. El agua y la esencia del alimento son los materiales para crear la sangre. Por consiguiente, el bazo es el órgano principal para producir qi (energía) y sangre tras el nacimiento.

Estado normal: Un bazo sano es la clave para producir qi y sangre para todo el cuerpo. El bazo también es el órgano clave para transportar, distribuir, transformar y absorber la esencia del alimento y del agua.

Estado anómalo: Las dificultades con el transporte, distribución y transformación de alimento podrían producir falta de apetito, indigestión, problemas con los intestinos, pérdida de peso y más. Las dificultades con la absorción y transporte de agua podrían ocasionar diarrea, retención de líquidos, edema y más.

b) Transporte y transformación de líquidos

Estado normal: La medicina tradicional china enseña que el bazo es el órgano zang principal para transportar y transformar líquidos y secreciones en el cuerpo. El bazo transporta los líquidos a los pulmones y los líquidos son divididos en claros y turbios. Los líquidos claros alimentan los cinco órganos zang y los seis órganos fu internamente. Los líquidos turbios son transformados aún más en transpiración, orina o heces y excretados externamente.

Estado anómalo: Si existen bloqueos en el transporte y transformación de líquidos, se podría experimentar edema, retención de flema, diarrea y más.

2. Control y mantenimiento del flujo sanguíneo dentro de los vasos sanguíneos
Estado normal: El qi (energía) del bazo tiene el poder de mantener la sangre fluyendo dentro de los vasos sanguíneos. Un bazo sano produce un potente qi de bazo y sangre fuerte y garantiza que la sangre fluya dentro de los vasos sanguíneos.
Estado anómalo: Si el bazo tiene un insuficiente suministro de qi, podría ocasionar sangre en las heces y orina, hemorragia y más.

3. Dominio de los músculos y las cuatro extremidades
Estado normal: El bazo tiene el poder de alimentar los músculos. Si el bazo funciona y se distribuyen los nutrientes bien a través del cuerpo, los músculos y las extremidades son fuertes y están bien desarrollados.
Estado anómalo: Si el qi del bazo está débil o agotado, los músculos y las extremidades podrían tornarse débiles y flojos.

4. Confluencia en la boca a través de los meridianos y manifestación en los labios
Estado normal: Un bazo sano se manifiesta en apetito saludable, un sentido del gusto normal y labios rosados.
Estado anómalo: Qi estancado dentro del bazo podría dar como resultado una falta de apetito, un sentido del gusto disminuido, sensación de hinchazón en la parte superior del abdomen y más.

Práctica Sagrada de Alternación del Yin y el Yang para el bazo y el elemento tierra

Aplica las Técnicas de los Cinco Poderes a la vez:

Poder del cuerpo. Siéntate derecho. Coloca la punta de la lengua suavemente contra el paladar. Coloca una palma sobre el bazo y la otra sobre el abdomen, debajo del ombligo.

Poder del alma. Di *hola* a las almas internas:

Queridos alma, mente y cuerpo de mi bazo, estómago, músculos, boca, labios, dientes, encías y el cuerpo emocional del elemento tierra, os amo, honro y aprecio.

Vosotros tenéis el poder de sanar y rejuvenecer mi bazo, estómago, músculos, boca, labios, dientes y encías, y de sanar la preocupación.
¡Haced un buen trabajo!
Gracias.

Di *hola* a las almas externas:

Querido Divino,
querido Tao, la Fuente,
os amo, honro y aprecio.
Por favor perdonadnos a mis ancestros y a mí por todas las equivocaciones que hemos cometido en todas las vidas, relacionadas con el bazo, el estómago, los músculos, la boca, los labios, los dientes, las encías y la preocupación.
Lamento sinceramente todos estos errores.
A fin de ser perdonado, serviré incondicionalmente.
Recitar y meditar es servir.
Recitaré y meditaré tanto como pueda.
Ofreceré servicio incondicional tanto como pueda.
Estoy sumamente agradecido.
Gracias.

Poder de la mente. Visualiza luz dorada radiante brillando dentro y alrededor del bazo. La luz dorada brillante posee un poder especial de sanación para el elemento tierra.

Poder del sonido. Recita en silencio o en voz alta:

Absorbe la esencia del alimento y del agua.
Fortalece el qi del bazo.
Músculos y extremidades fuertes.
Boca, labios, encías y dientes perfectos...

Cuando realices la práctica para la sanación del bazo y el elemento tierra, recuerda siempre visualizar luz dorada brillante en el bazo y en todo el cuerpo cuando inspires y espires.

Ahora inhala profundamente, manteniendo la mente en tu bazo, visualizando luz dorada radiante brillando dentro y alrededor del bazo. En silencio recita: *Absorbe la esencia del alimento y agua.*

Ahora exhala y pon tu mente en todo tu cuerpo, visualizando luz dorada brillante. Recita en silencio *Da Ai* (pronunciado *da ai*) o *el más grande amor.*

Inhala profundamente, manteniendo tu mente en el bazo. Recita en silencio: *Fortalece el qi del bazo.*

Exhala y pon la mente en tu cuerpo entero, visualizando luz dorada brillante. En silencio recita *Da Kuan Shu* (pronunciado *da kuan shu*) o *el más grande perdón.*

Inhala profundamente, manteniendo tu mente en el bazo. Recita en silencio: *Músculos y extremidades fuertes.*

Exhala y pon la mente en todo tu cuerpo. En silencio recita *Da Ci Bei* (pronunciado *da sz bei*) o *la más grande compasión.*

Luego inhala profundamente, manteniendo tu mente en el bazo. En silencio recita: *Boca, labios, encías y dientes perfectos.*

Finalmente, exhala y pon tu mente en todo tu cuerpo, recitando en silencio *Da Guang Ming* (pronunciado *da guang ming*) o *la más grande luz.*

Ahora deja de leer. Continúa recitando y visualiza durante diez minutos. Para afecciones crónicas o que ponen en riesgo la vida, recita dos horas o más al día. Puedes totalizar todo tu tiempo de recitación para que equivalga a por lo menos dos horas al día.

Pulmones

Los pulmones están ubicados en la cavidad torácica del pecho; un pulmón a la derecha y el otro a la izquierda. Los pulmones son el órgano zang (gobernante) del elemento metal. El órgano fu del elemento metal es el intestino grueso. Los meridianos de los pulmones y del intestino grueso están relacionados interna y externamente.

1. Dominio del qi, incluyendo el qi respiratorio y el qi de todo el cuerpo

a) Control del qi de la respiración

Estado normal: Los pulmones son el órgano primario para la captación interna de oxígeno y la liberación externa de dióxido de carbono. Esto permite al metabolismo del cuerpo que funcione de manera fluida. La respiración permanece normal y fluida si no hay obstrucciones en el qi principal de los pulmones.

Estado anómalo: Una deficiencia en el qi del pulmón podría acarrear desórdenes respiratorios, dificultades respiratorias, asma, tos, fatiga y más.

b) Control del qi de todo el cuerpo

Estado normal: Los pulmones ayudan a crear zong qi («qi acopiado», pronunciado *dzong chi*). Zong qi es creado por el aire fresco inhalado por los pulmones junto con la esencia de alimento enviada por el bazo. Zong qi es enviado hacia arriba por el bazo a la laringe, donde se junta para influir en el habla y dar fuerza a la voz; promueve la función de los pulmones y alimenta todos los órganos, los sistemas, los tejidos y cada parte del cuerpo.

Estado anómalo: Si esta función de los pulmones es débil, la formación de zong qi podría verse afectada. Podría darse falta de aire, una voz débil, fatiga, agotamiento y más.

2. Dominio, descenso y distribución del qi, de la esencia del alimento y del fluido corporal a todos los sistemas, órganos y meridianos, así como a la piel, al cabello y a los músculos

Estado normal: Los pulmones distribuyen la esencia del alimento y los fluidos corporales a través de todo el cuerpo a fin de nutrirlo. El qi de los pulmones normalmente fluye hacia abajo. Los pulmones son también el órgano principal que alimenta la piel y el cabello. Los poros de la piel son las aberturas para el qi. Si el Jiao Superior está sano, funciona apropiadamente y transporta las cantidades apropiadas de qi de alta calidad, de fluidos corporales y de nutrientes; entonces la piel y todo el cuerpo son nutridos, y el cabello y músculos estarán saludables.

Estado anómalo: Si el qi en los pulmones no puede fluir hacia abajo, podría dar como resultado tos, asma, presión en el pecho y más. Si los pulmones carecen de qi de alta calidad, la piel podría parecer cetrina, pálida y seca.

3. Regulación de los pasos de agua y ayuda para el mantenimiento de un normal metabolismo del agua
Estado normal: Los pulmones tienen la función de transportar líquidos a los riñones y la vejiga urinaria; entonces habrá una fácil eliminación de orina. Esto permite un metabolismo normal del agua.
Estado anómalo: Si existe una disfunción del qi del pulmón y un desequilibrio en el metabolismo del agua, podría acarrear edema, ausencia de orina, micción dolorosa y más.

4. Confluencia en la nariz a través de los meridianos
Estado normal: La nariz es la vía para inhalar y exhalar el aire. Si la nariz no tiene obstrucciones y posee qi de alta calidad, desarrollará un poderoso sentido del olfato.
Estado anómalo: Si el qi está obstruido dentro de la nariz, podría generar congestión nasal, goteo nasal, sentido del olfato deteriorado y más.

Práctica Sagrada de Alternación del Yin y el Yang para los pulmones y el elemento metal

Aplica las Técnicas de los Cinco Poderes a la vez:

Poder del cuerpo. Siéntate derecho. Coloca la punta de la lengua suavemente contra el paladar. Coloca una palma sobre uno o ambos pulmones y la otra sobre el abdomen, por debajo del ombligo.

Poder del alma. Di *hola* a las almas internas:

Queridos alma, mente y cuerpo de mis pulmones, intestino grueso, piel, nariz y el cuerpo emocional del elemento metal,
os amo, honro y aprecio.
Vosotros tenéis el poder de sanar y rejuvenecer mis pulmones, intestino grueso, piel y nariz, y de sanar el pesar.
¡Haced un buen trabajo!
Gracias.

Di *hola* a las almas externas:

Querido Divino,
querido Tao, la Fuente,
os amo, honro y aprecio.
Por favor, perdonadnos a mis ancestros y a mí por todas las equivocaciones que hemos cometido en todas las vidas, relacionadas con los pulmones, el intestino grueso, la piel, la nariz y el pesar.
Lamento sinceramente desde lo profundo de mi corazón todos estos errores.
A fin de ser perdonado, serviré incondicionalmente.
Recitar y meditar es servir.
Recitaré y meditaré tanto como pueda.
Ofreceré servicio incondicional tanto como pueda.
Estoy sumamente agradecido.
Gracias.

Poder de la mente. Visualiza luz blanca radiante brillando dentro y alrededor de tus pulmones. La luz blanca brillante tiene poder especial de sanación para el elemento metal.

Poder del sonido. Recita en silencio o en voz alta:

Qi poderoso.
La esencia del alimento y los líquidos nutren todo el cuerpo.
Metabolismo perfecto.
Funciones normales de la nariz...

Cuando haces la práctica para sanar los pulmones y el elemento metal, recuerda siempre visualizar luz blanca brillante en los pulmones y a través de todo el cuerpo, cuando inspires y espires.

Ahora inhala profundamente, manteniendo tu mente en los pulmones, visualizando luz blanca radiante brillando en ellos. Recita en silencio: *Qi poderoso.*

Ahora exhala y pon la mente en todo tu cuerpo, visualizando luz blanca brillante. Recita en silencio *Da Ai* (pronunciado *da ai*) o *el más grande amor.*

Inhala profundamente, manteniendo tu mente en los pulmones (luz blanca). Recita en silencio: *La esencia del alimento y los líquidos nutren todo el cuerpo.*

Exhala y pon tu mente en todo el cuerpo, visualizando luz blanca brillante. En silencio recita *Da Kuan Shu* (pronunciado *da kuan shu*) o *el más grande perdón.*

Inhala profundamente, manteniendo tu mente en los pulmones. En silencio recita: *Metabolismo perfecto.*

Exhala y pon la mente en todo tu cuerpo y en silencio recita *Da Ci Bei* (pronunciado *da sz bei*) o *la compasión más grande.*

Luego inhala profundamente, manteniendo tu mente en los pulmones. En silencio recita: *Funciones normales de la nariz.*

Finalmente, exhala y pon tu mente en todo el cuerpo, recitando silenciosamente *Da Guang Ming* (pronunciado *da guang ming*) o *la más grande luz.*

Ahora deja de leer. Continúa recitando y visualizando diez minutos.

Para afecciones crónicas o que ponen en riesgo la vida, recita dos horas o más al día. Puedes totalizar todo tu tiempo de recitación para que equivalga a por lo menos dos horas al día.

Riñones

Los riñones están ubicados en la región lumbar, a ambos lados de la columna vertebral.

Los riñones son el órgano zang (gobernante) del elemento agua. El órgano fu del elemento agua es la vejiga urinaria. Los meridianos de los riñones y de la vejiga urinaria están interna y externamente relacionados.

1. Almacenamiento de jing (materia) prenatal y posnatal y dominio del desarrollo y la reproducción

a) Esencia de vida heredada

Estado normal: La esencia vital que se hereda está almacenada dentro de los riñones antes y después del nacimiento. Ésta es heredada de la madre y del padre y luego desarrollada por los nutrientes y otras esencias introducidas en el cuerpo. Esta esencia de vida heredada es después transformada en qi para ayudar al cuerpo a crecer, desarrollarse y reproducirse.

Estado anómalo: Si existe una falta de nutrientes esenciales y qi vital a través del desarrollo y reproducción, así como un desequilibrio del yin y el yang, esto podría generar un desarrollo lento, senilidad prematura, bochornos, manos y pies fríos, infertilidad, impotencia y más.

b) Esencia de vida desarrollada

Estado normal: La esencia de vida desarrollada es mantenida y usada por los cinco órganos zang y los seis órganos fu. Ésta es derivada de la esencia del alimento. La esencia del alimento es transformada por el bazo y el estómago en esta esencia de vida desarrollada, y luego transportada a los cinco órganos zang y los seis órganos fu. Cuando esta esencia desarrollada de vida es suficiente, cualquier exceso es almacenado en los riñones para uso futuro.

Estado anómalo: Si en cualquier momento la esencia de vida desarrollada de los cinco órganos zang y seis órganos fu fuera insuficiente, los riñones enviarán su esencia almacenada a los cinco órganos zang y a los seis órganos fu. Podría generar sensaciones de calor en el pecho, las palmas y las plantas de los pies; sudoraciones nocturnas, frío y dolor en el área de la columna lumbar y de las rodillas; infertilidad, frigidez y más.

2. Dominio del metabolismo del agua

Estado normal: El normal funcionamiento de los riñones mantiene el equilibrio apropiado de los fluidos y sostiene la circulación del agua en el cuerpo. El fluido corporal ostenta un propósito de nutrición valioso que proviene de la esencia del alimento. Éste es distribuido a los cinco órganos zang, los seis órganos fu y los tejidos, a lo largo de todo el cuerpo. Una micción apropiada se da con un saludable metabolismo del agua.

Estado anómalo: Si existen bloqueos en el sano metabolismo del agua y en su circulación, esto puede dar como resultado edema, micción frecuente o infrecuente y más.

3. Recepción del qi

Estado normal: La medicina tradicional china enseña que los riñones apoyan a los pulmones en la inhalación del aire hacia abajo. El qi de los riñones debe ser fuerte para que los pulmones inspiren y espiren fácilmente.

Estado anómalo: Si el qi de los riñones presenta cualquier debilidad, esto podría dar como resultado dificultades respiratorias.

4. Dominio de los huesos, elaboración de la médula para el abastecimiento del cerebro y manifestación en el cabello
Estado normal: Los riñones almacenan la esencia de la vida, la cual es luego transformada en médula ósea. Cuando el qi de los riñones es lo suficientemente sustancial, se produce médula ósea de alta calidad, lo que conduce a huesos y dientes sanos y firmes. El cabello es alimentado por la sangre y es la manifestación externa de los riñones. Éste entonces se verá brillante y saludable.
Estado anómalo: Una falta de qi en los riñones podría dar como resultado una insuficiente nutrición de huesos. Podría desarrollarse debilidad y dolor en la espalda y debilidad de pies y rodillas. Los huesos podrían hacerse quebradizos y débiles. Esto también podría conducir a la pérdida de dientes, calvicie, cabello cano y más.

5. Confluencia en los oídos a través de los meridianos y dominio de los orificios anteriores y posteriores
Estado normal: Si los riñones reciben la cantidad apropiada de nutrición o qi, podría tenerse una audición muy clara y una evacuación apropiada.
Estado anómalo: Si el qi de los riñones es insuficiente, esto podría resultar en tinnitus (zumbido en los oídos), pérdida de audición o sensibilidad al sonido, diarrea, estreñimiento, impotencia, infertilidad, micción frecuente y más.

Práctica Sagrada de Alternación del Yin y el Yang para los riñones y el elemento agua

Aplica las Técnicas de los Cinco Poderes juntas:

Poder del cuerpo. Siéntate derecho. Coloca la punta de la lengua suavemente contra el paladar. Coloca una palma sobre un riñón y la otra sobre el abdomen, por debajo del ombligo.

Poder del alma. Di *hola* a las almas internas:

Queridos alma, mente y cuerpo de mis riñones, vejiga urinaria, huesos, oídos y el cuerpo emocional del elemento agua,
os amo, honro y aprecio.
Vosotros tenéis el poder de sanar y rejuvenecer mis riñones, vejiga urinaria, huesos, oídos y de sanar el miedo.
¡Haced un buen trabajo!
Gracias.

Di *hola* a las almas externas:

Querido Divino,
querido Tao, la Fuente,
os amo, honro y aprecio.
Por favor, perdonadnos a mis ancestros y a mí por todas las equivocaciones que hemos cometido en todas las vidas, relacionadas con los riñones, la vejiga, los huesos, los oídos y el miedo.
Lamento sinceramente todos estos errores.
Pido perdón desde lo profundo de mi corazón a todas las almas a las que mis ancestros y yo hemos herido o dañado de esta manera.
A fin de ser perdonado, serviré incondicionalmente.
Recitar y meditar es servir.
Recitaré y meditaré tanto como pueda.
Ofreceré servicio incondicional tanto como pueda.
Estoy sumamente agradecido.
Gracias.

Poder de la mente. Visualiza luz azul radiante brillando dentro y alrededor de los riñones. La luz azul brillante tiene especial poder de sanación para el elemento agua.

Poder del sonido. Recita en silencio o en voz alta:

Fuerte jing y qi de los riñones.
Metabolismo normal del agua.
Huesos y médula ósea fuertes; cabello sano.
Audición clara y evacuación normal…

Cuando realices la práctica para sanar los riñones y el elemento agua, recuerda siempre visualizar luz azul brillante en los riñones y a lo largo de todo el cuerpo cuando inspires y espires.

Ahora inhala profundamente, manteniendo la mente en tus riñones, visualizando luz azul radiante brillando dentro y alrededor de tus riñones. En silencio recita: *Fuerte jing y qi de los riñones.*

Ahora exhala y pon la mente en tu cuerpo entero, visualizando luz azul brillante. En silencio recita *Da Ai* (pronunciado *da ai*) o *el más grande amor.*

Inhala profundamente, manteniendo tu mente en los riñones. En silencio recita: *Metabolismo normal del agua.*

Exhala y pon tu mente en todo tu cuerpo, visualizando luz azul brillante. En silencio recita *Da Kuan Shu* (pronunciado *da kuan shu)* o *el más grande perdón.*

Inhala profundamente, manteniendo tu mente en los riñones. Recita en silencio: *Huesos y médula ósea fuertes; cabello sano.*

Exhala y pon tu mente en todo el cuerpo. En silencio recita *Da Ci Bei* (pronunciado *da sz bei*) o *la más grande compasión.*

Luego inhala profundamente, manteniendo tu mente en los riñones. Recita en silencio: *Audición clara y evacuación normal.*

Finalmente, exhala, poniendo la mente en tu cuerpo entero y recita en silencio *Da Guang Ming* (pronunciado *da guang ming*) o *la más grande luz.*

Ahora para de leer. Continúa recitando y visualiza durante diez minutos. Para afecciones crónicas o que ponen en riesgo la vida, recita durante dos horas o más al día. Puedes sumar todo tu tiempo de recitación para que totalice por lo menos dos horas al día.

En este capítulo hemos realizado sanación del alma para cada uno de los órganos gobernantes de los cinco elementos: hígado, corazón, bazo, pulmones y riñones. Cuando haces estas prácticas de sanación del alma, automáticamente se ofrece sanación a los seis órganos fu y más.

Sanación conjunta de los cinco órganos zang, los seis órganos fu y los órganos extraordinarios

Ahora me complace dar a conocer sabiduría, conocimiento y técnicas prácticas sagradas para la sanación de alma de todos los órganos, todos los sistemas, todos los tejidos y todos los órganos sensoriales de los cinco elementos de forma conjunta, y a la vez con el cuerpo emocional y los órganos extraordinarios (cerebro, médula ósea, huesos y útero).

Aplica la Técnica de los Cinco Poderes:

Poder del cuerpo. Siéntate derecho con la espalda libre y despejada. Coloca tus manos en la posición para los cinco elementos o Shen Mi de manos para los cinco elementos, tomando tu mano izquierda y colocando todos los dedos juntos. Agarra los dedos de tu mano izquierda con la mano derecha. Coloca ambas manos en el abdomen, debajo del ombligo. *Véase* la figura 7.

Cuando uses el Shen Mi (secreto del cuerpo) de manos para los cinco elementos, un secreto adicional es alternar el agarre entre uno muy fuerte y otro muy suave. Agarra fuerte tus dedos de la mano izquierda aproximadamente durante treinta segundos. Luego agarra tus dedos con casi nada de fuerza durante treinta segundos. Sigue alternando yang y yin de esta manera.

Permíteme explicar esta sagrada sanación.

El dedo índice conecta con el elemento madera, incluyendo el hígado, la vesícula, los tendones, los ojos y la ira en el cuerpo emocional y más.

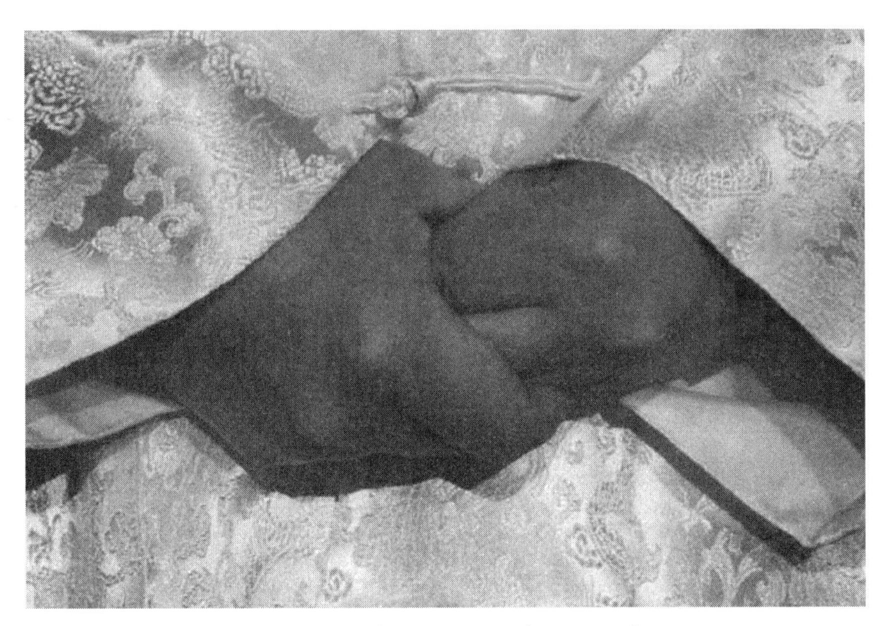

FIGURA 7. Shen Mi de manos para los cinco elementos

El dedo medio conecta con el elemento fuego, incluyendo corazón, intestino delgado, vasos sanguíneos, lengua, depresión y ansiedad en el cuerpo emocional y más.

El dedo anular conecta con el elemento metal, incluyendo pulmones, intestino grueso, piel, nariz, pesar en el cuerpo emocional y más.

El dedo meñique conecta con el elemento agua, incluyendo riñones, vejiga urinaria, huesos, oídos, miedo en el cuerpo emocional y más.

El pulgar conecta con el elemento tierra, incluyendo bazo, estómago, músculos, boca, labios, encías, dientes, preocupación en el cuerpo emocional y más.

Todas estas conexiones se realizan a través de los meridianos. Éstos son las vías de la energía. Esta sanación sagrada tiene poder por encima de lo que las palabras pueden expresar.

Poder del alma. Di *hola:*

Querido Divino,
querido Tao, la Fuente,
queridos cinco elementos,
os amo, honro y aprecio.

Por favor perdonadnos a mis ancestros y a mí por todas las equivocaciones que hemos cometido en todas las vidas, relacionadas con los cinco órganos zang, seis órganos fu, cuatro extremidades, piel, cabello, huesos y cuerpo emocional.

A fin de ser perdonado, serviré a la humanidad y a todas las almas de la Madre Tierra incondicionalmente.

Recitaré y meditaré mucho para traer amor incondicional, perdón, compasión y luz a la humanidad, a la Madre Tierra y a todos los universos.

Gracias.

Poder del sonido. Recita en silencio o en voz alta:

Wu Xing He Yi (pronunciado *wu shing je yi*)

«Wu Xing» significa *cinco elementos.* «He Yi» significa *se unen en uno.* «Wu Xing He Yi» (pronunciado *wu shing je yi*) significa *los cinco elementos se unen en uno solo.*

La medicina tradicional china posee mucha sabiduría, prácticas y aplicaciones para cada elemento. Los doctores en medicina tradicional china diagnostican y ofrecen hierbas, acupuntura o masaje chino como tratamiento. La teoría y práctica de los cinco elementos han servido a miles de millones de personas en la historia. No puedo honrar lo suficiente a los estudiosos de hace cinco mil años que descubrieron la sabiduría y prácticas de los cinco elementos.

Ahora daré a conocer un secreto de sanación del alma. Permíteme explicar cómo funciona esta sanación sagrada del alma.

Según la Medicina de Alma, Mente y Cuerpo, cada sistema, órgano, célula y cada ADN y ARN está hecho de jing qi shen. Cada enfermedad es debida a bloqueos de jing qi shen. Remover estos bloqueos es sanar.

Si el jing qi shen de los sistemas, órganos y células de los cinco elementos se unen en uno solo, la persona estará sana, energizada, rejuvenecida y armonizada. Todas las enfermedades pueden ser explicadas como el jing qi shen de los sistemas, órganos y células de los cinco elementos que *no* están unidos como uno solo. Por lo tanto, unirlos en uno solo *es* sanación sagrada del alma. Esta sanación va más allá de toda imaginación.

Permíteme guiarte para realizar una práctica. Entenderás el poder.

Aplica las Técnicas de los Cinco Poderes. Combina poder del cuerpo, poder del alma, poder del sonido, poder de la respiración y poder de la mente, todos a la vez:

Poder de la respiración y poder del sonido. Inhala y recita *Wu Xing He Yi* (pronunciado *wu shing je yi*) o *los cinco elementos se unen en uno solo.*

Exhala y recita *Da Ai* (pronunciado *da ai*) o *el más grande amor.*

Inhala y recita *Wu Xing He Yi* o *los cinco elementos se unen en uno solo.*

Exhala y recita *Da Kuan Shu* (pronunciado *da kuan shu*) o *el más grande perdón.*

Inhala y recita *Wu Xing He Yi* o *los cinco elementos se unen en uno solo.*

Exhala y recita *Da Ci Bei* (pronunciado *da sz bei*) o *la más grande compasión.*

Inhala y recita *Wu Xing He Yi* o *los cinco elementos se unen en uno solo.*

Exhala y recita *Da Guang Ming* (pronunciado *da guang ming*) o *la más grande luz.*
Mantén la misma posición de manos.

Recita:

Wu Xing He Yi, Da Ai
Wu Xing He Yi, Da Kuan Shu
Wu Xing He Yi, Da Ci Bei
Wu Xing He Yi, Da Guang Ming
Wu Xing He Yi, Da Ai, el más grande amor
Wu Xing He Yi, Da Kuan Shu, el más grande perdón
Wu Xing He Yi, Da Ci Bei, la más grande compasión
Wu Xing He Yi, Da Guang Ming, la más grande luz...

Los cinco elementos se unen en uno solo.
Los cinco elementos se unen en uno solo.
Los cinco elementos se unen en uno solo.
Los cinco elementos se unen en uno solo.
Los cinco elementos se unen en uno solo.
Los cinco elementos se unen en uno solo.
Los cinco elementos se unen en uno solo...

Poder de la mente. Inhala y pon tu mente en el punto de acupuntura Ming Men en la espalda, opuesto al ombligo. *Véase* la figura 8. Visualízalo como un punto de luz dorada brillante. Exhala y visualiza el cuerpo entero brillando con luz de arco iris de pies a cabeza, desde la piel hasta los huesos.

Deja de leer ahora. Recita *Wu Xing He Yi* (pronunciado *wu shing je yi*), *Da Ai* (pronunciado *da ai*), *el más grande amor; Wu Xing He Yi, Da Kuan Shu* (pronunciado *da kuan shu*), *el más grande perdón*; *Wu Xing He Yi, Da Ci Bei* (pronunciado *da sz bei*), *la más grande compasión; Wu Xing He Yi, Da Guang Ming* (pronunciado *da guang ming*), *la más grande luz*; y *los cinco elementos se unen en uno solo*, durante diez minutos y visualizando al mismo tiempo.

Me complace enfatizar nuevamente que ésta es una de las más profundas prácticas sagradas para la sanación del alma.

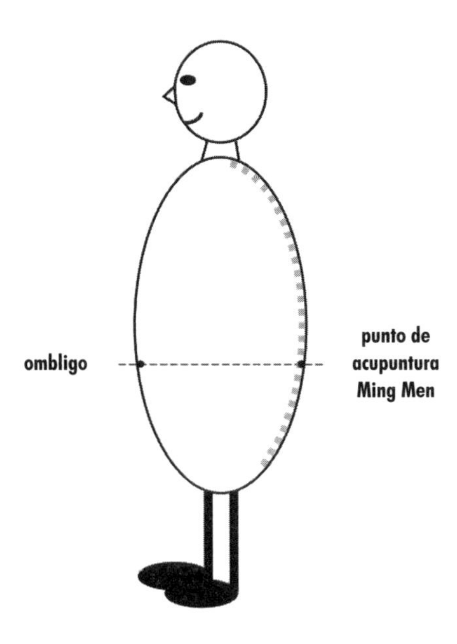

FIGURA 8. Punto de acupuntura Ming Men

Practica mucho más. Esta práctica es para sanar de pies a cabeza, desde la piel hasta los huesos, incluyendo los cuerpos espiritual, mental, emocional y físico. No hay tiempo límite para recitar y practicar. Cuanto más recites y practiques, mejor será. Puedes recitar durante tu meditación. Puedes recitar mientras cocinas. Puedes recitar mientras caminas. Puedes recitar durante el receso en el trabajo.

Si deseas saber si una pera es dulce, pruébala. Si deseas saber si Wu Xing He Yi es poderoso, experiméntalo.

Practica. Practica. Practica.

Es mi deseo que crees tus propios milagros sanadores del alma. Comparte esta sabiduría sagrada y simple y estas técnicas prácticas con tus seres queridos y con la humanidad.

San Jiao (vía del qi y del fluido corporal) y Wai Jiao (el espacio más grande dentro del cuerpo)

San Jiao es un término y concepto importante de la medicina tradicional china. «San Jiao» (pronunciado *san dchiao*) significa *tres áreas del cuerpo: Jiao Superior, Jiao Medio y Jiao Inferior.* El Jiao Superior es el área sobre el diafragma e incluye el corazón y los pulmones. El Jiao Medio es el área entre el diafragma y el nivel del ombligo e incluye el bazo y el estómago. El Jiao Inferior es el área desde debajo del nivel del ombligo hasta los genitales e incluye el hígado, los riñones, la vejiga urinaria, los intestinos delgado y grueso y los órganos reproductivos y sexuales.

La función principal del Jiao Superior es estar a cargo de la respiración y circulación de la sangre, así como difundir jing y qi del alimento para nutrir todo el cuerpo.

La función principal del Jiao Medio es digerir y absorber el alimento, así como transformar el alimento en sangre.

La función principal del Jiao Inferior es la de guardar la esencia del alimento y eliminar la orina y las heces.

El San Jiao es la vía del qi y la sangre. Promover el flujo del San Jiao es promover el flujo del qi y de la sangre en todo el cuerpo. En el capítulo 5 aprenderás cómo aplicar el San Jiao para sanar el cuerpo entero.

El Wai Jiao (pronunciado *wai dchiao*) es el espacio más grande en el cuerpo. Está ubicado enfrente de la columna vertebral en la cavidad torácica y abdominal. *Véase* la figura 9. El Wai Jiao fue descubierto en China por mi mentor y padre espiritual, el doctor y maestro Zhi Chen Guo, tras casi cincuenta años de investigación y práctica clínica con miles de pacientes. Él decía, «El San Jiao es como un río. El Wai Jiao es como el océano. El agua del río fluirá al océano. De esta manera, los bloqueos del San Jiao se trasladan al Wai Jiao. Despejar el Wai Jiao es la clave para la sanación».

Existe mucha sabiduría y prácticas espirituales y energéticas ancestrales para la sanación. También hay mucha sabiduría y prácticas sagradas en la medicina tradicional china, en otros tipos de medicinas y en todo tipo de modalidades de sanación. He compartido algunos secretos de sabiduría ancestral importantes para ayudarte a entender la sanación espiritual y energética mejor y más profundamente. Esta sabiduría y prácticas ancestrales han servido a la humanidad y a todas las almas durante más de cinco mil años. Y seguirán haciéndolo. Los secretos, la sabiduría, el conocimiento y las técnicas prácticas ancestrales han demostrado a través de la historia ser extremadamente poderosos. Continuarán empoderando a la humanidad para la sanación y la transformación de vida.

El círculo de energía y el círculo de materia más importantes

En la medicina tradicional china existen doce meridianos regulares. Los meridianos son las vías de la energía. Cada órgano principal tiene un meridiano. Todos los meridianos son importantes. ¿Cuál es el canal de energía más importante en todo el cuerpo?

El 8 de mayo de 2008, en mi acostumbrada meditación por la mañana temprano, el Divino me dijo:

> *Querido Zhi Gang,*
>
> *Hoy te daré mi cuarto gran canto del alma, el Canto Divino del Alma del Yin Yang. Éste es mi tesoro de sanación para la humanidad.*

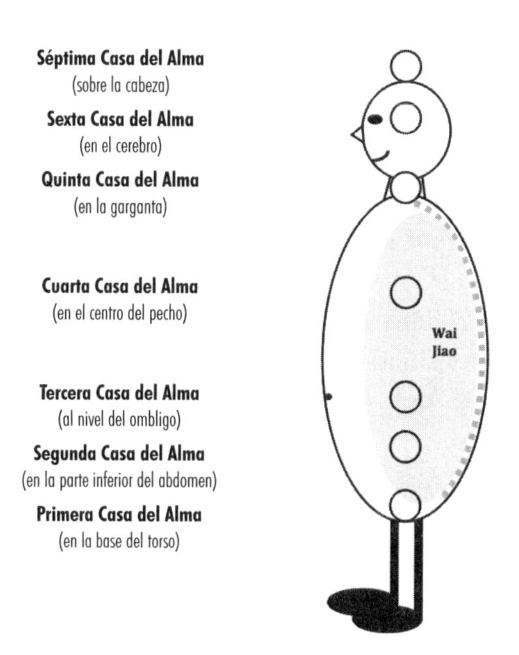

FIGURA 9. Las siete Casas del Alma y Wai Jiao

Respondí, «Gracias, Divino. Estoy sumamente honrado de recibir tu *Canto Divino del Alma del Yin Yang.* Entiendo cuán poderoso puede ser este canto divino del alma. Equilibrar el yin y el yang es sanar todas las enfermedades».

El Divino dijo:

Tienes razón. Equilibrar el yin y el yang es el principio de sanación más importante en la historia. Mi Canto Divino del Alma del Yin Yang podría ayudar a todos a equilibrar su yin y yang. Éste es mi tesoro de sanación para empoderar a las personas para que se sanen a sí mismas. Has enseñado la autosanación durante más de veinte años como te orienté a que hicieses. Este canto divino del alma es otro paso. Todos pueden beneficiarse más de él.

Repliqué, «Muchas gracias. Estoy sumamente honrado de recibir este inapreciable tesoro».

El Divino prosiguió:

Permíteme enseñarte acerca de mi Canto Divino del Alma del Yin Yang. Son siete las casas para el alma en un ser humano.[5] *Están localizadas en el centro del cuerpo (véase* la figura 9*). De la más baja a la más alta, éstas son:*

- Primera Casa del Alma – *justo encima del perineo, que es la región entre los genitales y el ano*
- Segunda Casa del Alma – *en la parte inferior del vientre, entre la primera Casa del Alma y el nivel del ombligo*
- Tercera Casa del Alma – *al nivel del ombligo*
- Cuarta Casa del Alma – *el Centro de Mensajes o chakra del corazón detrás del esternón*
- Quinta Casa del Alma – *en la garganta*
- Sexta Casa del Alma – *en el cerebro*
- Séptima Casa del Alma – *el chakra de la corona sobre la parte superior de la cabeza*

---

5. Un ser humano vive en una casa. Tu amada alma vive en tu cuerpo. Tu cuerpo es la casa para tu alma. Hay siete Casas del Alma donde el alma puede residir, que corresponden a los chakras: en la base del torso, en la parte inferior del vientre, en el ombligo, en el medio del pecho, en la garganta, dentro del cerebro y sobre la parte alta de la cabeza.

También existe un área, como sabes, llamada el Wai Jiao, que es el espacio frente a la columna vertebral. Es el espacio más grande en el cuerpo. Desde la primera Casa del Alma, sube a la segunda Casa del Alma, luego a través de la tercera, cuarta, quinta, sexta y séptima Casas del Alma. Luego regresa y baja a través del Wai Jiao de vuelta a la primera Casa del Alma. (*Véase* la figura 10).

Contesté, «Querido Divino, muchas gracias por la enseñanza. Entiendo que me estás mostrando el círculo clave de energía para todo el cuerpo. Estoy muy agradecido y honrado. Tengo una pregunta. En la medicina tradicional china, el meridiano Ren fluye a través de la línea media frontal del cuerpo a la parte alta de la cabeza. El meridiano Du fluye a través de la línea media posterior dentro de la médula espinal a la parte alta de la cabeza. Los meridianos Ren y Du conectan para formar un círculo vertical de energía, que es en sí un círculo yin yang. Me estás enseñando a subir por el medio del cuerpo a través de las siete Casas del Alma y luego bajar a través del Wai Jiao frente a la columna vertebral. ¿Cuán diferente es este círculo yin yang de energía del círculo del meridiano Ren-Du?».

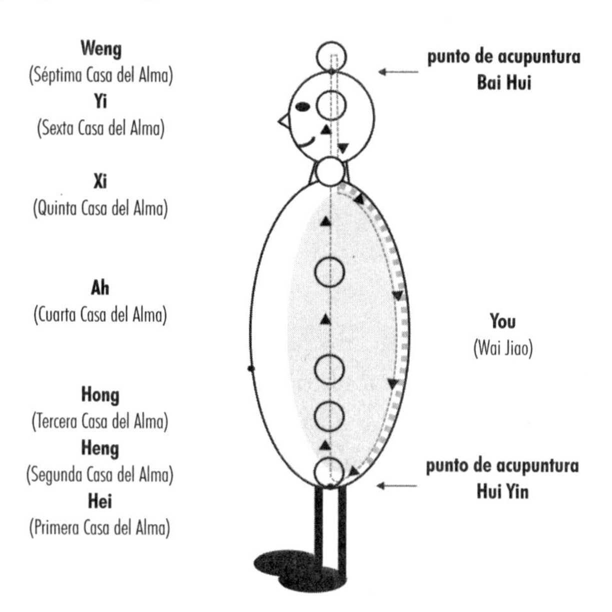

Figura 10. El más importante círculo de energía en el cuerpo

El Divino respondió:

El círculo de los meridianos Ren-Du es el círculo yin yang en la medicina tradicional china y en la práctica taoísta. Éste es el círculo externo del yin yang. El círculo que te estoy mostrando ahora es el círculo interno del yin yang. ***El círculo interno del yin yang dirige el círculo externo del yin yang.*** *Éste es el más grande secreto para equilibrar el yin y el yang en el cuerpo.*

Me postré ante el Divino ciento ocho veces para agradecerle por haberme revelado este secreto divino para compartir con la humanidad. Luego el Divino me mostró el canto del alma para el círculo completo de energía.

El Divino dijo:

Hei Heng Hong Ah Xi Yi Weng You *forma el círculo de energía más importante en el cuerpo. Toda enfermedad es causada por bloqueos en el alma, la mente y el cuerpo. Los bloqueos del alma son mal karma. Los bloqueos de la mente son bloqueos en la consciencia, incluyendo mentalidades negativas, actitudes negativas, creencias negativas, ego, apegos y más. Los bloqueos del cuerpo son bloqueos de energía y de materia. Los bloqueos en el alma, la mente y el cuerpo aparecerán como bloqueos en este círculo. Promover el libre flujo de energía en este círculo es remover todos los bloqueos en el alma, la mente y el cuerpo. Este círculo es el círculo interior del yin yang.*

Te estoy enseñando esto para que puedas compartir esta enseñanza con la humanidad.

Me postré otra vez para mostrar mi gratitud al Divino. Estoy muy honrado de compartir esta sabiduría con la humanidad.

Ahora hagamos la práctica. Elige un área para sanar en el cuerpo físico, cuerpo emocional, cuerpo mental o cuerpo espiritual.

Aplica las Técnicas de los Cuatro Poderes:

Poder del cuerpo. Siéntate derecho. Coloca la punta de la lengua suavemente contra el paladar. Coloca una palma sobre el ombligo y la otra sobre el punto de acupuntura Ming Men directamente detrás del ombligo (*véase* la figura 8).

Soul Power. Di *hola* a las almas internas:

Queridos alma, mente y cuerpo de mis siete Casas del Alma o siete chakras energéticos,
queridos alma, mente y cuerpo de mi Wai Jiao,
os amo, honro y aprecio.
Vosotros tenéis el poder de sanar todas las enfermedades.
Haced un buen trabajo.
Gracias.

Di *hola* a las almas externas:

Querido Divino,
querido Tao, la Fuente,
queridos innumerables ángeles sanadores, arcángeles, maestros ascendidos, gurúes, lamas, kahunas, santos sagrados, santos taoístas, otros santos, budas, bodhisattvas y todo tipo de padres y madres espirituales,
os amo, honro y aprecio.
Por favor perdonadnos a mis ancestros y a mí por todas las equivocaciones que hemos cometido en todas las vidas.
A fin de ser perdonado, serviré incondicionalmente.
Recitar y meditar es uno de los más grandes servicios.
Recitaré y meditaré más.
También realizaré otros actos de bondad para la humanidad.
Gracias. Gracias. Gracias.

Poder del sonido. Recita en silencio o en voz alta:

Hei Heng Hong Ah Xi Yi Weng You (pronunciado jei jang jong a shi i wong you)
Hei Heng Hong Ah Xi Yi Weng You
Hei Heng Hong Ah Xi Yi Weng You
Hei Heng Hong Ah Xi Yi Weng You
Hei Heng Hong Ah Xi Yi Weng You
Hei Heng Hong Ah Xi Yi Weng You...

Poder de la mente. Mientras recitas, visualiza un rayo de luz dorada iniciándose desde el punto de acupuntura Hui Yin en el perineo y fluyendo hacia arriba a través de las siete Casas del Alma al punto de acupuntura Bai Hui en la parte alta de la cabeza. Desde allí fluye hacia abajo enfrente de la columna vertebral a través del Wai Jiao y de regreso al punto de acupuntura Hui Yin.

Deja de leer ahora. Recita y visualiza durante diez minutos.

Este círculo de energía es extremadamente poderoso. Cuanto más recites y con más frecuencia lo hagas, mejor será. No hay tiempo límite. Puedes recitar este mantra en silencio todo el día. No hay palabras suficientes para expresar los beneficios que ofrece para tu sanación.

Cuando recibí este *Canto Divino del Alma del Círculo Yin Yang de Energía para la Sanación,* me conmovió y tocó mi corazón profundamente. Entendí desde el fondo de mi corazón que el Divino había dado a conocer uno de los más importantes tesoros y herramientas de sanación para empoderar a la humanidad para sanarse a sí misma. Le dije al Divino, «Muchísimas gracias por esta enseñanza y práctica sagradas. Estoy profundamente honrado de recibirlas. Es un gran privilegio poder ponerlas al alcance de la humanidad».

El Divino continuó:

Hay otra sabiduría y práctica sagradas que te voy a enseñar ahora. Éste es el círculo de materia secreto y sagrado para el rejuvenecimiento y una larga vida. El canto divino del alma para este círculo es:

You Weng Yi Xi Ah Hong Heng Hei (pronunciado *you wong i shi a jong jang jei)*

You Weng Yi Xi Ah Hong Heng Hei

You Weng Yi Xi Ah Hong Heng Hei

You Weng Yi Xi Ah Hong Heng Hei...

Cuando cantas este canto del alma o recitas estas palabras, el círculo empieza desde el área de los genitales, corre enfrente del cóccix y luego ingresa en él; sube, a través de la médula espinal, al cerebro y al punto de acupuntura Bai Hui en el chakra de la corona.[6] *Luego baja a través del cerebro al paladar, después desciende por el medio del cuerpo a través de las otras Casas del Alma a la primera Casa del Alma justo encima del punto de acupuntura Hui Yin y el perineo. Éste es el círculo de materia más importante en el cuerpo.* (*Véase* la figura 11).

Este círculo de materia es uno de los tesoros y herramientas más poderosos que el Divino ha otorgado a la humanidad para empoderarnos para rejuvenecer y prolongar la vida. La práctica ancestral del Tao ha compartido algunas de las más sagradas prácticas y frases para el rejuvenecimiento y la longevidad. Éstas son:

Shen Sheng Jing. «Shen» significa *riñones.* «Sheng» significa *produce.* «Jing» significa *materia.* «Shen Sheng Jing» (pronunciado *shen sheng dching*) significa *los riñones crean materia.*

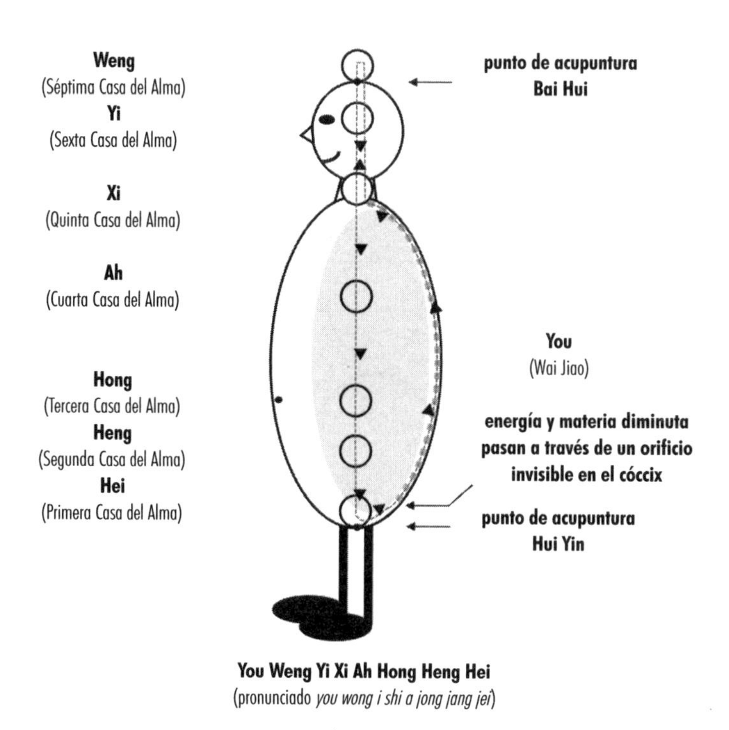

FIGURA 11. El círculo de materia más importante en el cuerpo

6. El punto de acupuntura Bai Hui, pronunciado *bai juei*, está en el centro de la parte alta de la cabeza. Toda la energía yang en el cuerpo se reúne en el punto de acupuntura Bai Hui.

Jing Sheng Sui. «Sui» significa *médula espinal.* «Jing Sheng Sui» (pronunciado *dching sheng suey*) significa *la materia crea la médula espinal.* Comparto con aquel que busca el camino espiritual que el jing ingresa en la médula espinal a través de un orificio invisible que está enfrente de la columna vertebral.

Sui Chong Nao. «Chong» significa *llenar.* «Nao» significa *cerebro.* «Sui Chong Nao» (pronunciado *suey chong nao*) significa *la médula espinal llena el cerebro.* Esto significa que la materia y la energía de la médula espinal nutren y brindan soporte al cerebro.

Nao Shen Ming. «Shen Ming» significa *iluminación.* «Nao Shen Ming» (pronunciado *nao shen ming)* significa *la mente alcanza la iluminación.*

Lian Jing Hua Qi. «Lian» significa *cocinar.* «Jing» significa *materia.* «Hua» significa *transformar.* «Qi» significa *energía.* «Lian Jing Hua Qi» (pronunciado *lien dching jua chi*) significa *transformar materia en energía.* Esto significa transformar jing en qi.

La materia producida por los riñones se mueve hacia el cóccix y va hacia la médula espinal. Éste es el proceso de Lian Jing Hua Qi.

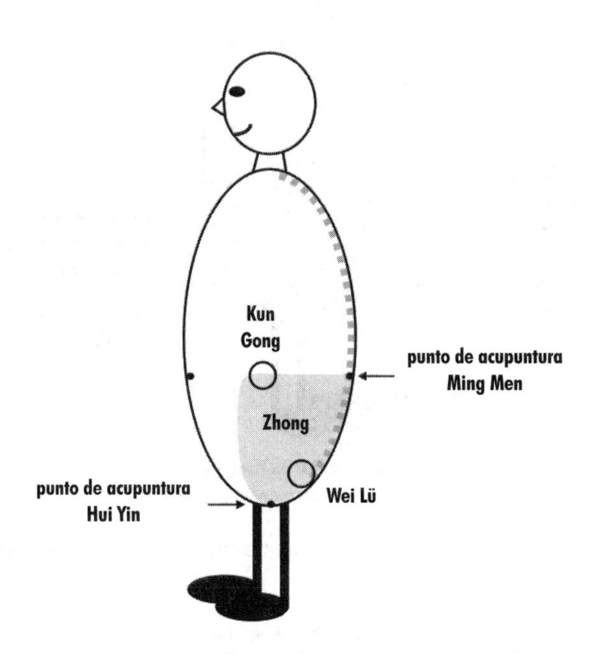

FIGURA 12. El Zhong y las cuatro áreas sagradas

Lian Qi Hua Shen. «Shen» aquí representa *el alma.* «Lian Qi Hua Shen» (pronunciado *lien chi jua shen*) significa *transformar la energía en esencia del alma.* Este proceso es mover la energía desde la médula espinal al cerebro y transformar el alma.

Lian Shen Huan Xu. «Xu» significa *vacío y pureza.* «Lian Shen Huan Xu» (pronunciado *lien shen juan shu)* significa *transformar el alma en pureza.* Este proceso sucede desde la cabeza al corazón.

Lian Xu Huan Tao. «Tao» es *la Fuente.* ¿Dónde está el Tao dentro del cuerpo? El Zhong es el Tao dentro del cuerpo. El Zhong está ubicado en la mitad posterior del abdomen bajo e incluye cuatro puntos y áreas sagrados: punto de acupuntura Hui Yin, área del Kun Gong, punto de acupuntura Ming Men, y área del cóccix Wei Lü (*véase* la figura 12). «Lian Xu Huan Tao» (pronunciado *lien shu juan dao*) significa *transformar la pureza en absoluta pureza, a fin de alcanzar el Tao.* Éste es el proceso de mover la energía desde el corazón a través del centro de cuerpo, por la vía de las Casas del Alma al Zhong.

Las frases sagradas anteriores han compartido exactamente el círculo sagrado de materia que me otorgó el Divino. Recitamos:

You Weng Yi Xi Ah Hong Heng Hei (pronunciado *you wong i shi a jong jang jei)*
You Weng Yi Xi Ah Hong Heng Hei
You Weng Yi Xi Ah Hong Heng Hei
You Weng Yi Xi Ah Hong Heng Hei
You Weng Yi Xi Ah Hong Heng Hei
You Weng Yi Xi Ah Hong Heng Hei
You Weng Yi Xi Ah Hong Heng Hei…

Cuando recites, visualiza un rayo dorado formando un círculo. El círculo del rayo dorado rota desde el punto de acupuntura Hui Yin al cóccix, a través del centro de la médula espinal, a la parte superior de la cabeza, al punto de acupuntura Bai Hui. Luego fluye hacia abajo por el centro del cuerpo, a través de las siete Casas del Alma, de regreso al área del Hui Yin.

Ahora, deja de leer. Recita y medita durante diez minutos.

You Weng Yi Xi Ah Hong Heng Hei (pronunciado *you wong i shi a jong jang jei)*

You Weng Yi Xi Ah Hong Heng Hei
You Weng Yi Xi Ah Hong Heng Hei
You Weng Yi Xi Ah Hong Heng Hei
You Weng Yi Xi Ah Hong Heng Hei
You Weng Yi Xi Ah Hong Heng Hei
You Weng Yi Xi Ah Hong Heng Hei...

Ésta es una práctica muy sagrada, que resume sabiduría y práctica ancestral sagradas y me gustaría realmente enfatizarla. No hay tiempo límite para recitarla; hazlo tanto como puedas. Cada vez que recitas estás rejuveneciendo; estás prolongando tu vida.

Las palabras no bastan para expresar los beneficios.

Los pensamientos no bastan para explicar el profundo poder de este círculo de materia tan importante.

He introducido el círculo divino de energía y el círculo divino de materia del *Canto Divino del Alma del Yin Yang*. Éste es sólo uno de los cantos divinos del alma que he enseñado en el libro *Divine Soul Songs: Sacred Practical Treasures to Heal, Rejuvenate, and Transform You, Humanity, Mother Earth, and All Universes.*[7] He recibido muchos más cantos del alma divinos y del Tao en los últimos ocho años. Puedes usar el libro *Divine Soul Songs* para estudiar y practicar con el fin de transformar toda tu vida.

Sana los cuerpos espiritual, mental, emocional y físico a la vez

Me gustaría compartir con cada lector una forma sagrada para practicar de manera conjunta con el círculo de energía y el círculo de materia más importantes.

Aplica las Técnicas de los Cuatro Poderes:

Poder del cuerpo. Siéntate derecho. Toca suavemente el paladar con la punta de la lengua. Coloca una palma sobre tu ombligo y la otra sobre el punto de acupuntura Ming Men.

7. Toronto/Nueva York: Heaven's Library/Atria Books, 2009.

Poder del alma. Di *hola* a las almas internas:

Queridos alma, mente y cuerpo del más importante círculo de energía y del más importante círculo de materia,
os amo, honro y aprecio a ambos.
Vosotros tenéis el poder de sanar y rejuvenecer mis cuerpos espiritual, mental, emocional y físico.
Vosotros tenéis el poder de potenciar mi energía, resistencia, vitalidad e inmunidad y prolongar mi vida.
¡Haced un buen trabajo!
Gracias.

Di *hola* a las almas externas:

Querido Divino,
querido Tao, la Fuente,
queridos innumerables planetas, estrellas, galaxias y universos,
queridos todos los ángeles sanadores, arcángeles, maestros ascendidos, gurúes, lamas, kahunas, santos sagrados, santos taoístas, otros santos, budas, bodhisattvas y todo tipo de padres y madres espirituales,
por favor, perdonadnos a mis ancestros y a mí por todas las equivocaciones que hemos cometido en todas las vidas.
Por favor, removed mis bloqueos de alma, mente y cuerpo de mis cuerpos espiritual, mental, emocional y físico.
A fin de ser perdonado, serviré incondicionalmente.
Recitar, meditar y ofrecer todo tipo de actos de bondad, incluyendo amor, perdón, compasión, luz, generosidad, sinceridad, honestidad y más, son servicios importantes para brindar a la humanidad.
Ofreceré mucho estos servicios.
Gracias. Gracias. Gracias.

Poder del sonido. La práctica sagrada es recitar el círculo divino de energía cuatro veces y luego recitar el círculo divino de materia cuatro veces.

Hei Heng Hong Ah Xi Yi Weng You (pronunciado *jei jang jong a shi i wong you*)
Hei Heng Hong Ah Xi Yi Weng You
Hei Heng Hong Ah Xi Yi Weng You
Hei Heng Hong Ah Xi Yi Weng You

You Weng Yi Xi Ah Hong Heng Hei (pronunciado *you wong i shi a jong jang jei*)
You Weng Yi Xi Ah Hong Heng Hei
You Weng Yi Xi Ah Hong Heng Hei
You Weng Yi Xi Ah Hong Heng Hei...

El mensaje de la práctica de este círculo sagrado de energía y materia, alternándolo cuatro veces cada uno, es:

Sana. Sana. Sana. Sana.
Más joven. Más joven. Más joven. Más joven.

o

Sana. Sana. Sana. Sana.
Rejuvenece. Rejuvenece. Rejuvenece. Rejuvenece.

o

Sana. Sana. Sana. Sana.
Longevidad. Longevidad. Longevidad. Longevidad.

Esta práctica sagrada de los círculos de energía y materia juntos es un tesoro inapreciable que el Divino otorgó a la humanidad para empoderarnos para sanar, rejuvenecer, prolongar la vida y transformar toda la vida.

Desde que he recibido esta sagrada enseñanza y práctica divinas, mis maestros y yo las hemos compartido con cientos de miles de personas en todo el mundo. La gente disfruta verdaderamente recitando estos círculos sagrados y experimentando su poder. Se han producido muchos milagros sanadores del alma a través de esta recitación sagrada.

Practica. Practica. Practica.
Recibe cada vez más beneficios.
Sánate a ti mismo.
Sana a tus seres queridos.
Sana a la humanidad.
Sana a todas las almas.
Rejuvenece.
Prolonga la vida.
Muévete en dirección de la inmortalidad.
¡Hao!

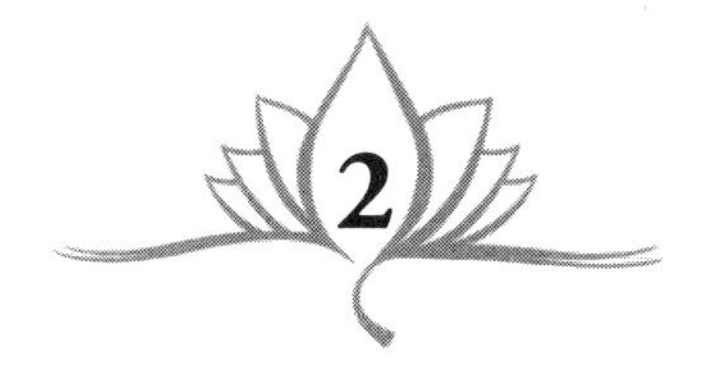

Sanación divina y del Tao

EN JULIO DE 2003, el Divino me eligió como un servidor de la humanidad y servidor, vehículo y canal del Divino. Se me otorgó el honor y la autoridad para ofrecer servicios de sanación y bendición divinas. Desde entonces, he ofrecido servicios divinos, incluyendo Limpieza Divina de Karma, Trasplantes de Alma, Mente y Cuerpo y más, a cientos de miles de personas en todo el mundo. He creado más de treinta servidores, vehículos y canales divinos a nivel mundial, quienes son mis Representantes Mundiales y Canales Divinos. Ellos también ofrecen servicios divinos de sanación y bendición. Estamos capacitando a casi cuatrocientos estudiantes en todo el mundo para que se conviertan en servidores, vehículos y canales divinos.

También hemos creado más de cuatro mil Sanadores del Alma con Manos Sanadoras Divinas y cientos de comunicadores divinos del alma en todo el globo. En este capítulo, presentaré algunos de los más importantes servicios divinos. Existen muchos más servicios divinos además de los que presentaré aquí.

Sistema Divino y del Tao de Sanación y Transmisión de Alma, Mente y Cuerpo

Empecé a ofrecer tesoros divinos a la humanidad en 2003. En 2008 se me confirió el honor y la autoridad del Tao para ofrecer tesoros con la frecuencia del Tao a la humanidad.

¿Qué es el Sistema Divino y del Tao de Sanación y Transmisión de Alma, Mente y Cuerpo? Es un revolucionario sistema de sanación del alma para la humanidad. En mi libro de la Colección Poder del Alma,

Divine Soul Mind Body Healing and Transmission System: The Divine Way to Heal You, Humanity, Mother Earth, and All Universes,[8] expliqué este sistema extraordinario de sanación y sus beneficios.

En este libro, ofreceré una breve explicación de este sistema.

En mis más de veinte años enseñando sabiduría, conocimiento y prácticas técnicas del alma, he enseñado que todos los seres y todas las cosas están hechos de alma, mente y cuerpo. En tiempos remotos, había una reconocida afirmación espiritual:

Wan wu jie you ling.

«Wan» significa *diez mil.* En chino, «diez mil» representa *todo.* «*Wu*» significa *cosa.* «Jie» significa *todo.* «You» significa *tiene.* «Ling» significa *alma.* Por lo tanto, *Wan wu jie you ling* (pronunciado *wan wu dchie you ling*) significa *todo tiene un alma.*

Los seres vivientes tienen alma. Por ejemplo, seres humanos, animales, insectos, bacterias, virus, árboles y flores tienen alma. *Wan wu jie you ling* enfatiza que *las cosas inanimadas también tienen alma.*

Por ejemplo, una montaña, un río, un árbol, una casa, una calle, el nombre de un negocio, una relación, los planetas, las estrellas, las galaxias, los universos y este libro, todos tienen alma.

Un ser humano está hecho de alma, mente y cuerpo. Un animal está hecho de alma, mente y cuerpo. Un árbol está hecho de alma, mente y cuerpo. Un océano, una montaña, la Madre Tierra y cada planeta, estrella, galaxia y universo están hechos de alma, mente y cuerpo.

Alma es espíritu. Mente es consciencia. Cuerpo incluye energía y materia. ¿Qué es el Sistema Divino y del Tao de Sanación y Transmisión de Alma, Mente y Cuerpo? Este sistema de sanación divino del alma incluye Trasplantes de Alma, Mente y Cuerpo. Los Trasplantes de Alma significan que el Divino o el Tao crea un nuevo ser de luz. Este ser de luz es una nueva alma divina o del Tao que reemplaza un alma original de uno de tus órganos o sistemas corporales, partes del cuerpo, centros energéticos, Casas del Alma, espacios tales como el Wai Jiao o más; o un «paquete de

---

8. Toronto/Nueva York: Heaven's Library/Atria Books, 2009.

células» de nuevas almas divinas o del Tao que reemplaza las almas originales de células, unidades de célula, ADN, ARN, materia diminuta y espacios entre las células de uno de tus órganos o sistemas corporales, partes del cuerpo, centros energéticos, Casas del Alma, espacios tales como el Wai Jiao o más, con el fin de sanar y transformar el alma o las almas. *Sana y transforma el alma primero; luego la sanación y transformación de la mente y del cuerpo y de todos los aspectos de la vida le seguirán.*

El Sistema Divino y del Tao de Sanación y Transmisión de Alma, Mente y Cuerpo a menudo se concede para una afección de salud. El Trasplante o Trasplantes apropiados se otorgan por el Divino o el Tao según sea requerido para la dolencia.

Explicaré los Trasplantes de Mente y Trasplantes de Cuerpo más adelante en este capítulo.

Antes de ofrecer los Trasplantes de Alma, Mente y Cuerpo para el órgano, sistema, parte del cuerpo, o dolencia en cuestión, el Divino o el Tao ofrece limpieza de karma para la enfermedad. El karma de una enfermedad es el karma negativo de todas las vidas de una persona, el cual es la causa principal de la enfermedad actual. En la limpieza de karma de una enfermedad, el Divino y el Tao remueven el karma asociado con la enfermedad. Las equivocaciones de la persona relacionadas con la enfermedad son perdonadas por el Divino y el Tao. Esto es una tremenda bendición.

No voy a comentar en detalle en este libro el karma negativo. En algunos de los libros más importantes de mi Colección Poder del Alma, he explicado con gran detalle el karma negativo y la limpieza de karma del Divino y del Tao. Te recomiendo sinceramente que los leas. Es muy importante entender el karma negativo y cómo afecta tu vida física y la travesía de tu alma. Es de suma importancia aprender cómo autolimpiar el karma negativo, a fin de transformar cada aspecto de tu vida.

Uno de mis libros más importantes es *The Power of Soul: The Way to Heal, Rejuvenate, Transform, and Enlighten All Life.*[9] El capítulo más largo en ese libro es enteramente sobre karma.

El karma es el registro de servicios. «Karma» es el término usado en las enseñanzas budistas. Los taoístas usan el término *de* (pronunciado *de*).

---

9. Toronto/Nueva York: Heaven's Library/Atria Books, 2009.

Los cristianos usan el término «obra». Muchos otros seres espirituales usan el término «virtud». Karma, *de*, obra y virtud son diferentes palabras para lo mismo. Entender el karma es entender todas estas palabras.

El karma puede ser dividido en buen karma y mal karma. El buen karma es el registro de los buenos servicios de uno en esta vida y en todas las vidas pasadas. El buen servicio incluye amor, cuidados, compasión, sinceridad, honestidad, generosidad, bondad, pureza y todo tipo de buen servicio. El mal karma es el registro de los servicios desagradables de uno, tales como matar, dañar, aprovecharse de otros, engañar, robar y todo tipo de servicios desagradables.

El poder y la importancia del karma pueden ser resumidos en una oración:

El karma es la causa primordial del éxito y del fracaso en cada aspecto de la vida.

También podrías recibir grandes beneficios al leer mi libro *Divine Soul Mind Body Healing and Transmission System: The Divine Way to Heal You, Humanity, Mother Earth, and All Universes*[10] En este libro he explicado todo tipo de bloqueos del alma, mente y cuerpo en detalle. He explicado muchas veces que los bloqueos del alma son todo tipo de karma negativo. Los bloqueos de la mente incluyen mentalidades negativas, creencias negativas, actitudes negativas, ego, apegos y más. Los bloqueos del cuerpo son bloqueos de energía y materia.

En *Divine Soul Mind Body Healing and Transmission System* ofrezco a los lectores cuarenta y seis tesoros divinos permanentes para ayudarles a autolimpiar sus bloqueos de alma, mente y cuerpo. Éstos son tesoros inapreciables que puedes recibir con sólo leer el libro y luego usarlos para crear tus propios milagros sanadores del alma.

Otro importante libro de mi Colección Poder del Alma es *Divine Transformation: The Divine Way to Self-clear Karma to Transform Your Health, Relationships, Finances, and More.*[11] En este libro le brindo a cada

---

10. Toronto/Nueva York: Heaven's Library/Atria Books, 2009.

11. Toronto/Nueva York: Heaven's Library/Atria Books, 2010.

lector más técnicas prácticas de sanación del alma y treinta tesoros divinos permanentes adicionales para autolimpiar el karma, a fin de transformar cada aspecto de la vida.

Los libros de mi Colección Poder del Alma han ayudado a la humanidad a crear miles de historias conmovedoras que tocan los corazones. Te aliento a que leas, practiques y recibas de estos libros los tesoros permanentes divinos y del Tao para transformar toda tu vida.

Retornando a los Trasplantes de Alma, Mente y Cuerpo, Trasplante de Mente significa que el Divino o el Tao crea otro ser de luz que lleva consigo la consciencia del Divino o del Tao. Este ser de luz reemplaza una consciencia original de tus sistemas, órganos, células, unidades en la célula, ADN, ARN, materia diminuta, espacios o más; ayudando a remover las mentalidades negativas, actitudes negativas, creencias negativas, ego, apegos y otros bloqueos mentales.

Trasplantes de Cuerpo significa que el Divino o el Tao crea otro ser de luz que lleva consigo la energía y materia diminuta del Divino o del Tao. Este ser de luz reemplaza la energía y materia diminuta original de tus sistemas, órganos, células, unidades en la célula, ADN, ARN, materia diminuta, espacios o más, a fin de sanar y transformar la energía y la materia diminuta.

Por ejemplo, los Trasplantes de Alma, Mente y Cuerpo para el Corazón incluyen tres seres de luz: Trasplante Divino de Alma para el Corazón, Trasplante Divino de Mente para el Corazón y Trasplante Divino de Cuerpo para el Corazón. Estos tres seres de luz se unen en uno solo cuando son transmitidos al receptor.

Desde julio de 2003, he ofrecido cientos de miles de Trasplantes de Alma, Mente y Cuerpo del Divino y del Tao para sistemas, órganos, partes del cuerpo y más. Estos tesoros del Divino y del Tao han creado miles y cientos de miles de milagros sanadores del alma.

Te invito a visitar mi canal YouTube, www.YouTube.com/zhigangsha, para ver cientos de vídeos sobre milagros sanadores del alma.

He aquí una historia inspiradora de una psicóloga que recibió un Sistema Divino de Sanación y Transmisión de Alma, Mente y Cuerpo para su cáncer. Ella practicó esforzadamente y fue bendecida con fabulosos resultados.

Linfoma en estadio IV resuelto con milagro de sanación del alma

Soy maestra, sanadora y consultora con un doctorado en Psicología Aplicada. En 2009 se me diagnosticó linfoma en estadio IV, mientras que también padecía depresión clínica seria y contaba con recursos financieros muy limitados. Ésta era una situación bastante agobiante para mí. Durante ese tiempo fui muy bendecida al introducírseme a las enseñanzas del doctor y maestro Zhi Gang Sha. Aprendí a cantar los cantos divinos del alma que estaban brotando a través del maestro Sha y empecé a practicar. Cantar estos cantos me elevaron lo suficiente como para empezar a abordar mi situación.

En pocas semanas mi depresión se disipó. Muy pronto después de eso, recibí del maestro Sha un Sistema Divino de Sanación y Transmisión de Alma, Mente y Cuerpo, que incluía limpieza divina del karma para el cáncer y Trasplantes de Alma, Mente y Cuerpo para la sanación. Recité afanosamente para activar mis tesoros divinos, como se requería para este sistema divino de sanación. Mi doctor me administraba durante este tiempo una terapia farmacológica no quimioterapéutica para ayudar a aliviar el dolor y «mantener el cáncer a raya». Él sostenía que sin quimio, yo necesitaría este tratamiento cada seis meses.

Me complace decir que, con práctica regular, tres meses y medio después de recibir la sanación divina de alma, los resultados de las pruebas demostraron que el cáncer se había ido. Más aún, no he necesitado tratamiento médico para el cáncer desde entonces, por más de tres años, para sorpresa y satisfacción de mi doctor. Continúo recitando y practicando las Técnicas de Sanación de Alma, del Poder del Alma y de la Medicina del Alma, Mente y Cuerpo tanto como me es posible y me he convertido en Sanadora Divina del Alma, a través de la capacitación y transmisiones ofrecidas por el Maestro Sha. Cuanto más crezco en sabiduría, más se me es revelado. Cuanto más crezco en dominio, la sanación y transformación ocurren en el momento, al instante. Ahora experimento milagros sanadores del alma de forma regular y tengo confianza en que tú también lo harás.

En resumen, las enseñanzas, las prácticas y bendiciones alcanzadas por el maestro Sha han ayudado a transformar mi vida en todos los sentidos. Por esto y más, estoy extremada y profundamente agradecida.

Marsha Valutis
Florida

Ahora voy a ofrecer cuatro importantes tesoros a cada lector como obsequio del Cielo. Éstos se llaman:

Trasplantes de Alma, Mente y Cuerpo de la Bola de Luz Dorada y del Manantial Líquido Dorado del Amor del Tao

Trasplantes de Alma, Mente y Cuerpo de la Bola de Luz Dorada y del Manantial Líquido Dorado del Perdón del Tao

Trasplantes de Alma, Mente y Cuerpo de la Bola de Luz Dorada y del Manantial Líquido Dorado de la Compasión del Tao

Trasplantes de Alma, Mente y Cuerpo de la Bola de Luz Dorada y del Manantial Líquido Dorado de la Luz del Tao

Mis libros son totalmente únicos. El Divino y el Tao descargan sus inapreciables tesoros permanentes del alma a los lectores a lo largo de la lectura de los libros. En los diez libros de mi Colección Poder del Alma, el Divino y el Tao han preprogramado Trasplantes de Alma, Mente y Cuerpo del Divino y del Tao como obsequios que se atesoran y los han ofrecido a la humanidad. Continuaré ofreciendo este servicio divino en cada libro de mi Colección Milagros Sanadores del Alma.

Simplemente relájate y continúa leyendo el libro. Cuando leas los párrafos apropiados y pares un minuto, los obsequios del Tao anteriormente indicados (y otros, más adelante en este libro) serán transmitidos a tu alma. Cuando te pida que te detengas para recibir los tesoros, recibirás entonces los tesoros. Ellos entran por tu chakra de la corona, que está ubicada en la parte alta de la cabeza y se mueven a través de tus Casas del Alma para residir en tu abdomen inferior. Para información adicional acerca de la recepción de tesoros del alma del Divino y del Tao, por favor lee la sección previa, «Cómo recibir las descargas del alma del Divino y del Tao ofrecidas en los libros de la Colección Milagros Sanadores del Alma».

Tras recibir los cuatro tesoros permanentes del Tao, puedes invocar a cualquiera o a todos ellos para ofrecer sanación y bendición a cualquier parte del cuerpo. También puedes invocar estos tesoros para irradiar y ofrecer sanación y bendición a otros. Para hacerlo, sólo «di *hola*» para invocar estos tesoros:

> *Queridos todos mis tesoros divinos y del Tao,*
> *os amo, honro y aprecio.*
> *Por favor, activaos para ofrecer una bendición de sanación del alma según sea apropiada a* ________ (nombra a la persona) *para* ________ (expresa tu pedido).
> *Estoy muy agradecido.*
> *Gracias.*

Luego recita:

> *Los tesoros divinos sanan y rejuvenecen a* ______ (nombra a la persona).
> *Gracias.*

durante varios minutos. Cuanto más recites y practiques con más frecuencia, la persona podría recibir mejores resultados.

La sanación del alma no está limitada por el tiempo o el espacio. Puedes aplicar tus tesoros permanentes divinos y del Tao para ofrecer bendiciones de sanación del alma en persona o remotamente.

Ahora estoy ofreciéndote el primer conjunto de invaluables tesoros permanentes del alma del Tao.

¡Prepárate! Siéntate derecho. Cierra los ojos. Relájate totalmente. Coloca ambas palmas en tu abdomen bajo.

Trasplantes de Alma, Mente y Cuerpo de la Bola de Luz Dorada y del Manantial Líquido Dorado del Amor del Tao

¡Transmisión!

¡Felicitaciones! Estás sumamente bendecido.

El Trasplante de Alma del Amor del Tao es el alma del amor del Tao.
El Trasplante de Mente del Amor del Tao es la consciencia del amor del Tao.
El Trasplante de Cuerpo del Amor del Tao es la energía y materia diminuta del amor del Tao.
No puedo enfatizar suficientemente que *el amor disuelve todos los bloqueos y transforma toda la vida.* Apliquemos estos tesoros de inmediato para recibir sanación y bendición. Te guiaré para aplicar los Trasplantes de Alma, Mente y Cuerpo del Amor del Tao para sanar el cuerpo espiritual.

Sana el cuerpo espiritual
Aplica las Técnicas de los Cuatro Poderes:

Poder del cuerpo. Siéntate derecho. Coloca la punta de la lengua suavemente sobre el paladar. Coloca una palma bajo tu ombligo, sobre la parte inferior del vientre, y la otra sobre tu corazón.

Poder del alma. Di *hola* a las almas internas:

Queridos alma, mente y cuerpo de mi cuerpo espiritual,
os amo, honro y aprecio.
Vosotros tenéis el poder de sanaros a vosotros mismos.
¡Haced un buen trabajo!
Queridos Trasplantes de Alma, Mente y Cuerpo de la Bola de Luz Dorada y del Manantial Líquido Dorado del Amor del Tao,
os amo, honro y aprecio.
Por favor, sanad mi cuerpo espiritual.
Gracias a ambos.

Di *hola* a las almas externas:

Querido Divino,
querido Tao, la Fuente,
queridos innumerables planetas, estrellas, galaxias y universos,
queridos todos los ángeles sanadores, arcángeles, maestros ascendidos, gurúes, lamas, kahunas, santos sagrados, santos taoístas, otros santos, budas, bodhisattvas y todo tipo de padres y madres espirituales,
por favor, perdonadnos a mis ancestros y a mí por todas las equivocaciones que hemos cometido en todas las vidas.
Por favor, removed bloqueos de alma, mente y cuerpo de mi cuerpo espiritual.
A fin de ser perdonado, serviré incondicionalmente.
Recitar, meditar y ofrecer todo tipo de actos de bondad, incluyendo amor, perdón, compasión, luz, generosidad, sinceridad, honestidad y más son servicios importantes para ofrecer a la humanidad.
Ofreceré mucho estos servicios.
Gracias. Gracias. Gracias.

Poder de la mente. Visualiza luz dorada irradiando en el área del corazón mientras recitas.

Poder del sonido. Recita en silencio o en voz alta:

Los Trasplantes de Alma, Mente y Cuerpo del Amor del Tao sanan y bendicen mi cuerpo espiritual. Gracias.
Los Trasplantes de Alma, Mente y Cuerpo del Amor del Tao sanan y bendicen mi cuerpo espiritual. Gracias.
Los Trasplantes de Alma, Mente y Cuerpo del Amor del Tao sanan y bendicen mi cuerpo espiritual. Gracias.
Los Trasplantes de Alma, Mente y Cuerpo del Amor del Tao sanan y bendicen mi cuerpo espiritual. Gracias...

Deja de leer. Practica y recita durante diez minutos. Para afecciones crónicas o que ponen en riesgo la vida, recita dos horas o más al día. Puedes sumar todas tus recitaciones para que totalicen por lo menos dos horas. De hecho, no hay límite de tiempo. Puedes recitar en cualquier momento, en cualquier lugar. Cuanto más recites, mejores resultados podrías obtener.

Puedes aplicar los Trasplantes de Alma, Mente y Cuerpo del Amor del Tao para ofrecer sanación a tu cuerpo mental, emocional y físico. Usa las Técnicas de los Cuatro Poderes de forma similar para hacer autosanación de alma.

Existe una razón espiritual para cada bloqueo significativo en nuestras vidas. Éstos incluyen bloqueos en la salud, las emociones, las relaciones personales, las finanzas, los negocios y más. La sanación de alma puede ser aplicada a cada aspecto de la vida porque todos los seres y todas las cosas tienen alma. Disfruta estas historias sobre la aplicación de bendiciones, enseñanzas y prácticas de sanación de alma para transformar los bloqueos en las finanzas.

¡Las bendiciones financieras también pueden llegar a tu vida!

Tan pronto se presentó la oportunidad de ver el vídeo bajo demanda de sanación de alma para bendiciones financieras, inmediatamente me suscribí. Mis finanzas son normalmente bastante ajustadas y mi deseo más profundo es recibir este año más limpieza divina de karma y otros servicios.

Al principio, pude ver el vídeo sólo unas pocas veces debido a una conexión lenta de Internet. El vídeo se demoraba mucho tiempo en cargar.

Mi tía me contactó para decirme que algunas personas le debían dinero, y ¡ella les dijo que deberían devolverlo a mi cuenta bancaria! En tres meses, totalizó 950 euros. Ésa es una cantidad enorme de dinero para mí y me ha permitido registrarme para más servicios del Divino y del Tao.

Luego se cambió mi conexión de Internet y me fue posible ver el vídeo más a menudo. Justo hoy (exactamente un mes después del último pago de mi tía), regresé a trabajar luego de mis vacaciones. Recibí mi sueldo, y ¡era más del doble del monto usual! Debido a un cambio en el sistema contable, todos recibimos mayor pago y recibiremos más dinero mensualmente. Este cambio empezó en enero, así que recibí alrededor de 900 euros más.

Estoy profundamente agradecida y no puedo más que alentar a todos a que se registren para este servicio, vean el vídeo diariamente y practiquen tan-

to como puedan. ¡Realmente funciona! ¡Las bendiciones financieras también pueden llegar a tu vida!

Nina K.
Alemania

Las técnicas del Poder del Alma aceleran la venta de una propiedad
Soy una agente de bienes raíces en Hawái y a principios de enero de 2013 recibí un pedido de venta de una propiedad. Tuve varias consultas y citas de compradores potenciales; sin embargo, no recibí ofertas posteriormente. Para el cuarto mes, no había recibido todavía ninguna oferta, lo cual no parecía correcto en un sólido mercado favorable a vendedores. Fui a la propiedad y llevé mi reproductor de CD para reproducir el canto divino del alma de Amor, Paz y Armonía *y también coloqué mi libro de* Manos Sanadoras Divinas *en la puerta de entrada. Hice una invocación, recité mi lenguaje del alma y le pedí a los tesoros de Manos Sanadoras Divinas en el libro que permanecieran encendidos hasta que se encontrara a los compradores correctos.*

¡Más tarde, ese mismo día, recibí nuestra primera oferta en efectivo! Luego recibí otra oferta y luego otra más; todas, en un intervalo de pocos días, seguidas por otras consultas serias. Las dos primeras ofertas eran de sólidos compradores al contado, lo que permitió el proceso de negociación y, en última instancia, fue de 45.000$ adicionales sobre el precio inicial solicitado. La transacción sobre la garantía se realizó sin dificultades y ¡cerramos el trato en tres semanas!

Muchísimas gracias, maestro Sha por empoderarnos con sus prácticas. Sus enseñanzas y sabiduría han transformado completamente mi vida entera y mis seres queridos reciben bendiciones de sanación también. Le agradezco, amo y honro desde lo profundo de mi corazón para siempre y por toda la eternidad. Estoy extasiada con gozo y felicidad de haberle conocido nuevamente para servirle en esta vida.

Orlena
Honolulú, Hawái, EE. UU.

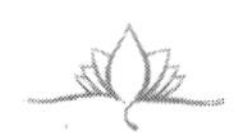

Sana el cuerpo mental

Ahora ofreceré el segundo conjunto de inapreciables tesoros permanentes como obsequio para cada lector.

¡Prepárate! Siéntate derecho. Cierra los ojos. Relájate totalmente. Coloca ambas palmas sobre el abdomen bajo.

Trasplantes de Alma, Mente y Cuerpo de la Bola de Luz Dorada y del Manantial Líquido Dorado del Perdón del Tao

¡Transmisión!

¡Felicitaciones! Estás sumamente bendecido.

El Trasplante de Alma del Perdón del Tao es el alma del perdón del Tao.

El Trasplante de Mente del Perdón del Tao es la consciencia del perdón del Tao.

El Trasplante de Cuerpo del Perdón del Tao es la energía y materia diminuta del perdón del Tao.

El perdón es la clave para limpiar el propio karma negativo. El karma negativo es el bloqueo principal en cada aspecto de la vida, incluyendo la salud, las emociones, las relaciones personales, las finanzas, los negocios y más.

Estos tesoros del Perdón del Tao son invaluables. Ellos podrían crear milagros sanadores del alma que van más allá de la comprensión. Ellos estarán con tu alma para siempre. Valora y honra los tesoros desde lo profundo de tu corazón.

Te guiaré para que apliques las Técnicas de los Cuatro Poderes y los Trasplantes de Alma, Mente y Cuerpo de la Bola de Luz Dorada y del Manantial Líquido Dorado del Perdón del Tao para sanar el cuerpo mental. El perdón trae gozo y paz interiores a toda la vida. Enfatizo nuevamente que el amor y el perdón son la llave dorada para transformar toda la existencia.

Poder del cuerpo. Siéntate derecho. Coloca la punta de la lengua suavemente contra el paladar. Coloca una palma bajo tu ombligo y la otra en el chakra de la corona en la parte alta de tu cabeza.

Poder del alma. Di *hola* a las almas internas:

Queridos alma, mente y cuerpo de mi cuerpo mental,
os amo, honro y aprecio.
Vosotros tenéis el poder de sanaros a vosotros mismos.
¡Haced un buen trabajo!
Gracias.
Queridos Trasplantes de Alma, Mente y Cuerpo de la Bola de Luz Dorada y del Manantial Líquido Dorado del Perdón del Tao,
os amo, honro y aprecio.
Por favor, sanad mi cuerpo mental.
Gracias.

Di *hola* a las almas externas:

Querido Divino,
querido Tao, la Fuente,
queridos innumerables planetas, estrellas, galaxias y universos,
queridos ángeles sanadores, arcángeles, maestros ascendidos, gurúes, lamas, kahunas, santos sagrados, santos taoístas, otros santos, budas, bodhisattvas y todo tipo de padres y madres espirituales,
por favor, perdonadnos a mis ancestros y a mí por todas las equivocaciones que hemos cometido en todas las vidas.
Por favor, removed los bloqueos de alma, mente y cuerpo de mi cuerpo mental.
A fin de ser perdonado, serviré incondicionalmente.
Recitar, meditar y ofrecer todo tipo de actos de bondad, incluyendo amor, perdón, compasión, luz, generosidad, sinceridad, honestidad y más, son servicios importantes para ofrecer a la humanidad.
Ofreceré mucho estos servicios.
Gracias. Gracias. Gracias.

Poder de la mente. Visualiza luz dorada irradiando en tu cabeza mientras recitas.

Poder del sonido. Recita en silencio o en voz alta:

Los Trasplantes de Alma, Mente y Cuerpo del Perdón del Tao sanan y bendicen mi cuerpo mental. Gracias.
Los Trasplantes de Alma, Mente y Cuerpo del Perdón del Tao sanan y bendicen mi cuerpo mental. Gracias.
Los Trasplantes de Alma, Mente y Cuerpo del Perdón del Tao sanan y bendicen mi cuerpo mental. Gracias.
Los Trasplantes de Alma, Mente y Cuerpo del Perdón del Tao sanan y bendicen mi cuerpo mental. Gracias...

Deja de leer. Practica y recita durante diez minutos. Para afecciones crónicas o que ponen en riesgo tu vida, recita dos horas o más al día. Puedes sumar todo el tiempo de recitación para que totalice por lo menos dos horas al día. De hecho, no existe un tiempo límite. Puedes recitar en cualquier momento, en cualquier lugar. Cuanto más recites, mejores resultados podrías obtener.

Puedes aplicar los Trasplantes de Alma, Mente y Cuerpo de la Bola de Luz Dorada y del Manantial Líquido Dorado del Perdón del Tao para ofrecer sanación a tu cuerpo espiritual, emocional y físico. Usa las Técnicas de los Cuatro Poderes de manera similar para efectuar la autosanación de alma.

Milagro de sanación de alma para trastorno obsesivo compulsivo

El 8 de junio de 2004, conocí al doctor y maestro Zhi Gang Sha. Mi vida fue profundamente transformada para siempre, porque ese día empezó la verdadera sanación de mi trastorno obsesivo compulsivo (TOC). Ese día supe que iba a ser sanado.

Antes de ese día, había sufrido mucho durante más de la mitad de mi vida con mi salud, mis relaciones personales, finanzas, negocios, travesía espiritual y más. A los diez años de edad, desarrollé pensamientos negativos obsesivos, miedos, preocupación y ansiedad que me generaron una compulsión por contar y tocar cosas cuatro veces o en múltiplos de cuatro. Tras ser diagnosticado de TOC, empecé a tomar medicación. Me forcé a mí mismo a hacer cambios conductuales de tal manera que no hiciera el conteo o tuviera obsesiones, con fuerza de voluntad y autoterapia, ya que no conocía la terapia cognitiva conductual en aquel momento. Muchas otras obsesiones y compulsiones continuaron, tales como no ser capaz de dejar de aferrarme a cosas, siempre desear encarar el peligro, ego, orgullo y una mente rígida que creaba un montón de sufrimiento en todos los aspectos de mi vida. Sufría de los efectos colaterales de la medicación que tomaba, lo que incluía estar siempre cansado y tener sequedad bucal. Sufría porque se suponía que tenía que estar medicado todos los días por el resto de mi vida, puesto que la medicina convencional no tenía cura para el TOC. Sufría porque no podía vivir mis sueños o incluso alcanzarlos.

En este retiro sagrado del alma en junio de 2004, recibí limpieza divina de karma personal, muchas descargas divinas del alma y una orden divina para la iluminación del alma. Aprendí secretos, sabiduría, conocimiento y prácticas del alma para autosanación y para la jornada del alma. Aprendí que tenía el poder de sanarme a mí mismo y, más importante aún, se me dieron las herramientas divinas para hacerlo. Salí de este retiro sintiéndome como si hubiera conducido a través de un lavado de autos divino y salido más limpio que nunca.

Posteriormente, practiqué bastante con el Sistema de Sanación Divina de Alma del maestro Sha. Me uní a las clases telefónicas gratuitas y me matriculé en cursos. Asistí a más eventos; recibí más bendiciones divinas. Cuando el maestro Sha fue conferido con la autoridad y ofreció Operación Divina del Alma por primera vez en enero de 2005, supe que estaba sanado. Con mi médico de medicina convencional busqué retirar mi medicación en los meses que siguieron. ¡El 8 de junio de 2005, dejé totalmente mi medicación para el TOC!

En febrero de 2009, se me aprobó una cobertura normal de seguro de salud como se le otorga a una persona saludable. Debido a mi historial, anteriormente estaba pagando 6000 $ en primas de seguros de salud al año sólo para tener cobertura. Éste era un momento muy especial en mi vida. También era una bendición financiera increíble.

En este recorrido con el maestro Sha, he experimentado el más extraordinario gozo, amor, perdón, compasión, luz, gratitud y libertad interior. He redescubierto al Divino, al Tao y a la Fuente en modos que van más allá de los sueños. Lo más importante es que he encontrado a mi profesor, maestro y padre espiritual, el maestro Sha. He sido conferido con el honor, privilegio y autoridad de ser un Discípulo y Representante Mundial del Maestro Sha, que yo creo es el honor más grande que uno podría recibir.

No existen palabras para expresar lo que siento en mi corazón. Es mi deseo que todos reciban lo que yo he recibido. Es mi deseo que todos alcancen sus sueños. Es mi deseo que todos reciban los milagros sanadores del alma que necesitan a fin de que se conviertan en los mejores servidores universales posibles.

Con amor y bendiciones,

Maestro David Lusch
Alemania

¡Nunca te rindas!

Sufría de un trastorno mental crónico serio. No era fácil, porque no podía ver o sentir con antelación cuándo atacaría de nuevo. Permanecí varias veces en hospitales para personas con esta enfermedad. Las puertas se mantienen con llave y todos reciben fuerte medicación.

En mi caso, siempre se me daba de alta después de algunas semanas en el hospital y luego trataba de proseguir por mis propios medios con mi vida diaria, hasta el siguiente episodio.

En 2012, el maestro Sha visitó una ciudad en mi área. Fue grandioso. Envié una solicitud para convertirme en una Sanadora de Alma con Manos Sanadoras Divinas y participé en la capacitación de certificación. En 2013, estuve muy pero muy contenta de registrarme para el Sistema de la Fuente de Sanación y Transmisión de la Ciencia de Alma, Mente y Cuerpo y recibí limpieza de karma para mi dolencia.

Desde entonces, me siento libre y llena de gratitud, y quiero compartir. ¡Nunca te rindas!

Sra. B.
Alemania

Sana el cuerpo emocional

Ahora me complace ofrecer a cada lector el tercer conjunto de tesoros extraordinarios.

La compasión potencia la energía, la resistencia, la vitalidad y la inmunidad.

La compasión tiene poder increíble para transformar toda la vida.

¡Prepárate! Siéntate derecho. Cierra los ojos. Relájate totalmente. Coloca ambas palmas sobre la parte inferior del vientre.

Trasplantes de Alma, Mente y Cuerpo de la Bola de Luz Dorada y del Manantial Líquido Dorado de la Compasión del Tao

¡Transmisión!

¡Felicitaciones! Estás sumamente bendecido.

El Trasplante de Alma de la Compasión del Tao es el alma de la compasión del Tao.

El Trasplante de Mente de la Compasión del Tao es la consciencia de la compasión del Tao.

El Trasplante de Cuerpo de la Compasión del Tao es la energía y materia diminuta de la compasión del Tao.

Ahora te guiaré para que apliques las Técnicas de los Cuatro Poderes y los Trasplantes de Alma, Mente y Cuerpo de la Bola de Luz Dorada y del Manantial Líquido Dorado de la Compasión del Tao para sanar el cuerpo emocional. Los desequilibrios en el cuerpo emocional incluyen ira, depresión, ansiedad, preocupación, pesar, tristeza, miedo, culpa, indignidad, vergüenza, falta de amor propio y más.

Poder del cuerpo. Siéntate derecho. Coloca la punta de la lengua suavemente contra el paladar. Coloca una palma por debajo del ombligo y la otra en el Centro de Mensajes[12] en el centro de tu pecho.

Poder del alma. Di *hola* a las almas internas:

> *Queridos alma, mente y cuerpo de mi cuerpo emocional,*
> *os amo, honro y aprecio.*
> *Vosotros tenéis el poder de sanaros a vosotros mismos.*

---

12. El Centro de Mensajes es un centro de energía de tamaño del puño localizado en el centro del pecho, detrás del esternón. También se le conoce como el chakra del corazón. Éste es el centro clave para abrir y desarrollar los canales espirituales. Es el centro de amor, perdón, compasión y luz; el centro de las emociones, el centro de sanación, el centro de transformación de vida, el centro de iluminación y más.

¡Haced un buen trabajo!

Gracias.

Queridos Trasplantes de Alma, Mente y Cuerpo de la Bola de Luz Dorada y del Manantial Líquido Dorado de la Compasión del Tao,

os amo, honro y aprecio.

Por favor, sanad mi cuerpo emocional.

Estoy muy agradecido.

Gracias.

Di *hola* a las almas externas:

Querido Divino,

querido Tao, la Fuente,

queridos innumerables planetas, estrellas, galaxias y universos,

queridos todos los ángeles sanadores, arcángeles, maestros ascendidos, gurúes, lamas, kahunas, santos sagrados, santos taoístas, otros santos, budas, bodhisattvas y todo tipo de padres y madres espirituales,

por favor, perdonadnos a mis ancestros y a mí por todas las equivocaciones que hemos cometido en todas las vidas.

Por favor, removed los bloqueos de alma, mente y cuerpo de mi cuerpo emocional.

A fin de ser perdonado, serviré incondicionalmente.

Recitar, meditar y ofrecer todo tipo de actos de bondad, incluyendo amor, perdón, compasión, luz, generosidad, sinceridad, honestidad y más son importantes servicios para ofrecer a la humanidad.

Ofreceré mucho estos servicios.

Gracias. Gracias. Gracias.

Poder de la mente. Visualiza luz dorada irradiando dentro y alrededor de tu Centro de Mensajes mientras recitas.

Poder del sonido. Recita en silencio o en voz alta:

Los Trasplantes de Alma, Mente y Cuerpo de la Compasión del Tao sanan y bendicen mi cuerpo emocional. Gracias.

Los Trasplantes de Alma, Mente y Cuerpo de la Compasión del Tao sanan y bendicen mi cuerpo emocional. Gracias.

Los Trasplantes de Alma, Mente y Cuerpo de la Compasión del Tao sanan y bendicen mi cuerpo emocional. Gracias.

Los Trasplantes de Alma, Mente y Cuerpo de la Compasión del Tao sanan y bendicen mi cuerpo emocional. Gracias...

Deja de leer. Por favor, recuerda: no omitas las prácticas. Éstas son para asegurar tu sanación, rejuvenecimiento y transformación de vida. La práctica es la clave para crear milagros sanadores del alma.

Practica y recita durante diez minutos. Para afecciones crónicas o que amenazan la vida, recita dos horas o más al día. Puedes sumar todo tu tiempo de recitación para que totalice por lo menos dos horas al día. De hecho, no hay límite de tiempo. Puedes recitar en cualquier momento, en cualquier lugar. Cuanto más frecuentemente y más tiempo recites, mejores resultados podrías obtener. Puedes aplicar los Trasplantes de Alma, Mente y Cuerpo de la Bola de Luz Dorada y del Manantial Líquido Dorado de la Compasión del Tao para ofrecer sanación a tu cuerpo espiritual, cuerpo mental y cuerpo físico. Usa las Técnicas de los Cuatro Poderes de una manera similar para realizar la autosanación de alma.

Miles de personas en el mundo han obtenido resultados conmovedores de las bendiciones de sanación de alma y de las técnicas de autosanación. Estoy complacido en compartir estas historias inspiradoras contigo y con cada lector.

Adicciones transformadas por el poder de la sanación del alma

Querido maestro Sha,

Han pasado casi cuatro meses desde que me ofreció una bendición de sanación para las adicciones que he tenido por siete años. ¡No puedo siquiera empezar a describir todas las transformaciones asombrosas que han ocurrido en mi vida!

Desde mi sanación y el obsequio sorprendente de la capacitación como Canal Divino, he reorientado muchas cosas en mi vida. El ansia por el alcohol, los cigarrillos y la marihuana ha surgido aquí y allá en las últimas semanas, pero es muy diferente de lo que era anteriormente. Han pasado varios meses antes que tuviera el «ansia» real y he hecho como me dijo: cuando ocurría, encendía mis tesoros y recitaba ¡y el ansia siempre desaparecía en segundos!

El proceso de purificación es desafiante, pero es un camino que estoy feliz de transitar. Espero con ilusión el proceso, porque sé que me convertiré en una mejor persona, una persona de la que puedo estar orgulloso.

Estoy muy agradecido. Gracias, maestro Sha.

Steve P.
Fuerte Collins, Colorado, EE. UU.

Mi depresión se ha desvanecido

En octubre de 2008, conocí al maestro Sha en un Retiro de Iluminación del Alma. He sufrido de depresión toda mi vida y ésta no estaba resultando muy buena. Recibí en el retiro Limpieza Divina de Karma personal y ancestral de parte del maestro Sha y en tres días mi vida cambió para siempre.

Mi depresión se desvaneció y mi relación con mis padres se transformó. Mis amigos notaron algo distinto en mí y, lo más importante, yo misma notaba los cambios positivos. También sentí la Orden de Iluminación del Alma otorgada a nosotros por el maestro Sha a través del Divino. Fue una experiencia poderosa. ¡Realmente pude experimentar mi alma subiendo a través de mi cuerpo!

He sido profundamente bendecida por el Divino y por el maestro Sha y estoy sumamente agradecida. ¡Gracias!

Andrea
Colorado, EE. UU.

Ataques de pánico sanados por bendiciones con las Manos Sanadoras Divinas

El pasado octubre estábamos muy ocupados en mi oficina. Un flujo constante de pacientes venía por chequeos físicos, consultas médicas y vacunas antigripales anuales. La agenda del día de la mayoría de los médicos estaba sobresaturada, lo que significaba que a los auxiliares no les quedaba más que batallar para atender las necesidades y ofrecer cuidados a los pacientes.

Un día, David, uno de nuestros auxiliares médicos, dejó la oficina en medio del trabajo, incapaz de hacerle frente al estrés, presa de un ataque de pánico, conmocionado y llorando. Cuando me enteré del incidente días después, sentí la necesidad de ayudarle. Me aproximé a David y le pregunté si podía ofrecerle una bendición para la sanación del alma con Manos Sanadora Divinas para su dolencia. Con un indicio de esperanza en su mirada y una sonrisa, me dijo «Sí, por favor». Esa noche, después del trabajo, accedió a recibir una bendición de sanación para ayudarle a enfrentar de una mejor manera su trabajo diario.

El siguiente jueves, antes de salir a un retiro de fin de semana de Manos Sanadoras Divinas, le ofrecí otra bendición de sanación y un CD del Canto Divino del Alma Amor, Paz y Armonía. *Le pedí que lo escuchara las 24 horas todos los días, para ayudarle con su recuperación.*

El siguiente lunes, David me dijo que se sentía mucho mejor. Escuchar el CD lo estaba ayudando a dormir por la noche, calmando sus preocupaciones. Tras esa conversación, acordamos efectuar una sesión más de sanación. Hasta me confió que había considerado dejar esta atareada ocupación porque era incapaz de manejar el estrés y le preocupaba tener más ataques de pánico. Unas semanas después, otro compañero de trabajo que había escuchado que David estaba mucho mejor le preguntó si su doctor le había prescrito algún medicamento para ayudar a hacerle frente a sus síntomas. David sonrió y dijo, «No, estoy bien ahora».

Hasta el día de hoy, casi diez meses después, David no ha tenido más episodios de ataques de pánico. Estoy muy contento de haber sido capaz de ayudar a un compañero colega.

Gracias, Divino. ¡Gracias, maestro Sha! Estamos muy bendecidos.

Elise

Sana el cuerpo físico

Ahora ofreceré a cada lector el cuarto conjunto de inapreciables tesoros permanentes como obsequio:

Trasplantes de Alma, Mente y Cuerpo de la Bola de Luz Dorada y del Manantial Líquido Dorado de la Luz del Tao

La luz sana, previene toda enfermedad, purifica y rejuvenece alma, mente y cuerpo; purifica y rejuvenece los cuerpos espiritual, mental, emocional y físico; transforma las relaciones personales y finanzas; aumenta la inteligencia, abre los canales espirituales, prolonga la vida y trae éxito a toda la vida.

¡Prepárate! Siéntate derecho. Cierra los ojos. Relájate totalmente. Coloca ambas palmas sobre tu abdomen bajo.

Trasplantes de Alma, Mente y Cuerpo de la Bola de Luz Dorada y del Manantial Líquido Dorado de la Luz del Tao

¡Transmisión!

¡Felicitaciones! Estás sumamente bendecido.

El Trasplante de Alma de la Luz del Tao es el alma de la luz del Tao.

El Trasplante de Mente de la Luz del Tao es la consciencia de la luz del Tao.

El Trasplante del Cuerpo de la Luz del Tao es la energía y la materia diminuta de la luz del Tao.

Ahora te guiaré para que apliques las Técnicas de los Cuatro Poderes y los Trasplantes de Alma, Mente y Cuerpo de la Bola de Luz Dorada y del Manantial Líquido Dorado de la Luz del Tao para sanar el cuerpo físico. El cuerpo físico incluye todos los sistemas, todos los órganos, todas las células y unidades en las células, todo el ADN y ARN, la materia diminuta dentro de las células y cada parte del cuerpo.

Poder del cuerpo. Siéntate derecho. Coloca la punta de la lengua contra el paladar. Coloca una palma bajo el ombligo y la otra sobre el punto de acupuntura del Ming Men en tu espalda, directamente detrás de tu ombligo. (*Véase* la figura 8).

Poder del alma. Di *hola* a las almas internas:

Queridos alma, mente y cuerpo de mi cuerpo físico,
os amo, honro y aprecio.
Vosotros tenéis el poder de sanaros a vosotros mismos.
¡Haced un buen trabajo!
Gracias.

Queridos Trasplantes de Alma, Mente y Cuerpo de la Bola de Luz Dorada y del Manantial Líquido Dorado de la Luz del Tao,
os amo, honro y aprecio.
Por favor, sanad mi cuerpo físico.

Puedes añadir pedidos específicos para la sanación física, de la siguiente manera:

Por favor, sanad mi ________ (menciona tu pedido).
Gracias.

Di *hola* a las almas externas:

Querido Divino,
querido Tao, la Fuente,
queridos innumerables planetas, estrellas, galaxias y universos,
queridos todos los ángeles sanadores, arcángeles, maestros ascendidos, gurúes, lamas, kahunas, santos sagrados, santos taoístas, otros santos, budas, bodhisattvas y todo tipo de padres y madres espirituales,
por favor, perdonadnos a mis ancestros y a mí por todas las equivocaciones que hemos cometido en todas las vidas.
Por favor, removed los bloqueos de alma, mente y cuerpo de mi cuerpo físico.
A fin de ser perdonado, serviré incondicionalmente.
Recitar y meditar y ofrecer todo tipo de actos de bondad, incluyendo amor, perdón, compasión, luz, generosidad, sinceridad, honestidad y más son servicios importantes para ofrecer a la humanidad.
Ofreceré mucho estos servicios.
Gracias. Gracias. Gracias.

Poder de la mente. Visualiza luz dorada irradiando en el área de tu punto de acupuntura Ming Men mientras recitas.

Poder del sonido. Recita en silencio o en voz alta:

Los tesoros inapreciables de la Luz del Tao sanan y rejuvenecen mi cuerpo físico. Gracias.
Los tesoros inapreciables de la Luz del Tao sanan y rejuvenecen mi cuerpo físico. Gracias.
Los tesoros inapreciables de la Luz del Tao sanan y rejuvenecen mi cuerpo físico. Gracias.
Los tesoros inapreciables de la Luz del Tao sanan y rejuvenecen mi cuerpo físico. Gracias…

Deja de leer. Practica y recita durante diez minutos. Para afecciones crónicas o que ponen en riesgo la vida, recita dos horas o más al día. Puedes sumar todo el tiempo de recitación para que totalice por lo menos dos horas al día. De hecho, no hay límite de tiempo. Puedes recitar en cualquier momento, en cualquier lugar. Cuanto más recites y lo hagas con más frecuencia, mejores resultados podrías recibir.

Puedes aplicar los Trasplantes de Alma, Mente y Cuerpo de la Bola de Luz Dorada y del Manantial Líquido Dorado de la Luz del Tao para ofrecer sanación a tu cuerpo espiritual, cuerpo mental y cuerpo emocional. Usa las Técnicas de los Cuatro Poderes en forma similar para efectuar la autosanación de alma.

Los Trasplantes de Alma, Mente y Cuerpo del Amor, Perdón, Compasión y Luz del Tao son cuatro extraordinarios e increíblemente poderosos tesoros de la Fuente que conmueven y tocan los corazones, para crear milagros sanadores del alma para los cuerpos espiritual, mental, emocional y físico. Asegúrate de practicar. Si tienes afecciones crónicas o que ponen en riesgo la vida, practica bastante. Transformar tus bloqueos puede tomar algún tiempo. Recibir tesoros del alma es una bendición enorme. Para conseguir el mayor beneficio de ellos *debes* practicar.

¡Agradecida de estar libre de cáncer!

En mayo de 2010, fui diagnosticada de cáncer de mama en estadio III. El tumor de 10 cm se rompió durante la biopsia por punción. Una semana después se me efectuó una tumorectomía, pero el cirujano no pudo conseguir un buen margen donde estaba fijado a la pared torácica. El oncólogo de radiología me dio entre 5 y 15 por cien de probabilidades de que erradicarían el cáncer si también recibía quimioterapia y seis semanas de tratamiento con radiación, pero mencionó que el cáncer probablemente volvería dentro de los próximos cinco años. Decidí en cambio ir a una clínica en México para someterme a un tratamiento alternativo para el cáncer, que unos amigos míos me habían recomendado en especial.

Me fue muy bien por un año, pero luego me empecé a sentir extremadamente cansada nuevamente. Había estado bajo bastante presión financiera por algunos años. Mi marcador tumoral, de la prueba de sangre CA 15-3, que normalmente es inferior a 35, ¡se había disparado a 122! Estaba creciendo un tumor de 5 cm nuevamente en mi mama y una gammagrafía de cuerpo entero en agosto de 2012 mostraba cáncer de hueso en cuatro lugares.

Tras más pruebas, mi oncólogo dijo que querían efectuar quimioterapia, una mastectomía completa, remover parte de mi pared torácica y luego radiación, pero que no había más que pudieran hacer con el cáncer de hueso, ¡excepto tratar el dolor extremo que tendría! Rechacé la quimioterapia, la cirugía y la radiación. Mis doctores en México aumentaron mi tónico, hicieron algunos cambios en mi dieta y todavía sentía que lo podría tener bajo control. Estaba muy enferma.

En octubre de 2012, una amiga de mis vecinos me dio un ejemplar del libro Manos Sanadoras Divinas *del doctor y maestro Sha y me invitó a una tarde de sanación del Grupo Poder del Alma del Maestro Sha, en Kahului, Maui. La maestra Pam, una de las Representantes Mundiales del maestro Sha, había llegado de Honolulú y me ofreció una Bendición de Chakra de la Corona aquella tarde. También empecé a hacer prácticas diarias del libro del doctor Sha,* Transformación divina.

Diez días después de la Bendición de Chakra de la Corona, se me efectuó una tomografía y ¡el cáncer de hueso era apenas detectable! El 30 de enero de 2013, mi marcador CA 15-3 era de 27,4 y los doctores confirmaron ¡que estoy libre de cáncer!

Las palabras no bastan para expresar mi gratitud por las bendiciones, enseñanzas y servicio.

Gracias. Gracias. Gracias.

Marie Parker
Maui, Hawái, EE. UU.

La salud de un gato lesionado es restaurada con sanación del alma

Hemos estado alimentando un hermoso gato blanco callejero por al menos dos años. Él vaga por el vecindario, pero pasa la mayor parte del tiempo en la casa de mis padres. Periódicamente, se aleja por algunas semanas seguidas. Sin embargo, cuando se alejó a inicios de año se fue durante dos meses. Cuando regresó, estaba muy enfermo, había perdido mucho pelo y peso y había sido atacado. Todos pensaron que moriría pronto.

Sentí mucha compasión por él, así que le ofrecí varias bendiciones con Manos Sanadoras Divinas. Para sorpresa de todos, empezó a mejorar. Luego tuvo un poco de retroceso, así que repetí las bendiciones. Ahora su salud está totalmente recuperada sin ningún cuidado médico. Repuso su peso y parece haber vuelto a la normalidad. A pesar que no es mi gato, asumí la responsabilidad de alimentarlo y de vigilarlo. Por alguna razón, él ha tocado mi corazón. Estoy agradecida por su sanación, porque era evidente que estaba sufriendo.

Tammy Simon
Thomasville, Carolina del Norte, EE. UU.

Sana los cuerpos espiritual, mental, emocional y físico a la vez, de pies a cabeza, desde la piel hasta los huesos

Ahora, apliquemos estos cuatro tesoros sagrados del Amor del Tao, Perdón del Tao, Compasión del Tao y Luz del Tao para sanar los cuerpos espiritual, mental, emocional y físico todos juntos, de pies a cabeza, desde la piel hasta los huesos.

Aplica las Técnicas de los Cuatro Poderes:

Poder del cuerpo. Siéntate derecho. Coloca la punta de la lengua suavemente contra el paladar. Coloca una palma por debajo del ombligo y la otra en el punto de acupuntura del Ming Men sobre tu espalda, detrás de tu ombligo. (*Véase* la figura 8).

Poder del alma. Di *hola* a las almas internas:

Queridos alma, mente y cuerpo de mis cuerpos espiritual, mental, emocional y físico,
os amo, honro y aprecio.
Vosotros tenéis el poder de sanaros a vosotros mismos.
¡Haced un buen trabajo!
Gracias.
Queridos Trasplantes de Alma, Mente y Cuerpo de la Bola de Luz Dorada y del Manantial Líquido Dorado del Amor de Tao, Perdón del Tao, Compasión del Tao y Luz del Tao,
os amo, honro y aprecio a todos.
Por favor, sanad mis cuerpos espiritual, mental, emocional y físico.
Estoy muy agradecido.
Gracias.

Di *hola* a las almas externas:

Querido Divino,
querido Tao, la Fuente,
queridos innumerables planetas, estrellas, galaxias y universos,
queridos todos los ángeles sanadores, arcángeles, maestros ascendidos, gurúes, lamas, kahunas, santos sagrados, santos taoístas, otros santos, budas, bodhisattvas y todo tipo de padres y madres espirituales,
por favor, perdonadnos a mis ancestros y a mí por todas las equivocaciones que hemos cometido en todas las vidas.
Por favor, removed los bloqueos de alma, mente y cuerpo de mis cuerpos espiritual, mental, emocional y físico, de pies a cabeza, desde la piel hasta los huesos.
A fin de ser perdonado, serviré incondicionalmente.

Recitar, meditar y ofrecer todo tipo de actos de bondad, incluyendo amor, perdón, compasión, luz, generosidad, sinceridad, honestidad y más, son servicios importantes para brindar a la humanidad.

Ofreceré mucho estos servicios.

Gracias. Gracias. Gracias.

Poder de la mente. Visualiza luz dorada irradiando en el área de tu punto de acupuntura del Ming Men y difundiéndose a través de todo tu cuerpo, de pies a cabeza, desde la piel hasta los huesos, mientras recitas.

Poder del sonido. Recita en silencio o en voz alta:

Los tesoros invaluables del Amor del Tao, Perdón del Tao, Compasión del Tao y Luz del Tao sanan mi cuerpo espiritual, mental, emocional y físico. No puedo agradecéroslo lo suficiente.

Los tesoros invaluables del Amor del Tao, Perdón del Tao, Compasión del Tao y Luz del Tao sanan mi cuerpo espiritual, mental, emocional y físico. No puedo agradecéroslo lo suficiente.

Los tesoros invaluables del Amor del Tao, Perdón del Tao, Compasión del Tao y Luz del Tao sanan mi cuerpo espiritual, mental, emocional y físico. No puedo agradecéroslo lo suficiente.

Los tesoros invaluables del Amor del Tao, Perdón del Tao, Compasión del Tao y Luz del Tao sanan mi cuerpo espiritual, mental, emocional y físico. No puedo agradecéroslo lo suficiente...

Deja de leer. Sigue practicando y recitando durante diez minutos. Recuerda, para afecciones crónicas o que ponen en riesgo la vida, recita durante dos horas o más al día. Cuanto más recites, mejor será. Recita estos cuatro tesoros sagrados en silencio para mantenerlos activados. Son servidores incondicionales siempre listos para ofrecerte sanación y bendición. No podemos imaginar cuánta sanación y bendición podemos recibir. Verdaderamente, no podemos honrar lo suficiente la generosidad de la Fuente del Tao por otorgarnos estos tesoros a cada lector. La Fuente está otorgando servicio incondicional y desinteresado a la humanidad.

Practica. Practica. Practica.

Benefíciate. Benefíciate. Benefíciate.

Mi vida física y la travesía de mi alma han sido salvadas

Soy una persona increíblemente bendecida. Mi vida física y la travesía de mi alma han sido salvadas por nuestro querido maestro Sha muchas veces. Sin sus intervenciones, no estaría aquí hoy para servir a la misión del maestro Sha y culminar mis tareas sobre la Madre Tierra.

He tenido dificultades físicas crónicas: asma, bloqueos en el sistema respiratorio y enfermedad de Crohn, que se me han manifestado en el área abdominal inferior. Ambas afecciones me han causado mucho dolor y estaban destinadas, como manifestación de mi karma, a acortar mi vida.

Cuando conocí al maestro Sha en 2003, aprendí cómo hacerme autosanación. También empecé a recibir limpieza divina del karma y descargas divinas para ayudarme aún más. Por largos períodos de tiempo, no sufrí ningún síntoma; aunque también sabía que niveles más altos de karma podrían manifestarse en cualquier momento.

Eso es lo que ha sucedido en los dos últimos años.

Los ataques de karma fueron rápidos. No hubo aumento gradual y cada vez me ponía más y más enferma en cuestión de horas. En mayo de 2011, estaba literalmente postrada en cama con problemas de Crohn y respiratorios. Tenía un terrible dolor en el abdomen bajo; todo estaba bloqueado y respiraba con dificultad. El maestro Sha estaba en Europa en ese momento y, cuando él me contactó, yo sabía que estaba muy cerca de morir. Era así de rápido.

Podía sentir que el qi, la fuerza vital, dejaba mi cuerpo. Cuando me llamó, estaba sola en el suelo de mi habitación, gateando para ir al baño. Sabiendo que la muerte estaba cerca, ya había comenzado a prepararme para hacer la transición. Sabía que podría ser mi momento de partir.

Cuando escuché al maestro Sha en el teléfono, sentí su amor y determinación de salvar mi vida. Había otros Canales Divinos con él y ellos también estaban ofreciendo su amor y apoyo. Ese hecho por sí solo tocaba mi corazón y me conmovía enormemente. Se efectuaron lecturas y estaba claro que se trataba de una cantidad enorme de karma y que las almas oscuras estaban decididas a quitarme la vida.

El maestro Sha despejó los bloqueos rápidamente, a pesar de que había gran resistencia de las almas oscuras. Luego, él me dio muchos Trasplantes de Alma, Mente y Cuerpo y otros tesoros para revivir mi cuerpo, pero mi qi estaba casi agotado. Entonces él me dio –de su propio ser– la fuerza vital de su Jin Dan. Empecé a reanimarme. Había estado postrada quieta en el suelo y ahora podía sentarme. Otros que me escucharon en el teléfono dijeron que mi voz cambió y sonaba más viva. Esto era verdaderamente milagroso.

Me di cuenta de inmediato cuánto tenía el maestro Sha que brindar de sí mismo a fin de que yo sobreviviera. Aún ahora, mientras escribo estas líneas, puedo sentir las lágrimas corriendo. El maestro Sha salvó mi vida, poniendo en riesgo la suya. Así de grande es su amor.

No sólo sobreviví, sino que me recuperé en pocas semanas.

Como si esto no fuera suficiente, una situación casi idéntica ocurrió hace menos de un año. Sufrí un ataque kármico mayor que ocurrió a una velocidad increíble. El maestro Sha estaba enseñando un taller de lenguaje del alma en el Centro Amor, Paz y Armonía de Toronto, en el otoño de 2012. El viernes yo estaba ahí y todo estaba bien. Desperté el sábado con un terrible dolor y por la tarde estaba postrada en cama, experimentando los mismos bloqueos que había enfrentado en 2011. En esta ocasión, el qi me abandonaba más rápido y no podía moverme en absoluto. Sentí que moría. Mi hermana vino a mi casa para ver cómo estaba y yo estaba tan pálida y quieta que ella pensó que ya había fallecido.

El maestro Sha también abordó este pesado karma remotamente, despejó los bloqueos y, con muchas personas en todo el globo escuchando por teléfono, nuevamente compartió su Jin Dan conmigo para que pudiera vivir. Él también me dio jing (materia) y qi (energía) para restablecer mi cuerpo ya que aún estaba débil y dañado. En esta ocasión, los Generales del Cielo que vinieron para limpiar el karma fueron atacados ferozmente y muchos perdieron la vida. Podía verlo. Su sacrificio y el deseo del maestro Sha de dar su propia fuerza vital me tocó más allá de lo que las palabras pueden expresar. Nuevamente, mientras que escribo esto, me afloran las lágrimas. De nuevo me recuperé en días.

He descrito dos casos en los que mi vida ha sido salvada por la intervención del maestro Sha. Éstas fueron verdaderamente sanaciones milagrosas. Estuve al borde de la muerte y preparándome para ella. Mi lámpara de aceite tenía menos del 5 por 100 en ambas ocasiones. Sé que estoy aquí sólo por el amor del maestro Sha y su compromiso total de servir a la humanidad y a todas las almas en este momento.

Solo puedo prestar un juramento de hacer lo mismo.
Gracias. Gracias. Gracias.

Maestra Lynne Nusyna
Toronto, Canadá

Limpieza divina de karma reduce un tumor cerebral

En mayo de 2012, empecé a tener problemas para levantar mi pierna derecha. Fui a varios doctores que me trataron la cadera y la columna, prescribiéndome medicamentos y terapia física, pero no había mejora. Para agosto de 2012, había llegado al punto en que no podía levantar mi pierna izquierda y tenía problemas para usar mi brazo derecho. Los doctores sospechaban que había tenido un derrame y me iban a tratar como tal.

A mediados de agosto, el maestro Sha vino a Hilo, Hawái, así que pedí una cita para una consulta privada con él. El maestro Sha me dijo, «En mi comprobación espiritual, podrías tener un tumor cerebral. Si no se trata, podría afectar seriamente tu vida en dos años». Me recomendó que consultara con un doctor a la mayor brevedad posible. Luego, el maestro Sha me dio limpieza divina de karma y Trasplantes de Alma, Mente y Cuerpo para mis órganos principales y para ayudarme en la recuperación de mi tumor cerebral.

Al regresar a Honolulú, contacté con un neurólogo, quien de inmediato dispuso que se me hiciera una resonancia magnética. Los resultados confirmaron que tenía un tumor cerebral que debía removerse inmediatamente o, los doctores dijeron, perdería la vida en dos años o menos. El tumor estaba en el lado izquierdo del cerebro y algo arraigado. Los doctores indicaron que tratarían de retirar todo lo que pudieran del tumor, pero que la recuperación sería como máximo del 80 por 100 y que sería un largo proceso. Continué recitando como el maestro Sha me había instruido. Cuando se realizó la operación, los doctores dijeron que el tumor se había reducido al punto de que estaba encima de mi cerebro y todo lo que tuvieron que hacer fue sacarlo como con una cuchara. Mi restablecimiento fue sorprendente; estuve recuperado al 96 por 100 en dos meses, ¡todo esto por el maestro Sha y el Divino!

Gracias. Gracias. Gracias.

Patrick Sambueno, Sr.
Hawái, EE. UU.

Operación del Alma del Tao (la Fuente)

La medicina moderna convencional usa la cirugía para remover los bloqueos de materia y para restaurar la función. Hace casi dos mil años, Hua Tuo, un renombrado doctor de medicina tradicional china en la historia, realizó la primera cirugía en China usando anestesia con hierbas y vino.

La medicina convencional usa instrumentos especiales para abrir un área del cuerpo para operar. La Operación del Alma del Tao (la Fuente) significa que la Fuente realiza una operación *espiritual*. La Fuente envía luz a un área del cuerpo. La luz abre el área espiritualmente, de la piel al hueso, y despeja los bloqueos de alma, mente y cuerpo del área solicitada. El área es luego cerrada con suturas de luz de la Fuente y se le alisa.

El Divino y el Tao me otorgaron el honor de crear cientos de Sanadores Maestros Divinos para Operación de Alma en la Madre Tierra. Juntos han creado miles de milagros sanadores del alma. Compartiré algunas historias de milagros sanadores del alma que han sido creadas por Operaciones del Alma.

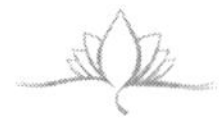

Una operación divina del alma despeja un bloqueo en la garganta

El lunes 26 de agosto de 2013, recibí una bendición del maestro Sha para mi corazón, la cual salvó mi vida. Esa mañana me desperté sintiéndome cansada, con inicios de migraña, sin apetito y con un poco de presión en el pecho. Mientras tomaba un poco de té, sentí una constricción, ahora familiar, en el medio del pecho y me di cuenta que mi corazón estaba siendo desafiado una vez más. Mi único pensamiento fue «¡karma!».

De camino al trabajo, mi cuerpo se sentía pesado y mi respiración era forzada. Cada hueso y músculo en mi espalda y hombros dolía. Una hora después, el mundo empezaba a sentirse como si se moviera en cámara lenta y la presión en el pecho se hizo incómoda. Antes de transcurrida otra hora, recibí una Orden de la Fuente para Mi Zhou del Da Tao para el Corazón, a través del maestro Sha.

Una oscuridad (karma) muy pero muy pesada fue instantáneamente removida y la presión en el pecho y el dolor en mi corazón físico y mi espalda desaparecieron. En un instante, mi cuerpo entero se sintió despejado y pude respirar nuevamente. De acuerdo a la lectura espiritual que recibí, el karma era tan pesado que hubiera podido tener un ataque al corazón fatal en menos de veinticuatro horas.

Hasta hace seis semanas, no había notado o experimentado problemas cardíacos. Seis semanas atrás, experimenté constricción en mi pecho. En cuestión de minutos de haber terminado una práctica de dos horas, mientras comía algo, sentí un bloqueo en el medio de mi pecho al nivel del esternón. Mi garganta estaba abierta así que podía pasar, pero tenía problemas con el alimento para que pasara a través de la estrecha vía. Empecé a sentir una sensación de desmayo y eché un vistazo en la cocina para encontrar el teléfono, pero me di cuenta que no lo iba a alcanzar. De inmediato, fui guiada para ofrecerme una Operación Divina del Alma. En segundos, se despejó el bloqueo. Ningún dolor ni falta de aliento; sólo un conducto libre y abierto.

Una gratitud por el maestro Sha llenó mi alma, corazón, mente y cuerpo. Gracias por transmitirme este poderoso tesoro sanador. Gracias por abrir mis canales espirituales a fin que yo recibiera el mensaje de aplicar este tesoro divino inapreciable. En ese momento, no sabía que la Operación de Alma había salvado mi vida. Simplemente estaba rebosante con gratitud profunda hacia el maestro Sha; agradecida por que me haya guiado a mí y a tantos otros para que recibiéramos este tesoro de sanación. «Gracias» nunca será suficiente.

Estoy sumamente bendecida y agradecida. A través del maestro Sha, he aprendido a sanarme a mí misma y a ayudar a otros a sanarse. Confío en que tú también te sentirás inspirado en aplicar la sanación de alma para transformar tu salud, tus relaciones personales, finanzas y negocios y es mi deseo que, en el proceso, experimentes gozo interior, paz interior y que colmes el propósito de tu alma.

El servicio a la humanidad es la única manera en la que puedo expresar mi profunda gratitud por usted, al Divino, al Tao y a la Fuente por todo lo que he recibido. Infinitas postraciones.

X. G.
San Francisco, California, EE. UU.

Niveles de glucosa descienden cuarenta y dos puntos en diecinueve minutos

Durante la Operación de Alma de la Fuente que recibí remotamente por transmisión directa vía Internet, pedí sanación para mi páncreas, ya que estaba teniendo niveles elevados de glucosa en la sangre.

Inmediatamente, tras la Operación de Alma verifiqué mi nivel y la lectura arrojaba 131. Continué enfocándome en el páncreas durante la recitación que le siguió. Descansé y ¡tuve una lectura de 89! Esto sucedió 19 minutos después de la primera lectura.

Gracias al maestro Sha, al Divino, al Tao y a la Fuente.

S. W. K.
Kentucky, EE. UU.

Una Operación Divina del Alma sana ansiedad severa

Ocho años atrás empecé a sufrir de ansiedad. Me despertaba todas las noches con un ataque de ansiedad. Traté varias modalidades de sanación y de hierbas y seguía sufriendo. Nada me ayudaba. Meses antes, había leído un libro de un renombrado sanador, doctor en medicina tradicional china y maestro espiritual, quien también era un gran maestro en muchas disciplinas ancestrales. Ese ser extraordinario era el doctor y maestro Sha. Supe que estaba realizando un taller cerca de casa, así que fui. En el primer día del taller, el doctor y maestro Sha ofreció a todos una Operación Divina del Alma para un pedido. Yo pedí la sanación de mis emociones.

Algo cambió en esos pocos minutos y mi vida nunca fue la misma. Desde ese día –ocho años atrás hasta ahora– no he experimentado otro ataque de ansiedad. ¡Ni siquiera una sola vez! Mi vida se transformó por esta bendición y se transformó aún más por las muchas bendiciones, enseñanzas y tesoros que he recibido desde entonces.

Desde ese día, he estudiado sanación, sabiduría y prácticas del alma para transformar la salud, las emociones, las relaciones personales y todos los aspectos de la vida. Me he convertido en un Sanador Divino y estoy empoderado para ofrecer sanación a mis seres queridos, a otros y a mí mismo. En forma entusiasta comparto técnicas y prácticas de sanación del alma con otros porque sé que pueden ser ayudados con estos simples y muy poderosos métodos para autosanación y transformación.

Estoy profundamente honrado de ser estudiante del doctor y maestro Sha, quien ha dedicado su vida a servir a otros y a traer sanación, iluminación y amor, paz y armonía a la humanidad y a todas las almas. No puedo honrar y agradecer al maestro Sha, al Divino, al Tao, a la Fuente y a todo el Cielo lo suficiente.

C. E.
Missouri, EE. UU.

Ahora voy a ofrecer una Operación de Alma de la Fuente del Tao para cada lector. Sólo recuerda, éste es un ofrecimiento por una única vez. Por favor, no pidas una segunda Operación del Alma.

La Fuente ha preprogramado la Operación del Alma dentro de este libro para que recibas una y sólo una sanación durante dos minutos. Puede que recibas grandes resultados, como en las historias anteriores. Puedes sentirte un poquito mejor. Puede que no sientas cambio alguno. Cada persona responde de diferente manera. A nivel del alma, cada lector recibirá algunos beneficios. Bloqueos de alma, mente y cuerpo serán parcialmente removidos. Algunos de vosotros podríais sentiros mejor inmediatamente, otros mañana y otros, en cambio, una o dos semanas después.

He entrenado a cientos de Maestros Sanadores de Operación de Alma en todo el mundo. Todos mis Representantes Mundiales, que también son Canales Divinos, pueden ofrecer Operación Divina de Alma.

Ten en cuenta la duración. Esta silenciosa Operación de Alma preprogramada durará sólo dos minutos.

Le he pedido a la Fuente que preprograme el poder en este libro.

Relájate totalmente. Ahora es el momento para que te aquietes y recibas dos minutos de Operación de Alma de la Fuente.

¡Prepárate! Siéntate derecho. Coloca ambas palmas en tu abdomen, por debajo de tu ombligo.

Luego di lo siguiente:

> *Estoy muy honrado de recibir del doctor y maestro Sha la Operación de Alma de la Fuente preprogramada.*

Por favor, sana mi ________ (menciona el órgano, sistema, parte del cuerpo o dolencia que necesita sanación).
Gracias.

Elige un sistema, órgano, parte del cuerpo o dolencia y di:

Estoy listo a recibir la Operación de Alma preprogramada de la Fuente para una sanación que se realiza una única vez.
Gracias.
Por favor, empieza.

Luego cierra los ojos durante dos minutos para recibir la Operación de Alma de la Fuente.

Tras dos minutos, por favor ofrece gratitud diciendo *gracias.*

Todos los lectores pueden recibir la sanación a través de la Operación de Alma preprogramada sólo una vez. Podrías necesitar más de una Operación de Alma para continuar despejando los bloqueos de alma, mente y cuerpo de tu pedido. Si deseas recibir más Operaciones de Alma, cualquier Canal Divino o Maestro Sanador de Operación de Alma en todo el mundo estará complacido de servirte.

Hierbas del Alma del Tao (la Fuente)

Sanar con hierbas chinas es uno de los más importantes y ampliamente usados tratamientos de la medicina tradicional china. Las hierbas de la medicina tradicional china han servido a millones de personas en los últimos cinco mil años. Hoy, las hierbas chinas son populares en todo el mundo. Son usadas en casi todos los países. También hay hierbas indias, hierbas de comunidades indígenas y muchas otras. Casi todos los países y culturas tienen sus propias hierbas y plantas medicinales para tratar las enfermedades.

Lo que estoy ofreciendo no son hierbas físicas; estoy ofreciendo Hierbas del Alma. ¿Qué significa esto? Recuerda la enseñanza: todos los seres y todas las cosas tienen alma. Esto significa que cada hierba tiene un alma. El Divino y el Tao me confirieron el honor y autoridad para ofrecer descargas de Hierbas del Alma del Divino y del Tao. Hay jardines de hierbas en la Madre Tierra. También hay jardines de hierbas en diferentes reinos del Cielo y del Tao. Puede ser que no existan hierbas del Divino y del Tao en la Madre Tierra.

En 2003, el Divino me confirió el honor y autoridad para transmitir a la humanidad Hierbas del Alma Divinas del Jardín de Hierbas del Alma del Divino. Las Hierbas del Alma del Divino ofrecen del Cielo al receptor hierbas divinas *en forma de alma.* Las Hierbas del Alma de la Fuente del Tao ofrecen del Cielo al receptor las hierbas de la Fuente en *forma de alma.*

En «forma de alma» significa un ser de luz. Cada Hierba del Alma es un ser de luz con un tamaño, forma y apariencia distintas.

Ahora voy a ofrecer una Formula de Hierbas del Alma de la Fuente del Tao para un sistema, órgano, parte del cuerpo o dolencia de tu elección como obsequio. Éste es un ofrecimiento por una única vez. Esto significa que puedes hacer un pedido sólo una vez para un sistema corporal, órgano, parte del cuerpo o dolencia.

¡Prepárate! Siéntate derecho. Coloca ambas palmas debajo del ombligo, sobre tu abdomen bajo. En silencio invoca:

> *Queridas Hierbas del Alma del maestro Sha, preprogramadas con la Fuente del Tao, os amo, honro y aprecio.*
>
> *Por favor, otorgadme una transmisión del alma de Hierbas del Alma para _________ (menciona un sistema, un órgano, una parte del cuerpo o una dolencia).*
>
> *Gracias.*

¡Prepárate! La Fuente del Tao ya ha preparado una Fórmula de Hierbas del Alma para ti. No te será permitido hacer un segundo pedido.

Hierbas del Alma de la Fuente del Tao para un sistema, un órgano, una parte del cuerpo o una dolencia

¡Transmisión!

¡Felicitaciones! Estás sumamente bendecido.

Ésta es una Fórmula de Hierbas del Alma especialmente creada por el Cielo para servir tu pedido. Puedes usar los tesoros de las Hierbas del Alma en cualquier momento, en cualquier lugar.

Ésta es la manera de aplicarlas:

Queridas Hierbas del Alma de la Fuente del Tao,
os amo y os honro.
Por favor, activaos para sanarme.
Estoy muy agradecido.
Gracias.

Luego recita:

Las Hierbas del Alma de la Fuente del Tao me sanan. Gracias.
Las Hierbas del Alma de la Fuente del Tao me sanan. Gracias.
Las Hierbas del Alma de la Fuente del Tao me sanan. Gracias.
Las Hierbas del Alma de la Fuente del Tao me sanan. Gracias...

Deja de leer. Recita durante diez minutos. Como con todos los tesoros del alma que has recibido, para afecciones crónicas o que ponen en riesgo la vida, recita dos horas o más al día. Puedes sumar todo tu tiempo de práctica para que totalice por lo menos dos horas al día. De hecho, no existe límite de tiempo. Cuanto más recites, más beneficios de sanación podrías recibir.

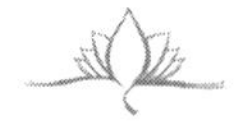

Cirugía de hernia discal cancelada después de una bendición con Hierbas del Alma

En septiembre de 2004, asistí a mi primer retiro con el maestro Sha; un retiro sobre Medicina del Espacio en el Cuerpo, en Asilomar, ubicado en Pacific Grove, California. Además de las grandes enseñanzas, recibí una descarga (transmisión) permanente de cuarenta y dos Hierbas del Alma que puedo aplicar para ofrecer bendiciones a otros.

Dos meses después en Toronto, el maestro Sha condujo un taller sobre introducción a la Medicina del Espacio en el Cuerpo. Este evento también fue transmitido por teleconferencia y transmisión en vivo por Internet a los estudiantes en todo Norteamérica.

Puesto que era la única persona en Toronto que había recibido los tesoros de las Hierbas del Alma, en el segundo día el maestro Sha me pidió que ofreciera bendiciones de sanación a los participantes que tenían dolor, ya sea que estuvieran presentes o participando vía teleconferencia o por transmisión en vivo vía Internet. Una docena de personas se presentaron con distintos grados de dolor en diferentes partes del cuerpo. Se les pidió que describieran su dolor antes que recibieran la bendición para su sanación con las Hierbas del Alma. Algunos tenían dolor de rodilla; otros, dolor de espalda, etc. Invoqué mis tesoros de las Hierbas del Alma y ofrecí bendiciones de sanación de alma a todos los que estaban en el escenario y a aquéllos en la teleconferencia y transmisión en vivo que hubieran hecho un pedido. La bendición duró no más de tres minutos.

Después de la bendición, se les pidió que compartieran su experiencia y todos tuvieron respuestas positivas, incluyendo una dama con dolor de espalda, quien compartió que su dolor fue reducido significativamente. La gente en la teleconferencia y en la transmisión en vivo también reportó resultados positivos, incluyendo una persona de Hawái y otra de Illinois.

Alrededor de dos semanas después, en un taller de Learning Annex dirigido por el maestro Sha, una estudiante se le acercó y le preguntó si se acordaba de una amiga de ella que asistió a un taller de dos días donde se ofreció una bendición con Hierbas del Alma. Ella compartió que su amiga había experimentado una sanación tremenda de sus hernias discales, que habían estado ocasionándole mucho dolor. Tras la bendición con las Hierbas del Alma, se sintió tan bien y sentía tan poco dolor que canceló su cirugía de hernia discal que había sido programada previamente. Además, posteriormente esta misma estudiante reportó que su amiga había planeado cancelar su viaje al exterior debido a su problema de espalda, pero terminó yendo puesto que ya no tenía dolor.

Gracias, maestro Sha por estos tremendos tesoros que todavía uso muy a menudo.

Robert L.
North York, Ontario, Canadá

Hay muchos tesoros del Divino y del Tao. En una oración:

Lo que tenemos en la Madre Tierra son los tesoros del alma que el Divino y el Tao tienen en el Cielo.

Estoy sumamente agradecido por ser un servidor de la humanidad y de todas las almas, así como servidor, vehículo y canal del Divino y del Tao. Estoy sumamente honrado de haber capacitado y certificado a más de treinta Canales Divinos. Estoy sumamente honrado de estar capacitando a cerca de cuatrocientos Canales Divinos en entrenamiento en todo el mundo. Dentro de dos o tres años, podría haber cientos de Canales Divinos en la Madre Tierra. A todos los Canales Divinos se les confiere el honor de ofrecer tesoros divinos permanentes a la humanidad.

Ésta es la primera vez en la historia que el Divino y el Tao han otorgado a tantas personas la autoridad y honor de ofrecer tesoros del Cielo del Divino y del Tao.

La gente habla acerca del advenimiento del Cielo a la Madre Tierra. Los tesoros del Divino y del Tao son los obsequios más elevados del Cielo en la Madre Tierra. Cuando uno recibe un tesoro del Divino o del Tao, incluyendo Hierbas del Alma, Trasplantes de Alma, Mente y Cuerpo y muchos más, uno recibe y lleva consigo la presencia del Divino y del Tao de una manera muy poderosa.

Gracias Divino.
Gracias Tao.
Te amo Divino.
Te amo Tao.
Estamos extremadamente honrados.
Estamos extremadamente bendecidos.

Meditación sagrada del Jin Dan recibida de la Fuente para la sanación, el rejuvenecimiento, la prolongación de vida y la transformación de las relaciones personales, las finanzas y de todos los aspectos de la vida

CUANDO DESPERTÉ temprano el 7 de agosto de 2013, la Fuente me enseñó una meditación sagrada y muy poderosa para desarrollar la energía, la resistencia, la vitalidad y la inmunidad, para rejuvenecer y prolongar la vida y para avanzar en el camino hacia la inmortalidad. Estuve muy honrado de recibir esta enseñanza de la Fuente para compartirla con la humanidad.

El 7 de agosto de 2013 fue un día muy especial. En este momento son las 10:30 de la noche, horario de verano en el área este de Norteamérica, del 8 de agosto de 2013. Hoy es el décimo aniversario de la Era de la Luz del Alma. En este capítulo estoy fluyendo la información sobre la meditación sagrada que la Fuente me dio ayer por la mañana.

Antes de que comparta esta meditación sagrada, ofreceré la enseñanza básica para que puedas entender la sabiduría sagrada clave de la meditación.

Empezaré con el Jin Dan.

¿Qué es el Jin Dan?

«Jin» significa *oro.* «Dan» significa *bola de luz.* «Jin Dan» significa *bola de luz dorada.* El Jin Dan está ubicado en el abdomen inferior, justo debajo del ombligo, en el centro del cuerpo. Nadie nace con un Jin Dan. Se requiere práctica espiritual especial para crearlo.

Un Jin Dan está formado de jing qi shen. El jing qi shen de un ser humano no es suficiente para formar un Jin Dan. Se necesita el jing qi shen del Cielo y de la Madre Tierra para formar un Jin Dan. Desde tiempos ancestrales hasta el presente, los practicantes espirituales serios han practicado con dedicación durante dos horas o más al día, por un mínimo de treinta años, para formar un Jin Dan del tamaño de un puño.

El poder y la importancia del Jin Dan

- El Jin Dan es la clave para potenciar la energía, la resistencia, la vitalidad y la inmunidad.
- El Jin Dan es la clave para sanar los cuerpos espiritual, mental, emocional y físico.
- El Jin Dan es la clave para prevenir toda enfermedad.
- El Jin Dan es la clave para rejuvenecer el alma, el corazón, la mente y el cuerpo.
- El Jin Dan es la clave para prolongar la vida.
- El Jin Dan es la clave para avanzar en el camino hacia la inmortalidad.
- El Jin Dan es la clave para abrir los canales espirituales.
- El Jin Dan es la clave para desarrollar la inteligencia de la mente, del corazón y del alma.
- El Jin Dan es la clave para iluminar el alma, la mente y el cuerpo.
- El Jin Dan es la clave para transformar las relaciones personales.
- El Jin Dan es la clave para transformar las finanzas y los negocios.
- El Jin Dan es la clave para ofrecer servicio a otros.

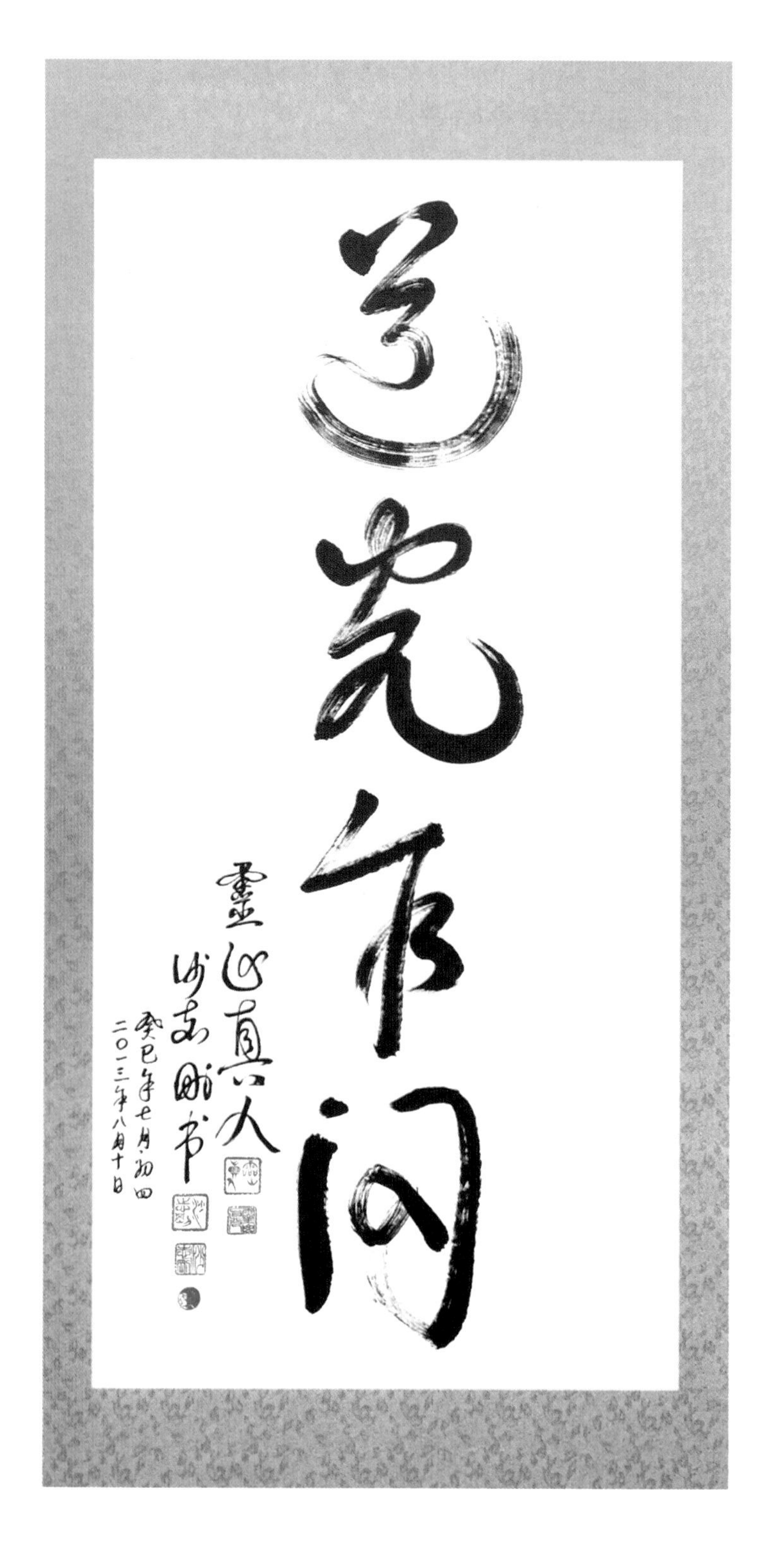

FIGURA 13.
Caligrafía Ling Guang de la Fuente *Tao Guang Zha Shan*

FIGURA 15.
Caligrafía Ling Guang de la Fuente *Hei Heng Hong Ha*

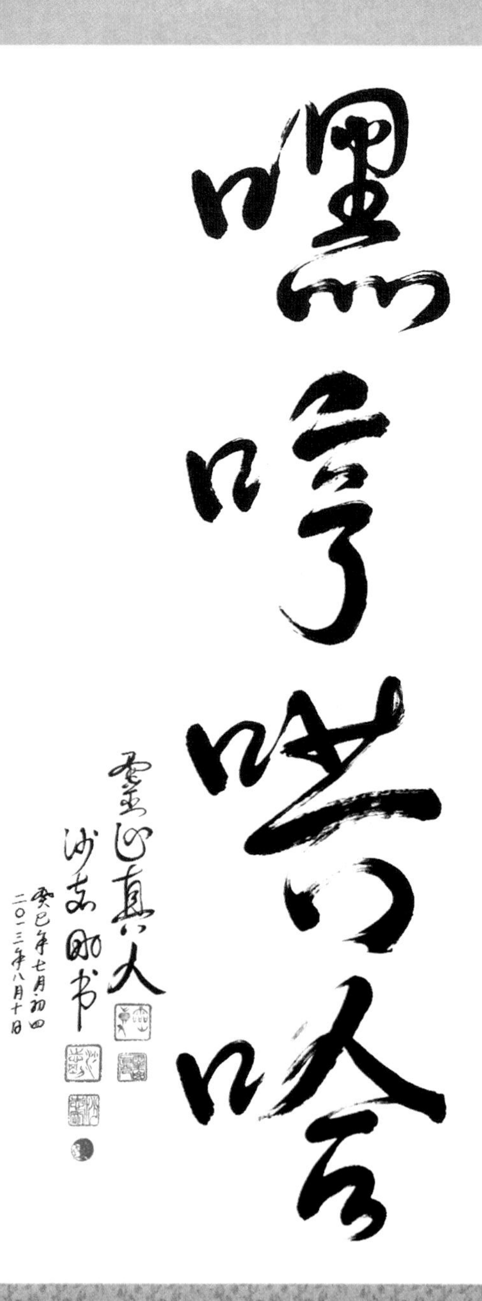
癸巳年七月初四
二〇一三年八月十日

FIGURA 16.

Caligrafía Ling Guang de la Fuente *Guang Liang Hao Mei*

光亮好美

盡心真人

游安琳书

癸巳年七月初四

二〇一三年八月十日

FIGURA 17.
Caligrafía Ling Guang de la Fuente *Ling Guang*

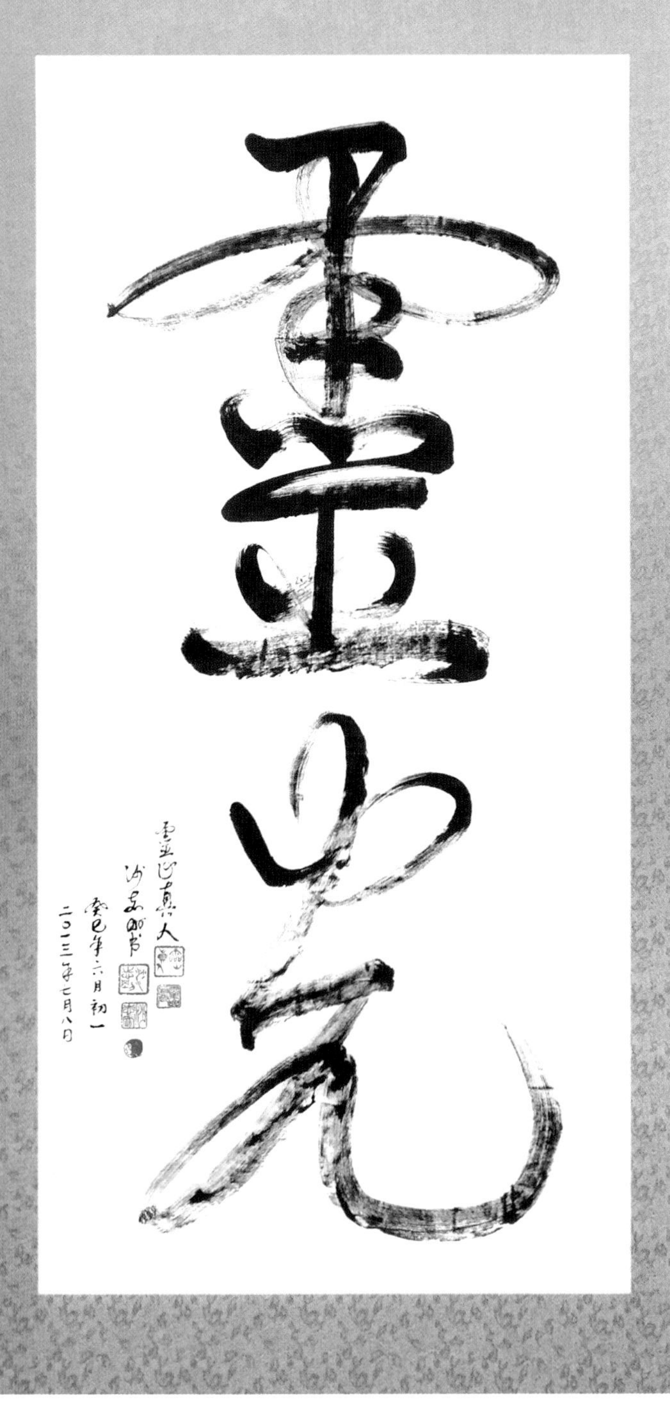

Figura 18.
Caligrafía Ling Guang de la Fuente *Da Ai*

De los puntos anteriores, no es difícil para cada lector comprender que el Jin Dan es el tesoro sagrado clave para transformar toda la vida. ¿Cómo funciona? Por favor, estudia mis libros *Tao I, Tao II* y *Tao Song and Tao Dance* para recibir las enseñanzas sobre el Jin Dan. En una oración:

El Jin Dan es la Bola de la Unicidad que es el tesoro más grande para toda vida.

Ahora permíteme presentarte la Meditación Sagrada del Jin Dan recibida de la Fuente. Léela primero, luego te daré la versión corta y práctica para tu meditación.

Meditación sagrada del Jin Dan recibida de la Fuente

El propósito de la meditación sagrada del Jin Dan es hacer crecer y desarrollar un Jin Dan en un área sagrada especial del cuerpo. A medida que crece el Jin Dan, uno puede recibir todos los beneficios de potenciar la energía, sanar, prevenir las enfermedades, rejuvenecer, prolongar la vida, abrir los canales espirituales, desarrollar la inteligencia; iluminar el alma, corazón, mente y cuerpo; transformar las relaciones personales, transformar las finanzas, negocios y más. Cada aspecto de tu vida puede ser bendecido.

Para ahorrarte semanas, meses y años de práctica especial, la Fuente te otorgará el tesoro permanente extraordinario de una Semilla de Jin Dan en esta área sagrada especial del cuerpo. Cuando entiendas el poder y la importancia de este obsequio, entenderás profundamente que la generosidad del Divino, del Tao y de la Fuente no puede ser expresada en palabras, entendida por el pensamiento o imaginada en cualquier universo. Estás sumamente bendecido. Todos estamos extremadamente bendecidos.

Área sagrada especial: el punto de acupuntura Ming Men

¿Cuál es el área sagrada especial del cuerpo para que recibas la Semilla de Jin Dan y para que desarrolles un Jin Dan? Ésta es el área del punto de acupuntura del Ming Men.

«Ming» significa *vida.* «Men» significa *portal.* «Ming Men» significa *portal de la vida.* El punto de acupuntura Ming Men está ubicado en la espalda, opuesto y directamente detrás de ombligo. (*Véase* la figura 8 en la página 101).

El poder e importancia del punto de acupuntura Ming Men

El punto de acupuntura Ming Men es:

- El «portal de la vida».
- La sede del fuego Ming Men y del agua Ming Men.
  - El fuego Ming Men es el yang más importante en el cuerpo. Además:
    - Éste lleva consigo la fuerza original de las actividades en la vida cotidiana de uno; calienta y promueve las funciones fisiológicas de todos los sistemas y órganos.
    - El fuego Ming Men es la fuerza primordial para promover el crecimiento, desarrollo y reproducción de un ser humano.
    - El fuego Ming Men promueve el metabolismo del agua.
  - El agua Ming Men es el yin más importante en el cuerpo. Además:
    - El agua Ming Men es el fundamento material de la función yang del riñón.
    - El agua Ming Men alimenta todos los sistemas y los órganos.
- El eje del más importante círculo de energía y del más importante círculo de materia.
  - El círculo de energía más importante empieza en el punto de acupuntura Hui Yin (pronunciado *juei yin*) en el perineo, entre los genitales y el ano. Fluye hacia arriba a través de las siete Casas del Alma, o chakras energéticos, al punto de acupuntura Bai Hui (pronunciado *bai juei*) en la parte superior de la cabeza. Desde allí, fluye hacia abajo a través del Wai Jiao[13] (pronunciado *wai dchiao*), que es el espacio más grande en el cuerpo, y finalmente regresa al punto de acupuntura Hui Yin. *Véase* la figura 10 en la página 105.

---

13. El Wai Jiao fue descubierto en China por mi mentor y padre espiritual, el doctor y maestro Zhi Chen Guo, tras cerca de cincuenta años de investigación y práctica con miles de pacientes. El Wai Jiao está ubicado enfrente de la columna vertebral y costillas posteriores. También se extiende hacia la cabeza. Es el espacio más grande dentro del cuerpo.

    - Este círculo de energía sumamente importante es la clave para sanar todas las enfermedades en los cuerpos espiritual, mental, emocional y físico.
  - El más importante círculo de materia empieza en el punto de acupuntura Hui Yin, entre los genitales y el ano. Desde ahí, fluye al cóccix, el cual tiene un orificio invisible. La energía y materia diminuta pasan a través de este orificio y se dirigen hacia arriba a lo largo del centro de la médula espinal, al cerebro y luego hacia arriba al punto de acupuntura Bai Hui en la parte superior de la cabeza. Desde allí, baja a través de las siete Casas del Alma, o chakras energéticos, de vuelta al punto de acupuntura Hui Yin. *Véase* la figura 11 en la página 109.
    - Este círculo de materia sumamente importante es clave para el rejuvenecimiento, la prolongación de vida y para avanzar en el camino hacia la inmortalidad.
- **El punto del Tao**. Éste es el más importante aspecto del punto de acupuntura Ming Men.
  - El Tao es la Fuente.
  - El Tao es el Camino de toda la existencia.
  - El Tao es el principio y ley universal.

En una oración:

El punto de acupuntura Ming Men es el punto del Tao para transformar toda la vida de un ser.

La Fuente ha dado a conocer por primera vez la meditación sagrada Xiu Lian en este capítulo. «Xiu» (pronunciado *shiu*) significa *purificación del alma, corazón, mente y cuerpo.* «Lian» (pronunciado *lien*) significa *práctica.* «Xiu Lian» significa *práctica de purificación del alma, corazón, mente y cuerpo.* Xiu Lian es la totalidad del viaje espiritual de uno. Esta meditación sagrada beneficiará la totalidad de tu viaje espiritual.

He explicado la naturaleza sagrada y la importancia del punto de acupuntura Ming Men. Ahora, permíteme guiarte para empezar la meditación sagrada del Jin Dan recibida de la Fuente:

Poder del cuerpo. Siéntate derecho con la espalda libre y despejada. Coloca la punta de la lengua suavemente contra el paladar. Coloca una palma sobre el ombligo y la otra sobre el punto de acupuntura Ming Men.

Poder del alma. Di *hola* a las almas internas:

Queridos alma, mente y cuerpo de mi punto Ming Men,
os amo, honro y aprecio.
Vosotros sois la clave para potenciar la energía, la resistencia, la vitalidad y la inmunidad.
Vosotros sois la clave para la sanación y el rejuvenecimiento.
Vosotros sois la clave para transformar toda la vida.
No puedo honraros suficientemente.
Por favor, desarrollaos, y sanadme y rejuvenecedme.
Gracias.

Di *hola* a las almas externas:

Querido Divino,
querido Tao, la Fuente,
te amo, honro y aprecio.
Por favor, perdonadnos a mis ancestros y a mí por todos nuestros errores en todas nuestras vidas.
Por favor, removed mis bloqueos de alma, mente y cuerpo en el punto de acupuntura Ming Men.
Estoy sumamente agradecido. Gracias.

Poder de la mente. Concéntrate en el punto de acupuntura Ming Men en tu espalda, directamente detrás de tu ombligo. Visualiza un punto de luz dorada brillante formándose en tu punto de acupuntura Ming Men. Esta luz dorada está formada del jing qi shen de tu cuerpo, de la Madre Tierra y del Cielo.

Poder del sonido. Jing es materia. Qi es energía. Shen es alma. Shen Qi Jing He Yi (pronunciado *shen chi jing je yi*) significa *alma, energía y materia se unen en una sola.*

Recita:

Shen Qi Jing He Yi en el Ming Men para formar Jin Dan en el Ming Men.
Shen Qi Jing He Yi en el Ming Men para formar Jin Dan en el Ming Men.
Shen Qi Jing He Yi en el Ming Men para formar Jin Dan en el Ming Men.
Shen Qi Jing He Yi en el Ming Men para formar Jin Dan en el Ming Men.
Shen Qi Jing He Yi en el Ming Men para formar Jin Dan en el Ming Men.
Shen Qi Jing He Yi en el Ming Men para formar Jin Dan en el Ming Men...

Recita y visualiza durante unos cinco minutos. Si tu Tercer Ojo está abierto podrías ver un punto luminoso en el área de tu punto de acupuntura Ming Men. Si tu Tercer Ojo no está abierto, imagina un punto de luz dorada formándose ahí. Formar este Jin Dan en el Ming Men por tu propia cuenta tomaría mucho, mucho tiempo haciendo esta práctica y otras prácticas sagradas secretas con mucha dedicación. Tengo una manera sagrada extraordinaria de ayudarte a formar tu Jin Dan en el Ming Men.

Paso 1. Recibe de la Fuente la Semilla de Jin Dan para el Ming Men

El tamaño inicial del Jin Dan en el Ming Men es alrededor del 10 por 100 del tamaño de un grano de arroz; es como una semilla. Este Jin Dan en el Ming Men es jing qi shen altamente concentrado de tu cuerpo, de la Madre Tierra y del Cielo unidos en uno solo.

El jing qi shen de un ser humano no es suficiente para formar este Jin Dan en el Ming Men. Ésta es la primera vez en la historia que la Fuente ha dado a conocer esta manera secreta de formar el Jin Dan en el Ming Men. El Jin Dan en el Ming Men debe ser formado reuniendo el jing qi shen de Tian Di Ren. «Tian» significa *Cielo.* «Di» significa *Madre Tierra.* «Ren» significa *ser humano.* «Tian Di Ren» (pronunciado *tien di wren*) significa *Cielo, Madre Tierra, ser humano.*

La práctica espiritual ancestral ha utilizado secretos cánticos y visualizaciones sagradas que deben ser practicados a horas específicas del día para formar este Jin Dan en el Ming Men. Como expliqué anteriormente, a un practicante espiritual le podría llevar mucho, mucho tiempo crear hasta una pequeña semilla inicial de un Jin Dan; pero el modo tradicional no crea este Jin Dan inicial en el área del punto de acupuntura del Ming Men.

Estoy sumamente honrado de ser un servidor y vehículo del Divino y del Tao. He recibido el honor y autoridad para ofrecer sus Trasplantes de Alma, Mente y Cuerpo permanentes e inapreciables, desde julio de 2003.

Puedo servirte a ti y a todos los lectores ofreciéndoles de la Fuente una Semilla de Jin Dan para el Ming Men, a través de una orden preprogramada de la Fuente. Prepárate para recibir este honor y tesoro permanente invaluable para la sanación, rejuvenecimiento, longevidad y la transformación de las relaciones personales, las finanzas y para cada aspecto de la vida. Relájate totalmente. Abre tu corazón y tu alma. Agradece que puedas recibir este tesoro extraordinario de la Fuente.

Innumerables amados budas, santos sagrados, ángeles sanadores y todo tipo de padres y madres espirituales no han recibido este honor.

Ahora estoy sumamente honrado y feliz de servirte a ti y a cada lector para que recibáis una Semilla de Jin Dan para el Ming Men, como obsequio del Divino, del Tao y de mi corazón.

¡Prepárate! Siéntate derecho. Cierra los ojos. Relájate totalmente. Coloca ambas palmas sobre la parte inferior de tu vientre.

La orden de la Fuente: Trasplantes de Alma, Mente y Cuerpo de la Semilla de Jin Dan para el Ming Men

¡Transmisión!

¡Felicitaciones! Estás sumamente bendecido.

Gracias al Divino, al Tao y a la Fuente por su generosidad en ofrecer estos tesoros permanentes e invaluables como obsequio a cada lector.

Tras recibir este tesoro, tú y cada lector tenéis la Semilla de un Jin Dan para el Ming Men. Esta Semilla de Jin Dan para el Ming Men es aproximadamente del tamaño del 10 por 100 de un grano de arroz. Cuanto más practiques, más crecerá el Jin Dan en tamaño.

Continúa practicando. Visualiza esta Semilla de Jin Dan para el Ming Men rotando hacia la izquierda. Simultáneamente, recita en silencio:

La Semilla de la Fuente para el Jin Dan en el Ming Men está brillando, vibrando y rotando a la izquierda. Gracias.

El jing qi shen de la Fuente y el Tian Di Ren He Yi hacen crecer mi Jin Dan en el Ming Men. Gracias.

La Semilla de la Fuente para el Jin Dan en el Ming Men está brillando, vibrando y rotando a la izquierda. Gracias.

El jing qi shen de la Fuente y el Tian Di Ren He Yi hacen crecer mi Jin Dan en el Ming Men. Gracias.

La Semilla de la Fuente para el Jin Dan en el Ming Men está brillando, vibrando y rotando a la izquierda. Gracias.

El jing qi shen de la Fuente y el Tian Di Ren He Yi hacen crecer mi Jin Dan en el Ming Men. Gracias.

La Semilla de la Fuente para el Jin Dan en el Ming Men está brillando, vibrando y rotando a la izquierda. Gracias.

El jing qi shen de la Fuente y el Tian Di Ren He Yi hacen crecer mi Jin Dan en el Ming Men. Gracias.

La Semilla de la Fuente para el Jin Dan en el Ming Men está brillando, vibrando y rotando a la izquierda. Gracias.

El jing qi shen de la Fuente y el Tian Di Ren He Yi hacen crecer mi Jin Dan en el Ming Men. Gracias.

La Semilla de la Fuente para el Jin Dan en el Ming Men está brillando, vibrando y rotando a la izquierda. Gracias.

El jing qi shen de la Fuente y el Tian Di Ren He Yi hacen crecer mi Jin Dan en el Ming Men. Gracias.

La Semilla de la Fuente para el Jin Dan en el Ming Men está brillando, vibrando y rotando a la izquierda. Gracias.

El jing qi shen de la Fuente y el Tian Di Ren He Yi hacen crecer mi Jin Dan en el Ming Men. Gracias...

Practica durante cinco minutos.

Ahora visualiza el Jin Dan en el Ming Men creciendo hasta alcanzar el tamaño de tu puño.

Continúa visualizando y recitando durante cinco minutos más:

La Semilla de la Fuente para el Jin Dan en el Ming Men está brillando, vibrando y rotando a la izquierda. Gracias.

El jing qi shen de la Fuente y el Tian Di Ren He Yi hacen crecer mi Jin Dan en el Ming Men. Gracias...

Luego el Jin Dan se expande al tamaño de tu abdomen bajo. Visualiza el Jin Dan rotando hacia la izquierda y recita durante otros cinco minutos:

La Semilla de la Fuente para el Jin Dan en el Ming Men está brillando, vibrando y rotando a la izquierda. Gracias.

El jing qi shen de la Fuente y el Tian Di Ren He Yi hacen crecer mi Jin Dan en el Ming Men. Gracias...

Luego, el Jin Dan se expande y expande hasta alcanzar el tamaño de todo el abdomen. Continúa durante cinco minutos visualizando el Jin Dan en el Ming Men expandido al tamaño de todo tu abdomen, desde el diafragma hasta los genitales.

Simultáneamente, recita:

La Semilla de la Fuente para el Jin Dan en el Ming Men está brillando, vibrando y rotando a la izquierda. Gracias.

El jing qi shen de la Fuente y el Tian Di Ren He Yi hacen crecer mi Jin Dan en el Ming Men. Gracias...

Continúa visualizando el Jin Dan expandiéndose desde el abdomen para ocupar todo tu torso. Recita durante cinco minutos más:

La Semilla de la Fuente para el Jin Dan en el Ming Men está brillando, vibrando y rotando a la izquierda. Gracias.

El jing qi shen de la Fuente y el Tian Di Ren He Yi hacen crecer mi Jin Dan en el Ming Men. Gracias...

Ahora avancemos al paso dos.

Paso 2. Visualiza tu Jin Dan en el Ming Men expandiéndose al tamaño de tu cuerpo

Continúa visualizando el Jin Dan expandiéndose hasta alcanzar el tamaño de tu cuerpo entero, de pies a cabeza, por dentro y por fuera. Continúa recitando y visualizando:

La Semilla de la Fuente para el Jin Dan en el Ming Men está brillando, vibrando y rotando a la izquierda. Gracias.

El jing qi shen de la Fuente y el Tian Di Ren He Yi hacen crecer mi Jin Dan en el Ming Men. Gracias...

Por favor, entiende que el Jin Dan en tu Ming Men no se ha expandido realmente al tamaño de tu cuerpo. Estás haciendo una visualización creativa. Cada momento que practiques esta visualización y recitación, tu Jin Dan se expandirá poco a poco.

Continúa recitando y visualizando:

La Fuente Tian Di Ren Shen Qi Jing He Yi (pronunciado *tien di wren shen chi jing je yi) expanden mi Jin Dan. Gracias.*

La Fuente Tian Di Ren Shen Qi Jing He Yi expanden mi Jin Dan. Gracias.

La Fuente Tian Di Ren Shen Qi Jing He Yi expanden mi Jin Dan. Gracias.

La Fuente Tian Di Ren Shen Qi Jing He Yi expanden mi Jin Dan. Gracias.

La Fuente Tian Di Ren Shen Qi Jing He Yi expanden mi Jin Dan. Gracias.

La Fuente Tian Di Ren Shen Qi Jing He Yi expanden mi Jin Dan. Gracias.

La Fuente Tian Di Ren Shen Qi Jing He Yi expanden mi Jin Dan. Gracias...

Continúa meditando y visualizando el Jin Dan rotando hacia la izquierda. Tu cuerpo también rota hacia la izquierda con tu Jin Dan. Mantén tus ojos cerrados. Tú y tu Jin Dan sois uno.

Recita en silencio y visualiza:

El Jin Dan está vibrando, irradiando y creciendo.
El Jin Dan está vibrando, irradiando y creciendo.
El Jin Dan está vibrando, irradiando y creciendo.
El Jin Dan está vibrando, irradiando y creciendo.
El Jin Dan está vibrando, irradiando y creciendo.
El Jin Dan está vibrando, irradiando y creciendo.
El Jin Dan está vibrando, irradiando y creciendo...

Tener un Jin Dan en el Ming Men del tamaño de tu cuerpo es alcanzar el Tao. En la historia, pocos santos han alcanzado el Tao. Cuando alcanzaron el Tao, su Jin Dan había crecido al tamaño de todo su cuerpo. Esto indica que se hicieron inmortales. A un maestro espiritual dedicado le lleva miles o hasta millones de vidas formar un Jin Dan del tamaño de su propio cuerpo.

En la Era de la Luz del Alma, un maestro del alma dedicado podría alcanzar el Tao en una vida, porque la Fuente y los más altos Comités del Cielo están ofreciendo Trasplantes permanentes de Alma, Mente y Cuerpo para el Jin Dan. La oportunidad es extremadamente excepcional.

Recita y practica al menos durante cinco minutos. Luego avanza al paso tres.

Paso 3. Visualiza tu Jin Dan expandiéndose al tamaño de la Madre Tierra

Ahora visualiza tu Jin Dan expandiéndose más allá del tamaño de tu cuerpo. Al mismo tiempo, tu cuerpo se expande en tanto que el Jin Dan se expande.

Primero visualiza tu Jin Dan expandiéndose al tamaño de tu hogar o de tu lugar de trabajo.

Luego recita:

El Jin Dan está vibrando, irradiando y creciendo.
El Jin Dan está vibrando, irradiando y creciendo.
El Jin Dan está vibrando, irradiando y creciendo.
El Jin Dan está vibrando, irradiando y creciendo.

El Jin Dan está vibrando, irradiando y creciendo.
El Jin Dan está vibrando, irradiando y creciendo.
El Jin Dan está vibrando, irradiando y creciendo...

Luego visualiza tu Jin Dan que continúa expandiéndose lentamente hasta que crece alcanzando el tamaño de tu ciudad. Tu cuerpo también se expande al mismo tiempo. Tu Jin Dan y cuerpo todavía rotan hacia la izquierda.

Continúa recitando y visualizando:

El Jin Dan está vibrando, irradiando y creciendo.
El Jin Dan está vibrando, irradiando y creciendo.
El Jin Dan está vibrando, irradiando y creciendo.
El Jin Dan está vibrando, irradiando y creciendo.
El Jin Dan está vibrando, irradiando y creciendo.
El Jin Dan está vibrando, irradiando y creciendo.
El Jin Dan está vibrando, irradiando y creciendo...

Me gustaría dejaros claro a ti y a cada lector que recitar siete veces no es suficiente. En cada paso de esta meditación sagrada de la Fuente para el Jin Dan necesitas recitar mucho más de siete veces. Puedes recitar durante algunos minutos o hasta más en cada paso. No existe límite de tiempo. Cuanto más visualices y recites, mejor.

Continúa visualizando tu Jin Dan expandiéndose hasta alcanzar el tamaño de tu provincia o estado. También visualiza tu cuerpo expandiéndose y alcanzando el tamaño de tu provincia o estado.

Continúa recitando:

El Jin Dan está vibrando, irradiando y creciendo.
El Jin Dan está vibrando, irradiando y creciendo.
El Jin Dan está vibrando, irradiando y creciendo.
El Jin Dan está vibrando, irradiando y creciendo.
El Jin Dan está vibrando, irradiando y creciendo.
El Jin Dan está vibrando, irradiando y creciendo.
El Jin Dan está vibrando, irradiando y creciendo...

A continuación visualiza y expande tu Jin Dan y tu cuerpo al tamaño de tu país mientas recitas *Ren Di Jing Qi Shen He Yi.* «Ren» significa *ser humano.* «Di» significa *Madre Tierra.* «Jing» significa *materia.* «Qi» significa *energía.* «Shen» significa *alma.* «He Yi» significa *se unen en uno solo.* «Ren Di Jing Qi Shen He Yi» (pronunciado *wren di dching chi shen je yi*) significa *ser humano, Madre Tierra, materia, energía y alma se unen en uno solo.*

Ahora visualiza y expande tu Jin Dan y tu cuerpo hasta que alcancen el tamaño de la Madre Tierra.

Recita:

Ren Di Jing Qi Shen He Yi hace crecer mi Jin Dan.
Ren Di Jing Qi Shen He Yi hace crecer mi Jin Dan.
Ren Di Jing Qi Shen He Yi hace crecer mi Jin Dan.
Ren Di Jing Qi Shen He Yi hace crecer mi Jin Dan.
Ren Di Jing Qi Shen He Yi hace crecer mi Jin Dan.
Ren Di Jing Qi Shen He Yi hace crecer mi Jin Dan.
Ren Di Jing Qi Shen He Yi hace crecer mi Jin Dan...

Continúa visualizando tu Jin Dan y tu cuerpo del tamaño de la Madre Tierra. Tu Jin Dan y tu cuerpo continúan rotando juntos. Ahora recita *Di Jing Hua Zi Yang.* «Di» significa *Madre Tierra.* «Jing Hua» significa *esencia, incluyendo la de las almas de las frutas, vitaminas, minerales, aminoácidos, proteínas, néctares, elixires y otros nutrientes esenciales de la Madre Tierra.* «Zi Yang» significa *nutrir.* «Di Jing Hua Zi Yang» (pronunciado *di dching jua dz yang*) significa *la esencia de la Madre Tierra nutre mi Jin Dan.*

Recita *Di Jing Hua Zi Yang* durante cinco minutos:

Di Jing Hua Zi Yang hace crecer mi Jin Dan. Gracias.
Di Jing Hua Zi Yang hace crecer mi Jin Dan. Gracias.
Di Jing Hua Zi Yang hace crecer mi Jin Dan. Gracias.
Di Jing Hua Zi Yang hace crecer mi Jin Dan. Gracias.
Di Jing Hua Zi Yang hace crecer mi Jin Dan. Gracias.
Di Jing Hua Zi Yang hace crecer mi Jin Dan. Gracias.
Di Jing Hua Zi Yang hace crecer mi Jin Dan. Gracias...

También puedes recitar en español durante cinco minutos:

La esencia de la Madre Tierra nutre y hace crecer mi Jin Dan. Gracias.
La esencia de la Madre Tierra nutre y hace crecer mi Jin Dan. Gracias.
La esencia de la Madre Tierra nutre y hace crecer mi Jin Dan. Gracias.
La esencia de la Madre Tierra nutre y hace crecer mi Jin Dan. Gracias.
La esencia de la Madre Tierra nutre y hace crecer mi Jin Dan. Gracias.
La esencia de la Madre Tierra nutre y hace crecer mi Jin Dan. Gracias.
La esencia de la Madre Tierra nutre y hace crecer mi Jin Dan. Gracias...

Ahora continúa con el paso cuatro.

Paso 4. Visualiza tu Jin Dan expandiéndose al tamaño del Cielo

Visualiza tu Jin Dan y tu cuerpo que siguen rotando hacia la izquierda y expandiéndose juntos hacia el Cielo. Recita en silencio *Ren Tian He Yi.* «Ren» significa *ser humano.* «Tian» significa *Cielo.* «He Yi» significa *se unen en uno solo.* «Ren Tian He Yi» (pronunciado *wren tien je yi*) significa *ser humano y Cielo se unen en uno solo.*

Recita:

Ren Tian He Yi hace crecer mi Jin Dan.
Ren Tian He Yi hace crecer mi Jin Dan.
Ren Tian He Yi hace crecer mi Jin Dan.
Ren Tian He Yi hace crecer mi Jin Dan.
Ren Tian He Yi hace crecer mi Jin Dan.
Ren Tian He Yi hace crecer mi Jin Dan.
Ren Tian He Yi hace crecer mi Jin Dan...

El Jing Qi Shen de Ren Tian se unen en uno solo para hacer crecer mi Jin Dan. Gracias.

El Jing Qi Shen de Ren Tian se unen en uno solo para hacer crecer mi Jin Dan. Gracias.

El Jing Qi Shen de Ren Tian se unen en uno solo para hacer crecer mi Jin Dan. Gracias.

El Jing Qi Shen de Ren Tian se unen en uno solo para hacer crecer mi Jin Dan. Gracias.

El Jing Qi Shen de Ren Tian se unen en uno solo para hacer crecer mi Jin Dan. Gracias.

El Jing Qi Shen de Ren Tian se unen en uno solo para hacer crecer mi Jin Dan. Gracias.

El Jing Qi Shen de Ren Tian se unen en uno solo para hacer crecer mi Jin Dan. Gracias...

Continúa recitando durante cinco minutos.

Tu Jin Dan y tu cuerpo son ahora del tamaño del Cielo. Recita *Tian Jing Hua Zi Yang*. «Tian» significa *Cielo*. «Jing Hua» significa *esencia, incluyendo la de las almas de las frutas, vitaminas, minerales, aminoácidos, proteínas, néctares, elixires y otros nutrientes esenciales del Cielo*. «Zi Yang» significa nutrir. «Tian Jing Hua Zi Yang» (pronunciado *tien dching jua dz yang*) significa *la esencia del Cielo nutre mi Jin Dan*.

Recita *Tian Jing Hua Zi Yang* y medita durante cinco minutos:

Tian Jing Hua Zi Yang hace crecer mi Jin Dan. Gracias.
Tian Jing Hua Zi Yang hace crecer mi Jin Dan. Gracias.
Tian Jing Hua Zi Yang hace crecer mi Jin Dan. Gracias.
Tian Jing Hua Zi Yang hace crecer mi Jin Dan. Gracias.
Tian Jing Hua Zi Yang hace crecer mi Jin Dan. Gracias.
Tian Jing Hua Zi Yang hace crecer mi Jin Dan. Gracias.
Tian Jing Hua Zi Yang hace crecer mi Jin Dan. Gracias...

Ahora continúa con el paso cinco.

Paso 5. Visualiza tu Jin Dan expandiéndose al Tao

Ahora visualiza tu Jin Dan y tu cuerpo expandiéndose al infinito, que es el Tao. Continúa imaginando tu Jin Dan y tu cuerpo rotando hacia la izquierda. Recita en silencio *Ren Tao He Yi.* «Ren» significa *ser humano.* «Tao» significa *la Fuente y el Creador del Cielo, la Madre Tierra y de innumerables planetas, estrellas, galaxias y universos.* «He Yi» significa *unirse como uno solo.* «Ren Tao He Yi» (pronunciado *wren dao je yi*) significa *ser humano y Tao se unen en uno solo.*

Recita y visualiza:

Ren Tao He Yi
Ren Tao He Yi
Ren Tao He Yi
Ren Tao He Yi
Ren Tao He Yi
Ren Tao He Yi
Ren Tao He Yi...

Continúa recitando durante cinco minutos.

Tu Jin Dan y tu cuerpo son del tamaño del Tao. Ahora recita *Tao Jing Hua Zi Yang.* «Tao» significa *la Fuente, el Creador.* «Jing Hua» significa *esencia, incluyendo la de las almas de las frutas, vitaminas, minerales, aminoácidos, proteínas, néctares, elixires y otros nutrientes esenciales del Tao.* «Zi Yang» significa *nutrir.* «Tao Jing Hua Zi Yang» (pronunciado *dao dching jua dz yang*) significa *la esencia del Tao y del Cielo nutren mi Jin Dan.*

Recita durante cinco minutos:

Tao Jing Hua Zi Yang hace crecer mi Jin Dan. Gracias.
Tao Jing Hua Zi Yang hace crecer mi Jin Dan. Gracias.
Tao Jing Hua Zi Yang hace crecer mi Jin Dan. Gracias.
Tao Jing Hua Zi Yang hace crecer mi Jin Dan. Gracias.
Tao Jing Hua Zi Yang hace crecer mi Jin Dan. Gracias.
Tao Jing Hua Zi Yang hace crecer mi Jin Dan. Gracias.
Tao Jing Hua Zi Yang hace crecer mi Jin Dan. Gracias...

Tao Ren He Yi (el Tao y el ser humano se unen en uno solo, pronunciado *dao wren je yi*)

Tao Ren He Yi

Tao Ren He Yi

Tao Ren He Yi

Tao Ren He Yi

Tao Ren He Yi

Tao Ren He Yi...

Ahora tu visualización ha expandido tu Jin Dan y tu cuerpo al tamaño del Tao. Practica durante cinco minutos más y luego la meditación continuará con tu Jin Dan y tu cuerpo regresando a su dimensión real, paso a paso.

Paso 6. Visualiza tu Jin Dan retornando al tamaño del Cielo

En este paso de la práctica sagrada, el Jin Dan detendrá su giro hacia la izquierda para rotar *hacia la derecha.*

Visualiza tu Jin Dan y cuerpo rotando *hacia la derecha* y reduciéndose juntos al tamaño del Cielo.

Recita:

Jing Qi Shen y Jing Hua del Tao y Tian (pronunciado *dching chi shen, dching jua, dao, tien) se vierten en mi cuerpo desde todas las direcciones, para nutrir y hacer crecer mi verdadero Jin Dan. Gracias.*

Jing Qi Shen y Jing Hua del Tao y Tian se vierten en mi cuerpo desde todas las direcciones, para nutrir y hacer crecer mi verdadero Jin Dan. Gracias.

Jing Qi Shen y Jing Hua del Tao y Tian se vierten en mi cuerpo desde todas las direcciones, para nutrir y hacer crecer mi verdadero Jin Dan. Gracias.

Jing Qi Shen y Jing Hua del Tao y Tian se vierten en mi cuerpo desde todas las direcciones, para nutrir y hacer crecer mi verdadero Jin Dan. Gracias.

Jing Qi Shen y Jing Hua del Tao y Tian se vierten en mi cuerpo desde todas las direcciones, para nutrir y hacer crecer mi verdadero Jin Dan. Gracias.

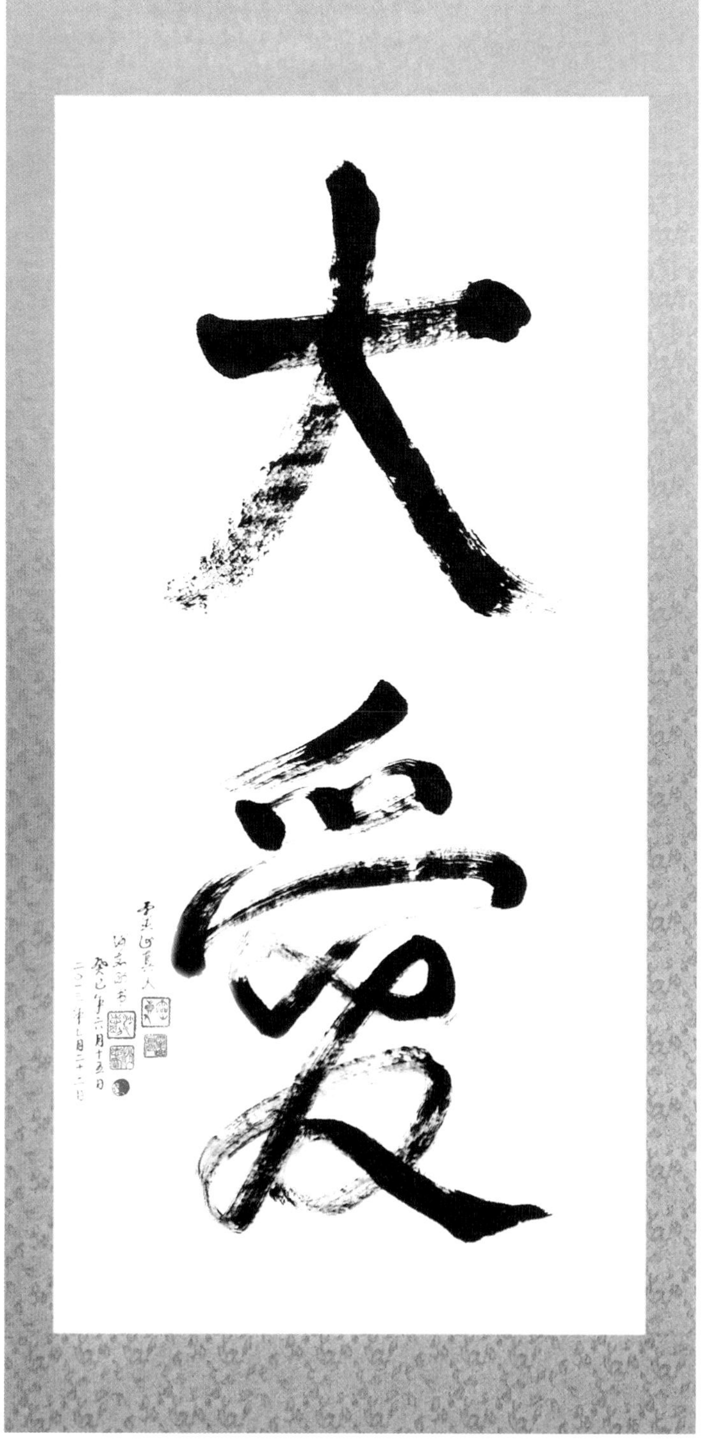
大愛

Figura 20.
Caligrafía Ling Guang de la Fuente *Da Kuan Shu*

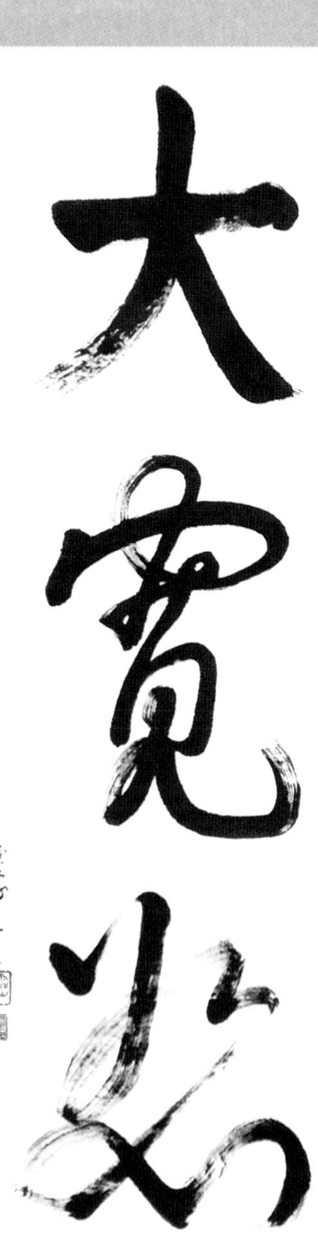

二〇一三年七月二十二日

FIGURA 21.
Caligrafía Ling Guang de la Fuente *Da Ci Bei*

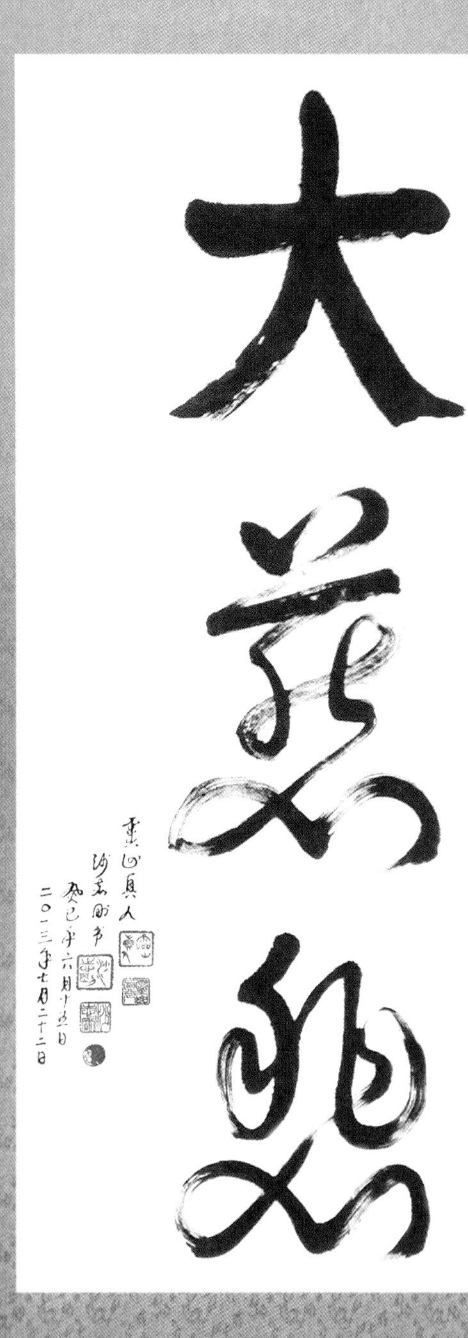

FIGURA 23.
Caligrafía Ling Guang de la Fuente *Da Guang Ming*

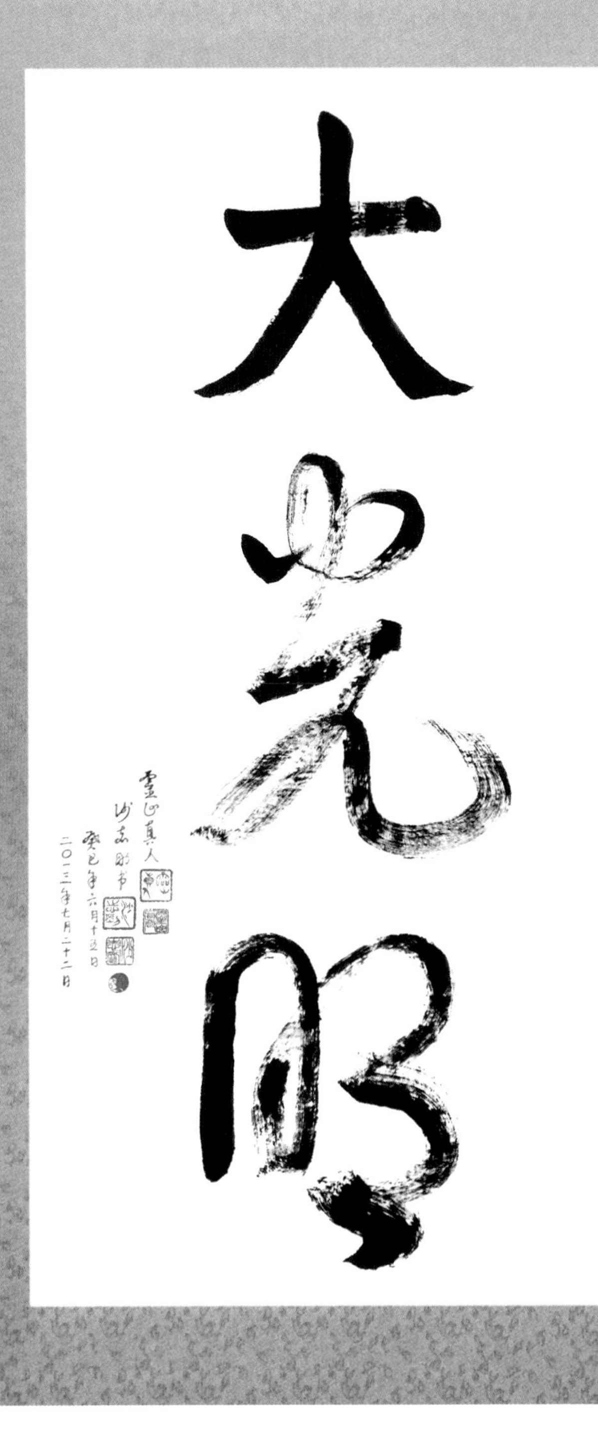
大光明
靈山真人
癸巳年六月十五日
二〇一三年七月二十二日

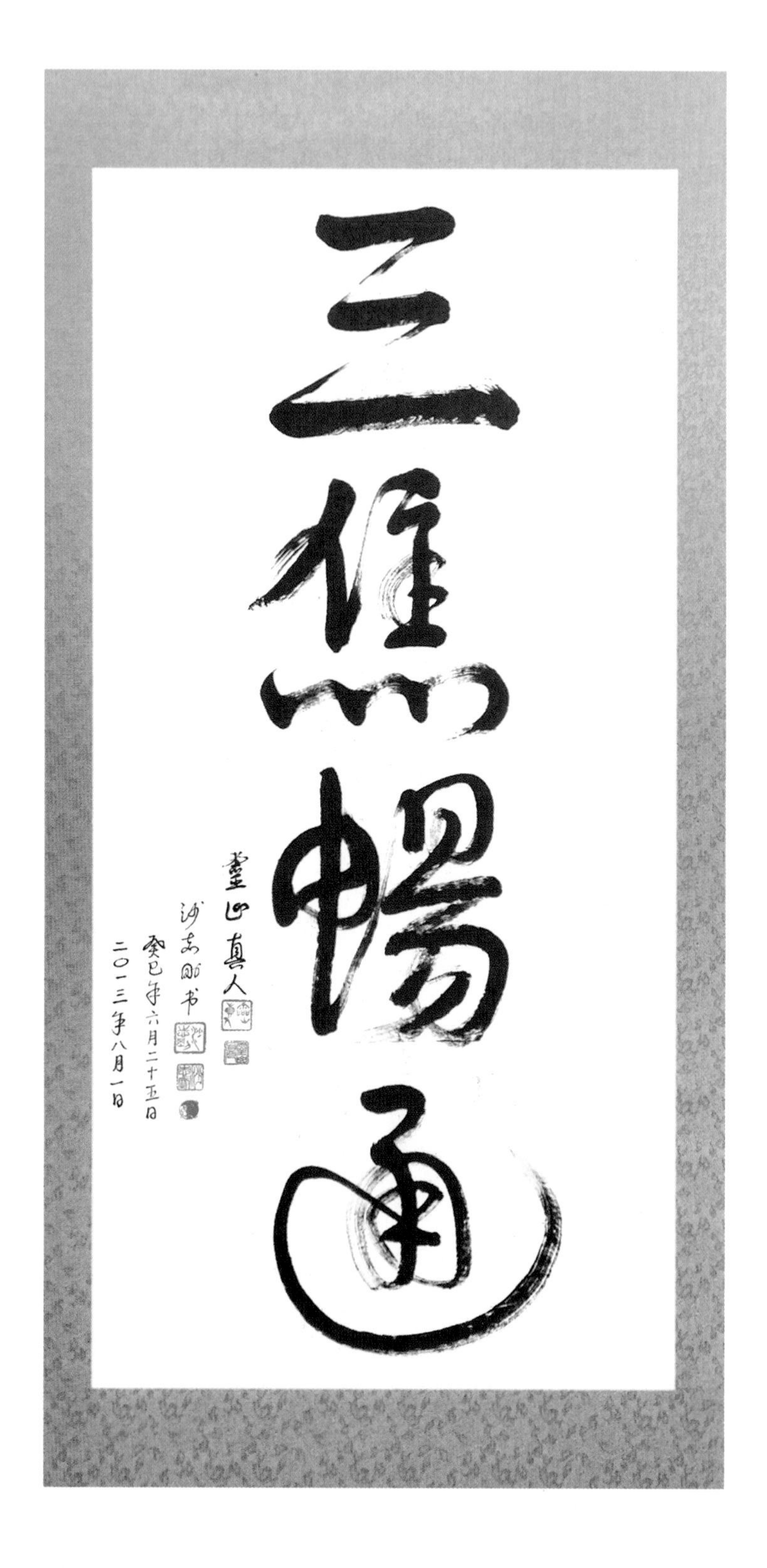

FIGURA 24.
Caligrafía Ling Guang de la Fuente *San Jiao Chang Tong*

Jing Qi Shen y Jing Hua del Tao y Tian se vierten en mi cuerpo desde todas las direcciones, para nutrir y hacer crecer mi verdadero Jin Dan. Gracias.

Jing Qi Shen y Jing Hua del Tao y Tian se vierten en mi cuerpo desde todas las direcciones, para nutrir y hacer crecer mi verdadero Jin Dan. Gracias...

Continúa recitando y visualizando durante cinco minutos. Luego procede al paso siete.

Paso 7. Visualiza tu Jin Dan retornando al tamaño de la Madre Tierra

Visualiza tu Jin Dan rotando hacia la derecha y reduciéndose desde el tamaño del Cielo al tamaño de la Madre Tierra. Al mismo tiempo, visualiza tu cuerpo reduciéndose al tamaño de la Madre Tierra.

Recita:

Jing Qi Shen y Jing Hua del Tian y Di (pronunciado *dching chi shen, dching jua, tien, di*) *se vierten en mi cuerpo desde todas las direcciones, para nutrir y hacer crecer mi verdadero Jin Dan. Gracias.*

Jing Qi Shen y Jing Hua del Tian y Di se vierten en mi cuerpo desde todas las direcciones, para nutrir y hacer crecer mi verdadero Jin Dan. Gracias.

Jing Qi Shen y Jing Hua del Tian y Di se vierten en mi cuerpo desde todas las direcciones, para nutrir y hacer crecer mi verdadero Jin Dan. Gracias.

Jing Qi Shen y Jing Hua del Tian y Di se vierten en mi cuerpo desde todas las direcciones, para nutrir y hacer crecer mi verdadero Jin Dan. Gracias.

Jing Qi Shen y Jing Hua del Tian y Di se vierten en mi cuerpo desde todas las direcciones, para nutrir y hacer crecer mi verdadero Jin Dan. Gracias.

Jing Qi Shen y Jing Hua del Tian y Di se vierten en mi cuerpo desde todas las direcciones, para nutrir y hacer crecer mi verdadero Jin Dan. Gracias.

Jing Qi Shen y Jing Hua del Tian y Di se vierten en mi cuerpo desde todas las direcciones, para nutrir y hacer crecer mi verdadero Jin Dan. Gracias...

Continúa recitando y visualizando durante cinco minutos. Luego procede al paso ocho.

Paso 8. Visualiza tu Jin Dan retornando al tamaño de tu cuerpo
Visualiza tu Jin Dan que continúa rotando hacia la derecha y reduciéndose desde el tamaño de la Madre Tierra al tamaño de tu cuerpo.

Recita:

Jing Qi Shen y Jing Hua del Di y el cuerpo (pronunciado dching chi shen, dching jua, di) se vierten en mi cuerpo desde todas las direcciones, para nutrir y hacer crecer mi verdadero Jin Dan. Gracias.

Jing Qi Shen y Jing Hua del Di y el cuerpo se vierten en mi cuerpo desde todas las direcciones, para nutrir y hacer crecer mi verdadero Jin Dan. Gracias.

Jing Qi Shen y Jing Hua del Di y el cuerpo se vierten en mi cuerpo desde todas las direcciones, para nutrir y hacer crecer mi verdadero Jin Dan. Gracias.

Jing Qi Shen y Jing Hua del Di y el cuerpo se vierten en mi cuerpo desde todas las direcciones, para nutrir y hacer crecer mi verdadero Jin Dan. Gracias.

Jing Qi Shen y Jing Hua del Di y el cuerpo se vierten en mi cuerpo desde todas las direcciones, para nutrir y hacer crecer mi verdadero Jin Dan. Gracias.

Jing Qi Shen y Jing Hua del Di y el cuerpo se vierten en mi cuerpo desde todas las direcciones, para nutrir y hacer crecer mi verdadero Jin Dan. Gracias.

Jing Qi Shen y Jing Hua del Di y el cuerpo se vierten en mi cuerpo desde todas las direcciones, para nutrir y hacer crecer mi verdadero Jin Dan. Gracias...

Continúa recitando y visualizando durante cinco minutos. Luego procede al paso nueve.

Paso 9. Visualiza tu Jin Dan retornando al tamaño de tu punto de acupuntura Ming Men

Visualiza tu Jin Dan rotando hacia la derecha y reduciéndose desde el tamaño de tu cuerpo al tamaño de tu punto de acupuntura Ming Men. Tu cuerpo ahora tiene su tamaño físico real.

Recita y medita:

Jing Qi Shen y Jing Hua del Tao y Tian Di Ren (pronunciado *dching chi shen, dching jua, dao, tien di wren) se vierten en mi punto de acupuntura Ming Men desde todas las direcciones, para nutrir y hacer crecer mi verdadero Jin Dan. Gracias.*

Jing Qi Shen y Jing Hua del Tao y Tian Di Ren se vierten en mi punto de acupuntura Ming Men desde todas las direcciones, para nutrir y hacer crecer mi verdadero Jin Dan. Gracias.

Jing Qi Shen y Jing Hua del Tao y Tian Di Ren se vierten en mi punto de acupuntura Ming Men desde todas las direcciones, para nutrir y hacer crecer mi verdadero Jin Dan. Gracias.

Jing Qi Shen y Jing Hua del Tao y Tian Di Ren se vierten en mi punto de acupuntura Ming Men desde todas las direcciones, para nutrir y hacer crecer mi verdadero Jin Dan. Gracias.

Jing Qi Shen y Jing Hua del Tao y Tian Di Ren se vierten en mi punto de acupuntura Ming Men desde todas las direcciones, para nutrir y hacer crecer mi verdadero Jin Dan. Gracias.

Jing Qi Shen y Jing Hua del Tao y Tian Di Ren se vierten en mi punto de acupuntura Ming Men desde todas las direcciones, para nutrir y hacer crecer mi verdadero Jin Dan. Gracias.

Jing Qi Shen y Jing Hua del Tao y Tian Di Ren se vierten en mi punto de acupuntura Ming Men desde todas las direcciones, para nutrir y hacer crecer mi verdadero Jin Dan. Gracias...

Continúa recitando y visualizando durante cinco minutos.

Compartí una parte de esta meditación sagrada en una teleconferencia y recibí de vuelta comentarios muy positivos de los participantes. Compartiré algunas de las historias aquí y luego resumiré esta práctica sagrada.

La luz de la Fuente se difunde a través de mi ser y sana un dolor intenso

Amado maestro Sha:

Gracias por esta sabiduría tan sagrada y esta bella práctica de recitación llena de alimento y luz.

He recibido una sanación ENORME durante la práctica. El dolor intenso que me ha acompañado por más de tres semanas ahora lo siento un 90 por 100 mejor. Lo que vi fue que a través de mi diminuto punto de acupuntura Ming Men entraba luz de los reinos de la Fuente. La luz se esparcía por mi ser y el punto Ming Men se convertía en un foco como el sol y los rayos se esparcían a través de mi cuerpo.

Mi alma siente que ha recibido tal elevación que las palabras no lo pueden expresar. Recitar con el maestro Sha ha abierto un portal a una travesía cautivadora para todos nosotros. Por unos momentos conectamos con la pureza más profunda y la más brillante luz. Entramos en una realidad distinta, en la que todos nos convertimos en nuestra versión más pura y brillante. Tuvimos una muestra de quiénes fuimos cuando éramos creados: seres de luz.

El maestro Sha nos trajo la sabiduría de la Fuente. No podemos honrar esto suficientemente.

Firuzan Mistry
Mumbai, India

Poder y luz inmensos

Querido maestro Sha:

Estoy verdaderamente sin habla por el poder y magnitud inmensos de sus enseñanzas y obsequios invaluables de hoy. Me siento muy agradecido y privilegiado de haber recibido estas enseñanzas de la meditación sagrada de la Fuente para el Ming Men. Le estoy agradecido a usted, al Tao y a la Fuente. Todavía no puedo creer mi buena fortuna de haber estado presente. Mi alma, corazón, mente y cuerpo enteros han cambiado en las últimas horas. Siento gran energía y resistencia, pero también gran equilibrio. Todo mi cuerpo está más fuerte, especialmente mi abdomen bajo y columna. Me llené de luz. Los cielos se abrieron y una luz inmensa y seres sagrados especiales llenaron mi casa. De hecho, se sintió el universo entero y yo fusionado con el Todo. Todos los que hemos recibido esta enseñanza y bendición estamos unidos, incluyendo los innumerables santos sagrados que han venido para esta enseñanza.

Con el amor más profundo y con gran gratitud,

P. S.
California, EE. UU.

Increíble paz y energía exquisita fluyeron por mi cuerpo

Muy querido maestro Sha:

No puedo agradecerle lo suficiente el compartir estos nuevos secretos de meditación.

El poder del enfoque en el punto Ming Men durante la recitación y meditación sagradas no tiene igual. Entré en los estados más profundos que jamás haya experimentado y siento una paz increíble y una energía exquisita fluyendo en todo mi cuerpo. Siento oleadas de energía irradiando desde el área de mi punto Ming Men corriendo hacia arriba y abajo de mi columna y alrededor de mi cuerpo a través de todos los meridianos.

El cambio de consciencia y perspectivas recibidos es demasiado profundo para ponerlo en palabras. No puedo esperar a sumergirme en esta nueva práctica para la sanación y la transformación de las relaciones personales, las finanzas y de todos los aspectos de la vida. Ésta es una práctica clave poderosa.

Gracias. Gracias. Gracias.

Erik J. Cecil, Esq.
Colorado, EE. UU.

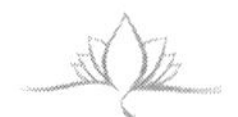

Ahora resumiré esta meditación sagrada del Jin Dan recibida de la Fuente. Después la podrás leer y memorizar.

Resumen de la meditación sagrada del Jin Dan recibida de la Fuente

Siéntate derecho con tus pies firmes en el piso y tu espalda libre y despejada. Cierra los ojos ligeramente. Coloca la punta de la lengua suavemente contra el paladar.

Poder del alma. *Di hola:*

Querido Divino,
querido Tao, la Fuente,
querido Cielo,
querida Madre Tierra,
queridos innumerables ángeles sanadores, arcángeles, maestros ascendidos, gurúes, lamas, kahunas, santos sagrados, santos taoístas, otros santos, budas, bodhisattvas y todo tipo de padres y madres espirituales,
querida caligrafía Ling Guang de la Fuente en este libro,[14]
mis queridos alma, mente y cuerpo,
os amo, honro y aprecio.
Por favor, ayudadme a desarrollar mi Jin Dan para potenciar mi energía, resistencia, vitalidad e inmunidad; rejuveneced mi alma, corazón, mente y cuerpo; prolongad mi vida y transformad mis relaciones personales, finanzas y cada aspecto de la vida.
Estoy muy agradecido.

Poder de la mente. Visualiza tu Semilla de Jin Dan en el Ming Men brillando con luz resplandeciente en el punto de acupuntura Ming Men.

Brillando. Brillando. Brillando...
Rotando hacia la izquierda...
Creciendo. Creciendo. Creciendo...

Poder del sonido. Recita y visualiza a la vez:

La Semilla de la Fuente para Jin Dan en el Ming Men está brillando, vibrando y rotando a la izquierda. Gracias...

Visualiza el Jin Dan expandiéndose al tamaño de tu puño. Recita y visualiza:

---

14. A pesar de que no he presentado todavía la caligrafía Ling Guang de la Fuente en este libro, puedes usar el Poder del Alma (Sanación y Bendición Diciendo Hola) para invocar y conectar con esta caligrafía sagrada de la Fuente y pedir su bendición para tu Jin Dan en el Ming Men.

Tian Di Ren Shen Qi Jing He Yi (pronunciado *tien di wren shen chi dching je yi*) *expande mi Jin Dan. Gracias...*

Visualiza tu Jin Dan que sigue expandiéndose para ocupar tu abdomen bajo y luego que sigue creciendo al tamaño de todo tu torso. Luego, visualiza el Jin Dan expandiéndose al tamaño de tu cuerpo.

Continúa meditando y visualizando el Jin Dan rotando *hacia la izquierda.* Tu cuerpo también rota hacia la izquierda con tu Jin Dan. Mantén tus ojos cerrados. Tú y tu Jin Dan sois uno solo.

Visualiza y recita en silencio:

Mi Jin Dan está vibrando, resonando y creciendo...

Ahora visualiza tu Jin Dan expandiéndose más allá del tamaño del tu cuerpo. Al mismo tiempo, visualiza tu cuerpo expandiéndose cuando el Jin Dan se expande.

Primero visualiza tu Jin Dan y tu cuerpo expandiéndose al tamaño de tu hogar o lugar de trabajo.

Recita y visualiza:

Tian Di Ren Shen Qi Jing He Yi (pronunciado *tien di wren shen chi dching je yi*) *expande mi Jin Dan. Gracias...*

Visualiza tu Jin Dan y tu cuerpo del tamaño de tu hogar o lugar de trabajo expandiéndose al tamaño de tu ciudad.

Recita y visualiza:

Haz crecer mi Jin Dan...

Luego continúa recitando y visualizando:

Tian Di Ren Shen Qi Jing He Yi (pronunciado *tien di wren shen chi dching je yi*) *expande mi Jin Dan. Gracias...*

Visualiza tu Jin Dan y tu cuerpo del tamaño de tu ciudad, expandiéndose al tamaño de tu provincia o estado.

Recita y visualiza:

El Jin Dan está vibrando y expandiéndose...

Visualiza tu Jin Dan y tu cuerpo del tamaño de tu provincia o estado, expandiéndose al tamaño de tu país.

Recita y visualiza:

Shen Qi Jing He Yi (pronunciado *shen chi dching je yi*) *hace crecer mi Jin Dan...*

Visualiza tu Jin Dan y tu cuerpo del tamaño de tu país, expandiéndose al tamaño de la Madre Tierra. Tu Jin Dan continuamente brilla y rota hacia la izquierda. Tu cuerpo continúa rotando hacia la izquierda con tu Jin Dan.

Recita y visualiza:

El Jing Qi Shen de la Madre Tierra nutre y hace crecer mi Jin Dan...

Visualiza tu Jin Dan y cuerpo del tamaño de la Madre Tierra expandiéndose al tamaño del Cielo.

Recita y visualiza:

El Jing Qi Shen del Cielo nutre y hace crecer mi Jin Dan...

Visualiza tu Jin Dan y cuerpo del tamaño del Cielo expandiéndose al infinito, que es el Tao. Recita:

El Jing Qi Shen del Tao nutre y hace crecer mi Jin Dan...

Ahora tu Jin Dan y cuerpo paran de rotar hacia la izquierda y empiezan a rotar hacia la *derecha.*

Visualiza tu Jin Dan del tamaño del Tao, reduciéndose al tamaño del Cielo.

Recita y visualiza:

El Jing Qi Shen y el Jing Hua del Tao y Tian (pronunciado dching chi shen, dching jua, dao, tien) nutren y hacen crecer mi verdadero Jin Dan...

Visualiza tu Jin Dan y cuerpo del tamaño del Cielo, reduciéndose al tamaño de la Madre Tierra.

Recita y visualiza:

El Jing Qi Shen y el Jing Hua del Tian y Di (pronunciado dching chi shen, dching jua, tien, di) nutren y hacen crecer mi verdadero Jin Dan...

Visualiza tu Jin Dan y tu cuerpo del tamaño de la Madre Tierra, reduciéndose al tamaño de tu cuerpo.

Recita y visualiza:

El Jing Qi Shen y el Jing Hua de Di y el cuerpo (pronunciado *dching chi shen, dching jua, di) nutren y hacen crecer mi verdadero Jin Dan...*

Visualiza tu Jin Dan del tamaño de tu cuerpo, reduciéndose al tamaño de tu punto de acupuntura Ming Men.

El Jing Qi Shen y Jing Hua de Tao Tian Di Ren, He Yi (pronunciado *dching chi shen, dching jua, dao tien di wren, je yi) nutren y hacen crecer mi verdadero Jin Dan...*

Esta meditación sagrada del Jin Dan recibida de la Fuente recolectará el jing qi shen del cuerpo, de la Madre Tierra, del Cielo y del Tao para formar y hacer crecer tu Jin Dan. El Jin Dan es uno de los más sagrados y poderosos tesoros para potenciar la energía, la resistencia, la vitalidad y la inmunidad, para la sanación, el rejuvenecimiento y la prolongación de la vida y para transformar las relaciones personales, las finanzas y todos los aspectos de la vida.

La meditación sagrada del Jin Dan recibida de la Fuente es la manera sagrada de alcanzar el Tao. Ésta es una de las más importantes prácticas espirituales para un ser humano. Ésta es una práctica diaria. Estoy muy agradecido de haber recibido esta meditación sagrada de la Fuente para compartirla con la humanidad.

El Tao es la Fuente que crea el Cielo, la Madre Tierra e innumerables planetas, estrellas, galaxias y universos. El Cielo y la Madre Tierra son los creadores de los seres humanos.

El Tao es el Camino de toda la existencia.

El Tao es el principio y la ley universal.

Un ser humano tiene dos vidas: una vida física y una vida del alma. La vida física de un ser humano es limitada. La vida del alma de un ser humano es eterna. ¿Cuál es el objetivo final de la vida de un ser humano? Éste puede ser resumido en una oración:

El objetivo final de la vida de un ser humano es alcanzar el Tao.

Esta meditación sagrada del Jin Dan es una práctica sagrada de la Fuente para transformar toda la vida y alcanzar el Tao. La importancia y poder de esta meditación no pueden ser expresados en palabras, comprendidos por el pensamiento o imaginados.

Practica. Practica. Practica.
Potencia la energía, resistencia, vitalidad e inmunidad.
Sana el alma, el corazón, la mente y el cuerpo.
Prevén todas las enfermedades.
Purifica el alma, el corazón, la mente y el cuerpo.
Rejuvenece el alma, el corazón, la mente y el cuerpo.
Ilumina el alma, el corazón, la mente y el cuerpo.
Prolonga la vida.
Muévete en la dirección de la inmortalidad.
Alcanza el Tao.
Te amo. Te amo. Te amo.
Gracias. Gracias. Gracias.

Soy ilimitado y libre

No puedo agradecerle lo suficiente al maestro Sha por las incontables bendiciones que he recibido a lo largo de los años. Lo que estamos recibiendo viene en muchos planos. Necesitaba mucho trabajo, así que decidí seguir presentándome una y otra vez. Mi más grande deseo siempre fue vivir plenamente; natural, completo y realizado.

Con el tiempo, las bendiciones han removido innumerables capas de bloqueos. Esta última bendición para el Portal de la Vida, el Ming Men, es verdaderamente increíble. Siento que tengo el poder de las montañas, los ríos, los océanos y los bosques.

Soy ilimitado y libre. Ahora me muevo de forma natural en el cumplimiento de mi auténtico servicio y propósito. Ahora sé que puedo ejecutar mi tarea. Qué mejor bendición que hacer lo que amas.

Gracias, maestro Sha. Gracias a la Fuente.

Christopher Keehn
Monterey, California, EE. UU.

El dolor de espalda desaparece con la bendición de Ming Men

Amado maestro Sha:

Ayer, durante la teleconferencia de las Bendiciones Divinas del Domingo, recibí el invalorable tesoro Trasplantes de Alma, Mente y Cuerpo de Ming Meng Mi Zhou. El dolor en la parte inferior de mi espalda, que había tenido por varios días, desapareció instantáneamente. Hoy tengo mucha energía y fortaleza en ambas piernas cuando camino.

Gracias por todas las bendiciones que siempre recibimos durante las Bendiciones Divinas del Domingo. Mi corazón está tan lleno de gratitud y de alegría. Con todo mi amor para el maestro Sha, para todos los niveles del Cielo y para la Fuente.

Stanka
Tutzing, Alemania

Mantras sagrados de la Fuente para la sanación de los cuerpos espiritual, mental, emocional y físico

A TRAVÉS DE LA HISTORIA, recitar mantras ha sido uno de los métodos más importantes de sanación y desarrollo espiritual y energético.

Se han dado millones de historias de sanación por recitar mantras.

En la enseñanza y práctica ancestral hay tres secretos que expliqué en el capítulo 1: Shen Mi *(secreto del cuerpo)*, Kou Mi *(secreto de la boca)*, e Yi Mi *(secreto del pensamiento)*. El secreto de la boca es recitar mantras. En 2000, creé las Técnicas de los Cuatro Poderes, que son el Poder del Cuerpo, el Poder del Alma, el Poder de la Mente y el Poder del Sonido. El Poder del Sonido consiste en recitar mantras.

En los libros de la Colección Poder del Alma y en mis otros libros, he ofrecido muchas enseñanzas acerca de numerosos mantras sagrados, antiguos y nuevos. Te invito a que los leas. He compartido muchos mantras poderosos, junto con secretos del alma y secretos ancestrales, sabiduría, conocimiento y técnicas prácticas, para aplicarlos en la autosanación y más. Estas enseñanzas y prácticas han creado cientos de miles de milagros sanadores del alma en todo el mundo.

He publicado dos importantes libros sobre sanación antes de crear la Colección Poder del Alma:

- *Power Healing: The Four Keys to Energizing Your Body, Mind, and Spirit*[15]
- *Soul Mind Body Medicine: A Complete Soul Healing System for Optimum Health and Vitality*[16]

Mi Colección Poder del Alma consiste hasta el momento de diez libros principales:

- *Soul Wisdom: Practical Soul Treasures to Transform Your Life (La sabiduría del alma: tesoros prácticos para el alma que transformarán tu vida)*
- *Soul Communication: Opening Your Spiritual Channels for Success and Fulfillment*
- *The Power of Soul: The Way to Heal, Rejuvenate, Transform, and Enlighten All Life*
- *Divine Soul Songs: Sacred Practical Treasures to Heal, Rejuvenate, and Transform You, Humanity, Mother Earth, and All Universes*
- *Divine Soul Mind Body Healing and Transmission System: The Divine Way to Heal You, Humanity, Mother Earth, and All Universes*
- *Tao I: The Way of All Life*
- *Divine Transformation: The Divine Way to Self-clear Karma to Transform Your Health, Relationships, Finances, and More*
- *Tao II: The Way of Healing, Rejuvenation, Longevity, and Immortality*
- *Tao Song and Tao Dance: Sacred Sound, Movement, and Power from The Source for Healing, Rejuvenation, Longevity, and Transformation of All Life*
- *Divine Healing Hands: Experience Divine Power to Heal You, Animals, and Nature, and to Transform All Life (Manos sanadoras divinas: experimenta el poder divino para sanarte a ti mismo, a los animales y a la naturaleza y para transformar toda la vida)*

---

15. *Power Healing: The Four Keys to Energizing Your Body, Mind, and Spirit* (San Francisco: HarperSanFrancisco, 2002).

16. *Soul Mind Body Medicine: A Complete Soul Healing System for Optimum Health and Vitality* (Novato: New World Library, 2006).

He compartido los más poderosos mantras de la historia en estos libros. Miles de millones de personas a lo largo de la historia han recibido transformación en cada aspecto de la vida a través de estas prácticas sagradas.

Permíteme enfatizar una vez más el poder e importancia de los mantras.

¿Qué es un mantra?

Un mantra es un sonido y mensaje especial que el Divino, el Tao, los budas, los santos, los gurúes y otros tipos de padres y madres espirituales han creado en su práctica espiritual y energética para transformar toda la existencia. Cuando un mantra es recitado repetidamente ocurre la transformación.

El poder y la importancia de los mantras

Los mantras son sonidos y mensajes especiales que portan frecuencias y vibraciones espirituales. Estas frecuencias y vibraciones especiales pueden transformar la frecuencia y vibración de toda la existencia.

Los mantras portan amor, perdón, compasión y luz. El amor disuelve todos los bloqueos y transforma toda la vida. El perdón trae gozo y paz interiores a toda la vida. La compasión potencia la energía, la resistencia, la vitalidad y la inmunidad de toda la vida. La luz sana, previene enfermedades; purifica y rejuvenece los cuerpos espiritual, mental, emocional y físico; transforma las relaciones personales y finanzas; aumenta la inteligencia; abre los canales espirituales y trae éxito a cada aspecto de la vida.

Los mantras son un tesoro de encuentro espiritual. Cuando recitas un mantra, los santos y los padres y madres espirituales en el Cielo te escuchan recitando y vienen a bendecir tu vida.

Los mantras son una herramienta de comunicación espiritual fundamental para comunicarse con el mundo de las almas.

Recitar mantras es una de las prácticas espirituales más ancestrales. Por miles de años, en muchas tradiciones diferentes, reconocidos líderes espirituales indios, budistas, taoístas y otros han compartido sus mantras para servir a millones de personas.

Los mantras son extremadamente poderosos porque pueden remover bloqueos de alma, mente y cuerpo en cada aspecto de la existencia.

Quiero compartir y enfatizar un secreto espiritual importante. Cuando recites un mantra, por favor, efectúa una Práctica del Perdón al mismo tiempo. La Práctica del Perdón es la clave para limpiar el karma negativo. El karma negativo es el bloqueo primordial en cada aspecto de la vida, incluyendo la salud, las relaciones personales, las finanzas, los negocios y más. Recuerda, cada vez que recites un mantra realiza la Práctica del Perdón simultáneamente. Esto multiplicará tu sanación y transformación de vida. Permíteme explicarlo con mayor detalle.

El karma negativo es el registro de las equivocaciones de uno en todas las vidas, incluyendo la vida actual y las pasadas. También incluye el karma ancestral negativo. El karma ancestral negativo es el registro de las equivocaciones en el lado ancestral de tus padres o madres que afecta el viaje de tu alma y tu vida física como uno de sus descendientes. El karma negativo incluye matar, dañar, aprovecharse de otros, engañar, robar, y causar dolor y sufrimiento a otros en cualquier forma.

Desde julio de 2003, el Divino me ha conferido el honor de ofrecer Limpieza Divina de Karma a la humanidad. Desde febrero de 2009, he entrenado personalmente y creado más de treinta Canales Divinos, quienes también son mis Representantes Mundiales. Ellos también ofrecen Limpieza Divina de Karma. Juntos hemos ofrecido Limpieza Divina de Karma a cientos de miles de personas en la Madre Tierra. En los últimos diez años, hemos creado cientos de miles de milagros sanadores del alma. También hemos creado en la Madre Tierra más de cuatro mil Sanadores del Alma con Manos Sanadoras Divinas. Las enseñanzas y prácticas de mis libros de la Colección Poder del Alma, junto con *Power Healing* y *Soul Mind Body Medicine*, también han creado miles de milagros sanadores del alma.

¿Cómo hemos creado tantos milagros sanadores del alma? Porque ofrecemos Limpieza Divina de Karma y enseñamos la autosanación. Sobre todo, hemos enseñado mucho la Práctica del Perdón. La Práctica del Perdón es la manera sagrada de limpiar el propio karma.

Autolimpiar el karma es pedir perdón por las equivocaciones que nosotros y nuestros ancestros hemos cometido en todas las vidas. Los errores que cometimos crearon karma negativo. Por nuestro karma negativo existe oscuridad en nosotros. La oscuridad puede quedarse dentro o alrededor de nosotros. La oscuridad podría estar dentro de nuestro negocio o con los integrantes de nuestra familia. El karma negativo afecta la salud, las emociones, las relaciones personales, las finanzas, los negocios, el hogar, la familia y todos los aspectos de la existencia.

En mi libro *The Power of Soul* revelé, resumido en una oración, el secreto sobre el karma:

El karma es la causa primordial del éxito y el fracaso en cada aspecto de la vida.

Nuestro éxito depende del buen servicio en vidas previas y en esta vida. Nuestros bloqueos son debidos a nuestro servicio desagradable en vidas previas y en esta vida. El karma de nuestros ancestros también afecta nuestra vida.

Si has recibido Limpieza Divina de Karma, has sido muy bendecido. Si no has recibido Limpieza Divina de Karma, aprende cómo hacer la Práctica del Perdón para limpiar tu propio karma poco a poco. Aunque ya hayas recibido Limpieza Divina de Karma, realiza la Práctica del Perdón. En todos mis libros y en cada taller, seminario y retiro que he dirigido recalco enérgicamente la importancia de la Práctica del Perdón. He sido testigo del poder que resulta de hacer la Práctica del Perdón. Ésta es una de las llaves doradas para abrir la puerta al avance en cada aspecto de la vida.

Cuando realizas la Práctica del Perdón, no toda la oscuridad se va de inmediato. La oscuridad se marcha poco a poco. Por lo tanto, la Práctica del Perdón es una práctica diaria.

Cuando efectúas la Práctica del Perdón, es vital incluir lo siguiente:

Querida toda la oscuridad dentro de mi cuerpo,

por favor, perdóname por todas mis equivocaciones cometidas en esta vida y en las pasadas en las que te herí, dañé o me aproveché de ti.

Pido disculpas sinceramente.

Por favor, perdóname.

Queridas todas las almas y personas que me han herido, dañado o que se han aprovechado de mí en todas las vidas,

os perdono a todas incondicionalmente.

Éstos son los dos aspectos de la Práctica del Perdón:

- Pide perdón sinceramente.
- Perdona a otros incondicionalmente.

Pedirle a la oscuridad que te perdone y ofrecer perdón incondicional es la primera clave de la Práctica del Perdón. Ahora doy a conocer la segunda clave:

Pídele a la oscuridad dentro de tu cuerpo que practique contigo.

La sabiduría sagrada es que, cuando hagas práctica espiritual, incluyendo recitaciones, meditaciones y más, invites a la oscuridad dentro de tu cuerpo a que practique contigo. Todos los seres necesitan amor, perdón, compasión y luz. La oscuridad necesita amor, perdón, compasión y luz también. La oscuridad también tiene alma, mente y cuerpo.

¿Qué es lo que estás haciendo cuando recitas y meditas? Estás realizando Xiu Lian. «Xiu Lian» (pronunciado *shiu lien*) significa *práctica de purificación* y puede ser resumida en una oración:

Xiu lian es la práctica de purificación de alma, de corazón, de mente y de cuerpo, a fin de alcanzar la iluminación del alma, de la mente y del cuerpo.

Xiu Lian representa la totalidad del viaje espiritual. Necesitas Xiu Lian. La oscuridad, que es el karma negativo dentro de ti, necesita Xiu Lian también. Invitar a la oscuridad a que recite y medite contigo es el absoluto y máximo secreto para la sanación y transformación de toda la existencia. La oscuridad está contigo si tu karma no ha sido limpiado. Una vez que tu karma es limpiado, no necesitas invitar a la oscuridad a meditar contigo. Si no ha sido limpiado, es absolutamente necesario que invites a la oscuridad a meditar contigo.

Realiza la Práctica del Perdón todos los días. Es muy difícil limpiar rápidamente todo el karma negativo propio. Podrías tener niveles elevados de karma negativo. Toma tiempo limpiarlo; por consiguiente, Xiu Lian no es fácil. A lo largo de la historia, muchos grandes maestros espirituales se iban a las montañas, cavernas, templos, bosques y océanos para hacer Xiu Lian por décadas. Ellos querían limpiar su karma negativo e iluminar su alma, mente y cuerpo.

Por tanto, cuando medites o recites, antes de empezar siempre recuerda decir:

> *Si existe oscuridad dentro de mi cuerpo, por favor participa conmigo en recitar y meditar.*
> *Hagamos Xiu Lian juntos.*
> *Gracias.*

Recuerda, éste es un secreto fundamental para autolimpiar el karma negativo.

Ahora compartiré contigo tres nuevos y poderosos mantras sagrados de la Fuente que recibí directamente de la Fuente. Estoy muy honrado.

Mantra sagrado de la Fuente *Tao Guang Zha Shan*

El Tao es la Fuente. El Tao es el Camino de toda la existencia. El Tao es el principio y ley universal. El Tao lleva consigo la frecuencia y vibración del Tao con el jing qi shen del Tao que puede transformar la frecuencia, la vibración y el jing qi shen de todos los seres y de todas las cosas. El Tao tiene el poder último para sanar y transformar toda vida. «Guang» (pronunciado *guang*) significa *luz*. Existe luz visible y luz invisible. «Zha» (pronunciado *dcha*) significa *explosiona*. «Shan» (pronunciado *shan*) significa *vibra*.

«Tao Guang Zha Shan» significa *La luz de la Fuente explosiona y vibra*.

Toda enfermedad es resultado de bloqueos de alma, mente y cuerpo. La luz de la Fuente tiene el poder de remover los bloqueos de alma, mente y cuerpo. Las personas que tienen un ligero karma negativo podrían recibir sanación de la luz de la Fuente al instante. A las personas que tienen un karma negativo pesado podría tomarles más tiempo despejarlo. No importa si uno recibe sanación instantánea o si toma un tiempo en sanar; aun así funciona.

Lo recalcaré nuevamente: **es de máxima importancia que realices la Práctica del Perdón con cualquier práctica de sanación.** Ésta es la mejor manera de remover los bloqueos de alma, mente y cuerpo en todos los aspectos de la vida.

Ahora, apliquemos este nuevo mantra de la Fuente para tu sanación.

Sana el cuerpo físico

Recuerda Da Tao zhi jian, *El Gran Camino es extremadamente simple.* Las técnicas de sanación del alma y transformación del alma que enseño en este libro y en mis libros anteriores son sumamente simples. Puede que sean muy simples para creer en ellas. Abre tu corazón y alma para probarlas. Aplica las técnicas. *Si deseas saber si una pera es dulce, pruébala. Si deseas saber si la sanación del alma funciona, experiméntala.* Si experimentas resultados inmediatos, creerás que funciona; si no, sé paciente. Continúa practicando. La transformación está en camino.

¿Por qué una persona no recibiría resultados instantáneos? Esto se debería a que la persona tiene bloqueos pesados de alma, mente y cuerpo. Por ejemplo, algunas personas sufren de dolor crónico por décadas; podría tomarles algún tiempo sanar por completo. Algunas personas sufren de dolencias que ponen en riesgo sus vidas; esto toma tiempo en sanar. Lo más importante es seguir mis instrucciones. Cuando te pida que dejes de leer y que practiques durante diez minutos, no puedo recalcarte suficientemente que necesitas practicar. Ésa es la clave para la autosanación: *practicar.* Quiero recordarte de nuevo el mensaje de los milagros sanadores del alma:

Yo tengo el poder de crear milagros sanadores del alma
para transformar toda mi vida.

Tú tienes el poder de crear milagros sanadores del alma
para transformar toda tu vida.

Juntos tenemos el poder de crear milagros sanadores del alma para
transformar toda la existencia de la humanidad y de todas las almas
en la Madre Tierra y de innumerables planetas, estrellas, galaxias
y universos.

¡Tú *puedes* hacerlo!

También quiero enfatizar que, para afecciones crónicas y que ponen en riesgo la vida, tienes que practicar dos horas o más al día. Puedes sumar todo tu tiempo de práctica para que totalice por lo menos dos horas al día. Haz los simples ejercicios que comparto en este libro. Recita y visualiza simultáneamente. El éxito puede ser tuyo si practicas.

El cuerpo físico incluye cada sistema, cada órgano, cada célula, las cuatro extremidades y más. Las enfermedades en el cuerpo físico incluyen dolor, inflamación, infecciones, quistes, cálculos, tumores, cáncer y mucho más. La causa de todas las enfermedades son los bloqueos de alma, mente y cuerpo. Los bloqueos de alma son el karma negativo. Los bloqueos mentales incluyen mentalidades negativas, actitudes negativas, creencias negativas, ego, apegos y más. Los bloqueos del cuerpo son bloqueos de energía y materia. El mantra de la Fuente *Tao Guang Zha Shan* puede remover todo tipo de bloqueos. Sería posible crear milagros sanadores del alma sólo recitando este mantra.

En las prácticas que aparecen en el resto de este capítulo, te guiaré en el uso del Poder del Alma (Sanación y Bendición Diciendo Hola) para invocar tres caligrafías Ling Guang («Luz del Alma») de la Fuente; una para cada uno de los tres nuevos mantras sagrados de la Fuente que estoy presentando en este capítulo. En el capítulo 5, ofreceré más enseñanzas acerca de las caligrafías Ling Guang de la Fuente. No deseo hacerte esperar más para experimentar su poder y recibir sus beneficios.

A continuación, te daré una fórmula general para autosanación del alma de todas las enfermedades del cuerpo físico. Esta fórmula puede ser usada para tu vida entera: donde sea, cuando quieras. Es sumamente simple.

Aplica las Técnicas de los Cuatro Poderes y la Práctica del Perdón juntas:

Poder del cuerpo. Consulta las ilustraciones que encontrarás en el pliego de color. Coloca una palma en la figura 13, la caligrafía Ling Guang de la Fuente *Tao Guang Zha Shan* (pronunciado *dao guang dcha shan*). Coloca la otra palma en cualquier parte de tu cuerpo que necesite sanación.

Poder del alma. Di *hola.*

Di *hola* a las almas internas:

Queridos alma, mente y cuerpo de ________ (nombra cualquier órgano, sistema o parte del cuerpo que necesita sanación),

os amo.

Vosotros tenéis el poder de sanaros a vosotros mismos.

¡Haced un buen trabajo!

Gracias.

Di *hola* a las almas externas y realiza la Práctica del Perdón a la vez:

Querido Divino,

querido Tao, la Fuente,

querida caligrafía Ling Guang de la Fuente Tao Guang Zha Shan,

queridos innumerables ángeles sanadores, arcángeles, maestros ascendidos, gurúes, lamas, kahunas, santos sagrados, santos taoístas, otros santos, budas, bodhisattvas y todo tipo de padres y madres espirituales que estáis conectados con la caligrafía Ling Guang de la Fuente,

queridos numerosos animales de los santos que estáis conectados con la caligrafía Ling Guang de la Fuente,

queridos incontables tesoros de sanación del alma que estáis conectados con la caligrafía Ling Guang de la Fuente,

os amo, honro y aprecio.

Por favor, perdonadnos a mis ancestros y a mí por todos los errores que hemos cometido en todas las vidas.

Por favor, sanad y rejuveneced mi cuerpo físico.

No puedo honraros lo suficiente.

Gracias.

Querida toda la gente y todas las almas a las que mis ancestros y yo hemos herido, dañado o de las que nos hemos aprovechado en cuerpo físico en todas las vidas,

sinceramente pedimos disculpas.

Por favor, perdonadnos a mis ancestros y a mí.

Lo lamento verdaderamente.

Recitemos y meditemos juntos para sanar y rejuvenecer nuestros cuerpos físicos.

Queridas todas las almas que me han herido en todas la vidas,

os perdono incondicionalmente.

A fin de que se me perdone, ofreceré servicio incondicional a la humanidad y a todas las almas.

Recitar Tao Guang Zha Shan *es ofrecer servicio incondicional.*

Estoy trayendo Tao Guang a la humanidad y a wan ling en la Madre Tierra y en innumerables planetas, estrellas, galaxias y universos.

Gracias.

Poder del sonido. Recita en silencio o en voz alta:

Tao Guang Zha Shan (pronunciado *dao guang dcha shan*)
Tao Guang Zha Shan
Tao Guang Zha Shan
Tao Guang Zha Shan
Tao Guang Zha Shan
Tao Guang Zha Shan...

La luz de la Fuente explosiona y vibra.
La luz de la Fuente explosiona y vibra.
La luz de la Fuente explosiona y vibra.
La luz de la Fuente explosiona y vibra.
La luz de la Fuente explosiona y vibra.
La luz de la Fuente explosiona y vibra...

Poder de la mente. Visualiza Tao Guang *(luz del Tao)* explosionando y vibrando en el área de tu pedido.

Mantén las manos en la misma posición: una en el área de tu pedido y la otra en la figura 13. Recita y visualiza durante diez minutos.

Al final de cada práctica de sanación, recuerda siempre mostrar gratitud:

¡Hao! ¡Hao! ¡Hao!
Gracias. Gracias. Gracias.
Gong Song. Gong Song. Gong Song.

«Gong Song» (pronunciado *gong song*) significa en chino *respetuosamente retornen.* Esto es para que regresen las innumerables almas que vinieron a la Práctica del Perdón.

«Hao» (pronunciado *jao*) significa *mejórate.* «Hao» significa *perfecto.* «Hao» significa *restablecer la salud.*

Para afecciones crónicas o que ponen en riesgo tu vida, practica durante media hora o más cada vez y varias veces al día. Tu práctica diaria *debe* sumar en total por lo menos dos horas. Ésta es la orientación del Cielo que regularmente he recibido durante más de diez años: para afecciones crónicas o que ponen en riesgo la vida *practica cada día por lo menos dos horas.*

Puedes usar la misma aproximación para sanar tu cuerpo espiritual, mental y emocional. Las técnicas serán las mismas, pero tus pedidos específicos de sanación serán diferentes.

Mantra milagroso sana un severo dolor de pierna

Recitar el mantra Tao Guang Zha Shan *es una práctica que todos deberían hacer.*

Me despierto casi todos los días con dolor en las piernas, especialmente en las rodillas, tobillos y pies. Mi dolor en la escala del 1 al 10 es usualmente 7 o más alto y en las noches o tardes es entre 8 y 9. Algunas veces, cuando me paro luego de estar sentada, apenas puedo sostenerme. Es como si mis piernas estuvieran pesadas y dolorosas.

En la teleconferencia gratuita diaria de Bendiciones con las Manos Sanadoras Divinas, practicamos este mantra durante más de cuarenta minutos. Le pedí al alma de este mantra sagrado que sanara mis piernas. Estaba limpiando mi casa luego de eso y me di cuenta de que el dolor se había reducido de 8 a 2, ¡casi desapareció! Mis piernas se sienten fuertes, juveniles y libres de dolor. Tienes que experimentar este poder de sanación. Si deseo mejorar mi dolencia, la respuesta es muy fácil: necesito recitar más.

Tao Guang Zha Shan, Tao Guang Zha Shan, Tao Guang Zha Shan, Tao Guang Zha Shan…

Voy a empezar a practicar este mantra cada día para mí y para mis seres queridos.

Gracias, maestro Sha, por compartir su amor y servicio con nosotros y por enseñarnos este mantra sagrado y milagroso. No tengo palabras para expresar mi gratitud, mi felicidad de estar libre de dolor y mi amor. ¡Gracias!

Carmelita
Tucson, Arizona, EE. UU.

Tristeza totalmente aliviada por el mantra *Tao Guang Zha Shan*

Experimenté el gran poder del nuevo mantra de la Fuente, Tao Guang Zha Shan. *Nunca antes experimenté algo tan poderoso. En las últimas dos semanas, he estado atravesando una prueba espiritual: demasiado triste y sin energía o motivación para hacer cualquier cosa.*

Durante la teleconferencia de las Bendiciones Divinas del Domingo, estaba durmiendo cerca de mi computadora por algunas horas y repentinamente desperté durante su recitación de este mantra que nunca había escuchado antes. Sentí que era muy poderoso. Al instante, mi energía retornó. Sentí paz y gozo en mi corazón. Me sentí más centrado y es algo que continúa. No puedo parar de recitar este mantra; me gusta mucho.

Siento cada día el poder que está transformando ahora mi vida, removiendo bloqueos mentales, tales como ego de inferioridad, que veo claramente. Me despierto más ligero, con gozo y confianza en mi corazón.

Deseo que este maravilloso y poderoso mantra ayude al mayor número posible de personas que sufren de tristeza, depresión y falta de energía. No puedo agradecerle lo suficiente, maestro Sha, por traer esta luz y transformación a la humanidad. No puedo agradecer lo suficiente al Divino y a la Fuente por ayudarnos a todos a sanar y remover nuestros bloqueos. Estoy muy agradecido.

M. L.
Canadá

Dolor de ciática reducido por una recitación durante dos minutos

Durante la teleconferencia de las Bendiciones Divinas del Domingo, el maestro Sha ofreció una bendición al recitar el mantra Tao Guang Zha Shan *durante dos minutos. Pedí por mi nervio ciático para que se sanara. He sufrido de ciática en el área de mi cadera derecha, recorriendo mi pierna, durante treinta y cinco años, luego de un accidente de auto. Sentí calor por todo el cuerpo y, luego de dos minutos de recitar con el maestro Sha, el intenso dolor se redujo en gran medida. Por primera vez, dormí aquella noche sin el intenso dolor.*

C. S.
Tampa, Florida, EE.UU.

El Cielo viene a la Madre Tierra con cada palabra

La práctica con los nuevos mantras Tao Guang Zha Shan, Hei Heng Hong Ha, Guang Liang Hao Mei *trajeron frecuencias muy elevadas y luz a la Madre Tierra y a cada persona. Cuando taconeaba contra el suelo y recitaba los mantras junto con el grupo, sentí una conexión muy fuerte entre la Fuente y la Madre Tierra y recibí una conexión muy particular.*

El Cielo viene a la Madre Tierra con cada palabra de estos mantras; tan radiante, poderosa y brillante luz que no existía antes.

Recibí bendiciones para mis piernas. El último año, he sufrido a menudo bastante dolor y poca fuerza en mis piernas, haciéndoseme difícil correr. Ahora, siento una conexión mucho mejor con la Madre Tierra y puedo sentir raíces que se extienden hacia el interior de la tierra. Vibra de forma confortable en mis piernas. La conexión con la Fuente es mucho más intensa y siento equilibrio en mi interior.

Gracias, querido maestro Sha, por estos maravillosos mantras de sanación. No puedo agradecerle lo suficiente.

Birgit Seefeldt
Bad Freienwalde, Alemania

Amor, luz y sanación en cada plano de mi ser

Aloha, *maestro Sha:*

Estoy muy emocionada con cada nuevo día, en tanto que crezco y aprendo con usted.

El nuevo mantra Tao Guang Zha Shan *es tan poderoso en mi cuerpo que todos mis centros energéticos, mis sistemas, mi cerebro, mi alma y mi equipo espiritual AMAN este nuevo mantra y ¡las sensaciones e imágenes que he estado recibiendo son muy profundas!*

Me siento fantástica, fuerte, sanada, amada y apoyada. Sobre todo, ¡estoy sanada! En cada plano de mi ser, están teniendo lugar luz, amor y sanación.

Gracias por su servicio a TODOS nosotros.

¡Con luz y amor para usted!

Dove S.

Mantra sagrado de la Fuente *Hei Heng Hong Ha*

Ahora, aprendamos, practiquemos y experimentemos el segundo nuevo mantra de la Fuente y la segunda caligrafía Ling Guang de la Fuente en este libro.

«Hei» (pronunciado *jei*) es el sonido sagrado que estimula el primer chakra (raíz) energético, el cual es la primera Casa del Alma. Millones de personas entienden los chakras energéticos. *Véase* la figura 9 en la página 103 para saber dónde están ubicados. El Divino y el Tao me pidieron que subrayara que los chakras energéticos son las *Casas de Alma.*

«Heng» (pronunciado *jang*) es el sonido sagrado que estimula el segundo chakra energético o segunda Casa del Alma.

«Hong» (pronunciado *jong*) es el sonido sagrado que estimula el tercer chakra energético o tercera Casa del Alma.

«Ha» (pronunciado *ja*) es el sonido sagrado para estimular el Zhong.

Hei Heng Hong Ha son los cuatro sonidos sagrados para estimular la primera, segunda y tercera Casa del Alma, así como al Zhong. *Véase* la figura 14.

Presenté el Zhong cerca del final del capítulo 1. «Zhong» significa *núcleo.* El Zhong (pronunciado *dchong*) es un área en la mitad posterior del abdomen bajo que incluye cuatro áreas y puntos fundamentales y sagrados. Éstos son el punto de acupuntura Hui Yin, el Kun Gong, el punto de acupuntura Ming Men y el Wei Lü. *Véase* la figura 12 en la página 110.

El punto de acupuntura Hui Yin (pronunciado *juei yin*) yace en el perineo, entre los genitales y el ano. «Hui» significa *acumulación.* «Yin» significa *energía yin.* El punto Hui Yin recoge la energía yin de todo el cuerpo.

El Kun Gong está ubicado en el centro del cuerpo detrás del ombligo. Como se explica en el sagrado Tao Jing Inmortal[17] el Kun Gong está localizado por encima y delante de los riñones, debajo del corazón, a la izquierda del hígado y a la derecha del bazo.

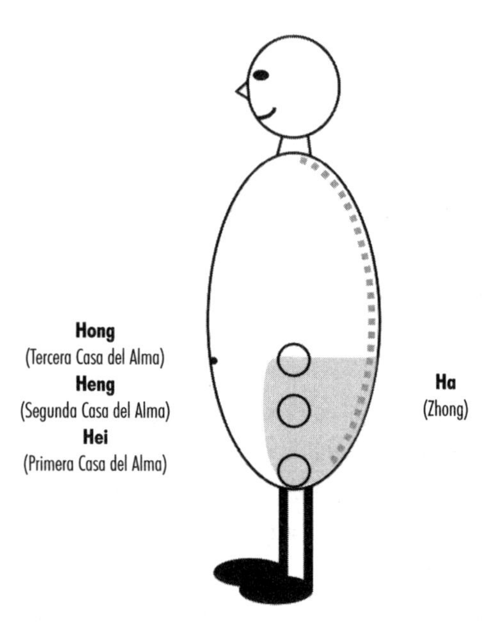

FIGURA 14. Hei Heng Hong Ha estimula el cuerpo

En el *I Ching,* «Kun» significa *Madre Tierra* o *energía de la madre.* «Gong» significa *templo.* Kun Gong (pronunciado *kun gong*) es el lugar sagrado donde se produce Yuan Qi y Yuan Jing. «Yuan» significa *origen.* «Yuan Qi» (pronunciado *yuan chi*) significa *energía original.* «Yuan Jing» (pronunciado *yuan jing*) significa *materia original.* Yuan Qi y Yuan Jing son la clave para la vida. Yuan Jing y Yuan Qi son producidos en el Kun Gong.

Yuan Qi, Yuan Jing y Yuan Shen son la auténtica fuerza vital para un ser humano. Yuan Shen es el alma original. La sabiduría sagrada revela

17. El Tao Jing Inmortal o el Tao Inmortal Clásico es un nuevo texto sagrado de 220 líneas del Tao. Es el tema principal de mi libro *Tao II: The Way of Healing, Rejuvenation, Longevity, and Immortality,* (Toronto/Nueva York: Heaven's Library/Atria Books, 2010).

que cuando el esperma del padre y el óvulo de la madre se unen para crear un embrión, el Tao (la Fuente) otorga Yuan Shen a este embrión. El Yuan Shen crea Yuan Qi (energía original) y Yuan Jing (materia original). Imagina una lámpara de aceite. Yuan Shen, Yuan Qi y Yuan Jing son como el aceite en una lámpara. El jing qi shen de todo el cuerpo es también aceite en la lámpara. Al nacer, un bebé saludable tiene una botella llena de aceite; el Yuan Qi y Yuan Jing están plenos. La enfermedad, el envejecimiento y otros factores consumen el aceite; el Yuan Qi y Yuan Jing están agotados. Éste es el proceso normal para un ser humano. Cuando el aceite está agotado completamente, la vida física termina. Por tanto, Yuan Shen, Yuan Qi y Yuan Jing son la verdadera fuerza vital para un ser humano.

El Kun Gong es el lugar donde se produce el Yuan Qi y el Yuan Jing. Ningún ejercicio físico, alimento, líquidos o nutrientes especiales pueden reabastecer el Yuan Qi y Yuan Jing. La práctica espiritual normal no puede reponer esta fuerza vital auténtica tampoco. Sólo las prácticas espirituales sagradas pueden desarrollar Yuan Qi y Yuan Jing. Desarrollar el Yuan Qi y Yuan Jing es reponer la botella de aceite de vida.

Ésta es una de las más importantes enseñanzas que el Divino y el Tao me han ofrecido para compartir con la humanidad. Éste es uno de los más importantes secretos que imparto en mi entrenamiento de diez años para longevidad e inmortalidad. Si estás verdaderamente inspirado y deseas aprender sabiduría, conocimiento y técnicas prácticas sagradas de rejuvenecimiento y longevidad, por favor lee mis libros *Tao I: The Way of All Life*, *Tao II: The Way of Healing, Rejuvenation, Longevity, and Immortality* y *Tao Song and Tao Dance: Sacred Sound, Movement, and Power from The Source for Healing, Rejuvenation, Longevity, and Transformation of All Life.*[18] También puedes participar en mis retiros de Sanación, Rejuvenecimiento y Longevidad del Tao.

El punto de acupuntura Ming Men yace en la espalda, directamente opuesto al ombligo. (*Véase* la figura 8, en la página 101). Impartí enseñanzas sobre el poder e importancia del punto de acupuntura Ming Men en el capítulo 3. *Véanse* las páginas 162-165.

El Wei Lü (pronunciado *wei liu*) es el área del cóccix. (*Véase* la figura 12 en la página 110). Es un área sagrada donde el qi es generado y recolectado.

---

18. Toronto/Nueva York: Heaven's Library/Atria Books, 2010-2012.

También es el portal de un orificio invisible en la base de la columna vertebral. Este orificio invisible es una puerta para que la energía y materia diminuta entre y viaje a lo largo de la columna y médula espinal.

Dos libros de importancia en mi colección Poder del Alma, *Divine Soul Songs* y *Tao Song and Tao Dance*, explican las siete Casas del Alma en detalle. No repetiré los pormenores, pero impartiré la esencia para aquellos que no han leído estos dos libros. Si ya lo has hecho, aprende y domina la esencia.

La **primera Casa del Alma** está ubicada justo encima del perineo, que es el área entre los genitales y el ano. Es del tamaño de un puño y está localizada en el canal central del cuerpo. El poder y la importancia de la primera Casa del Alma pueden ser resumidos como sigue:

- Es el centro fundamental de energía para los otros chakras energéticos o Casas del Alma.
- Reúne el yin de todo el cuerpo.
- Es el área clave para limpiar el karma de las relaciones personales.
- Es la Casa del Alma o chakra energético clave para sanar y rejuvenecer el sistema reproductivo y sistema inmunológico; sanar el ano, recto y órganos sexuales; y para aumentar el poder sexual.
- Es el motor sagrado para desarrollar la confianza y la estabilidad.
- Es el motor sagrado para la longevidad.
- Es el motor sagrado para entonar el Canto del Tao o Canto del Alma.

La **segunda Casa del Alma** está ubicada en el canal central del cuerpo, en el abdomen bajo, entre la primera Casa del Alma y el nivel del ombligo. También es del tamaño de un puño. El poder e importancia de la segunda Casa del Alma pueden ser resumidos como sigue:

- Es la Casa del Alma clave para empoderar al Dan Tian Inferior, que es uno de los más importantes centros de energía fundamentales en el cuerpo. El Dan Tian Inferior está ubicado 1,5 cun[19] por debajo del ombligo y 2,5 cun dentro de la parte frontal del cuerpo y es del tamaño de un puño.

---

19. Un cun (pronunciado *tsun*) es igual al ancho de la articulación del pulgar.

- Es el motor sagrado para el rejuvenecimiento.
- Es una Casa del Alma clave para potenciar la energía, la resistencia, la vitalidad y la inmunidad.
- Es una Casa del Alma clave para sanar el intestino grueso.
- Es un motor sagrado para bajar de peso.

La **tercera Casa del Alma** está localizada en el canal central del cuerpo al nivel del ombligo. También es del tamaño del puño. El poder y la importancia de la tercera Casa del Alma pueden ser resumidos como sigue:

- Es la Casa del Alma clave para empoderar, sanar y rejuvenecer el elemento agua, que incluye los riñones, la vejiga urinaria, los oídos y los huesos en el cuerpo físico y el miedo en el cuerpo emocional.
- Es la Casa del Alma clave para empoderar, sanar y rejuvenecer el elemento madera, que incluye el hígado, la vesícula, los ojos y los tendones en el cuerpo físico y la ira en el cuerpo emocional.
    - Es la Casa del Alma clave para sanar y rejuvenecer los sistemas urinario y músculo-esquelético.
    - Es la Casa del Alma clave para sanar y rejuvenecer el estómago y el intestino delgado.
    - Es clave para empoderar y desarrollar el Área de la Montaña Nevada y el punto de acupuntura Ming Men, que está ubicado en la espalda, opuesto al ombligo.
- El Área de la Montaña Nevada es el centro energético fundamental, al pie de la columna y delante del cóccix. Es conocido por los yoguis como el kundalini, por los taoístas como la Urna Dorada y por los practicantes de la medicina tradicional china como el área del Ming Men, que significa *el portal de la vida.*
- El más grande poder e importancia del punto de acupuntura Ming Men es que es el punto del Tao para un ser humano, como expliqué en el capítulo 3.
- El Área de la Montaña Nevada y el punto de acupuntura Ming Men portan fuego Ming Men y agua Ming Men. El punto de acupuntura Ming Men es el núcleo del Área de la Montaña Nevada. El fuego Ming Men es el yang más importante para todo el cuerpo. El agua Ming Men es el yin más importante para todo el cuerpo. Millones de personas

sufren de hipertensión, diabetes o problemas menopáusicos; desde la perspectiva de energía, materia y medicina tradicional china, estas tres afecciones son debidas a una insuficiente agua Ming Men. Los mantras sagrados de la Fuente tienen el poder de sanar estas tres afecciones y mucho, mucho más.

- La tercera Casa del Alma provee alimento energético para el cerebro y el Tercer Ojo a través del área de la Montaña Nevada.
- Es el motor sagrado clave para desarrollar coraje, fortaleza, templanza y persistencia para sobreponerse a los desafíos.
- Es el motor sagrado clave para desarrollar jing, que es materia.

El **Zhong** es el área del Tao en el cuerpo, ubicado en la mitad posterior del abdomen bajo. El punto de acupuntura Ming Men es *la esencia del Zhong*. El poder e importancia del Zhong pueden ser resumidos de la siguiente manera:

- Es el corazón de la vida.
- Incluye cuatro áreas y puntos sagrados principales: el Kun Gong, el punto de acupuntura Ming Men, el Wei Lü y el punto de acupuntura Hui Yin.
- Es el centro sagrado más importante para potenciar la energía, la resistencia, la vitalidad y la inmunidad.
- Es el centro clave para el rejuvenecimiento y la prolongación de la vida.
- Es el centro sagrado para sanar todas las enfermedades en los cuerpos espiritual, mental, emocional y físico.
- Es el centro sagrado para transformar toda la vida, incluyendo las relaciones personales y las finanzas.
- Es el centro sagrado para aumentar la inteligencia.

Infundida con energía celestial

Hoy, en la teleconferencia gratuita de las Bendiciones con Manos Sanadoras Divinas, recitamos el mantra de sanación del alma de la Fuente Hei Heng Hong Ha. *Junto con la maestra Lynne, activamos nuestras Manos Sanadoras Divinas y todos nuestros tesoros. Empezamos a recitar en silencio. Una sensación exquisita me invadió y entró a través de la parte superior de la cabeza. Era como si se me infundiera con la energía de una ciudad celestial. Mi corazón se abrió.*

Luego de recitar durante cerca de quince minutos, sentí un dolor agudo en el área del Ming Men. Vi una energía oscura elevarse por mi médula espinal y salir por la punta de mi cabeza. Simultáneamente, mientras me enfocaba en el área del Zhong, mi consciencia se expandió. Tuve conciencia de círculos de energía moviéndose a través de mi cuerpo y en mi Tercer Ojo se produjo una luz hermosa. Mientras miraba esta luz, sentí que me conectaba con el gozo de mi alma. La luz formó pirámides y giró como un vórtice.

El gato de la familia, Mara, vino y se echó junto a mí. Ella, yo, la maestra Lynne y todas las personas en la teleconferencia nos convertimos en una sola. Estaba feliz y tranquila. Gracias, maestro Sha y la Fuente, por este obsequio tan bello. Cada día nos otorga mucho. Estoy muy agradecida.

Todo mi amor,

Kathleen M.
Pensilvania, EE. UU.

Hagamos ahora una práctica con *Hei Heng Hong Ha* y la caligrafía Ling Guang de la Fuente *Hei Heng Hong Ha.* Este mantra de la Fuente podría sanar toda enfermedad y transformar toda la vida. Te guiaré para realizar la práctica para el cuerpo emocional.

Sana el cuerpo emocional

Cinco mil años atrás, la medicina tradicional china claramente compartía la conexión entre el cuerpo físico y el cuerpo emocional. El cuerpo físico y el cuerpo emocional se conectan a través de los cinco elementos.

La ira en el cuerpo emocional conecta con el elemento madera. El órgano que gobierna en el elemento madera es el hígado. La ira es el cuerpo emocional; el hígado es el cuerpo físico. Están interrelacionados. La ira podría causar enfermedades hepáticas. Una enfermedad del hígado podría causar ira. Sanar la ira es sanar el hígado. Sanar el hígado es sanar la ira.

De la misma forma, la depresión y ansiedad en el cuerpo emocional conectan con el elemento fuego. El órgano que gobierna en el elemento fuego es el corazón. Sanar el corazón es sanar la depresión y la ansiedad y viceversa.

La preocupación en el cuerpo emocional conecta con el elemento tierra. El bazo es el órgano que gobierna en el elemento tierra. Sanar el bazo es sanar la preocupación y viceversa.

El pesar y la tristeza en el cuerpo emocional conectan con el elemento metal. Los pulmones son los órganos que gobiernan en el elemento metal. Sanar los pulmones es sanar el pesar y la tristeza y viceversa.

El miedo en el cuerpo emocional conecta con el elemento agua. Los riñones son los órganos que gobiernan en el elemento agua. Sanar los riñones es sanar el miedo y viceversa.

Ahora te guiaré para aplicar las Técnicas de los Cuatro Poderes para sanar el cuerpo emocional:

Poder del cuerpo. Siéntate derecho. Consulta las ilustraciones que encontrarás en el pliego de color. Coloca una palma en la figura 15, la caligrafía Ling Guang de la Fuente *Hei Heng Hong Ha*. Coloca la otra palma sobre el órgano que esté relacionado con el desequilibrio emocional que deseas sanar.

Ahora compartiré en mayor detalle las relaciones entre los órganos físicos zang y las emociones desequilibradas a través de los cinco elementos:

- Madera: Hígado (ira, irritación, frustración, fastidio, rabia, furia, resentimiento).
- Fuego: Corazón (depresión, ansiedad, nerviosismo, problemas de amor propio, culpa, miseria, infelicidad, melancolía, pesadumbre).
- Tierra: Bazo (preocupación, inquietud, aprensión, agobio).
- Metal: Pulmones (pesar, tristeza, pena, ansia, angustia, dolor, infelicidad, aflicción).
- Agua: Riñones (miedo, espanto, terror, pánico, alarma, trepidación).

Por ejemplo, si tienes problemas de depresión, ansiedad, nerviosismo, amor propio, culpa, miseria, infelicidad, melancolía o pesadumbre, ésta es la manera de practicar:

Poder del cuerpo. Coloca una palma en la figura 15, la caligrafía Ling Guang de la Fuente *Hei Heng Hong Ha.* Coloca la otra palma sobre tu corazón.

Poder del alma. Di *hola:*

Di *hola* a las almas internas:

Queridos alma, mente y cuerpo de mi corazón,
os amo.
Vosotros tenéis el poder de sanar mi ________ (menciona el desequilibrio emocional).
¡Haced un buen trabajo!
Gracias.

Di *hola* a las almas externas y realiza la Práctica del Perdón a la vez:

Querido Divino,
querido Tao, la Fuente,
querida caligrafía Ling Guang de la Fuente Hei Heng Hong Ha,
queridos innumerables ángeles sanadores, arcángeles, maestros ascendidos, gurúes, lamas, kahunas, santos sagrados, santos taoístas, otros santos, budas, bodhisattvas y todo tipo de padres y madres espirituales que estáis conectados con la caligrafía Ling Guang de la Fuente Hei Heng Hong Ha,
queridos innumerables animales de los santos que estáis conectados con la caligrafía Ling Guang de la Fuente Hei Heng Hong Ha,
os amo, honro y aprecio.
Por favor, perdonadnos a mis ancestros y a mí por todos los errores que hemos cometido en todas las vidas.
Por favor, sanad mi ________ (menciona el desequilibrio emocional).
No puedo honraros lo suficiente.
Gracias.

Queridas todas las personas a quienes mis ancestros y yo hemos herido, dañado y de las que nos hemos aprovechado en su cuerpo emocional en todas las vidas,

pedimos disculpas sinceras.

Por favor, perdonadnos incondicionalmente a mis ancestros y a mí.

Recitemos y meditemos juntos para transformar nuestros cuerpos emocionales.

Queridas todas las almas que me han herido, dañado y que se han aprovechado de mí en esta vida y en las pasadas, os perdono incondicionalmente.

A fin de ser perdonado, ofreceré servicio incondicional a la humanidad y a todas las almas.

Recitar Hei Heng Hong Ha *es ofrecer servicio incondicional.*

Estoy trayendo Hei Heng Hong Ha *a la humanidad y a wan ling en la Madre Tierra y en innumerables planetas, estrellas, galaxias y universos.*

Poder del sonido. Recita en silencio o en voz alta:

Hei Heng Hong Ha (pronunciado *jei jang jong ja*)
Hei Heng Hong Ha
Hei Heng Hong Ha
Hei Heng Hong Ha
Hei Heng Hong Ha
Hei Heng Hong Ha
Hei Heng Hong Ha…

Poder de la mente. Visualiza luz dorada de la Fuente irradiando y vibrando dentro y alrededor de tu corazón.

Deja de leer ahora. Medita, visualiza y recita *Hei Heng Hong Ha* durante diez minutos.

Cierra la práctica: *¡Hao! ¡Hao! ¡Hao! Gracias. Gracias. Gracias. Gong Song. Gong Song. Gong Song.* Pronunciado *gong song,* esto significa en chino *respetuosamente retornen.* Esto es para hacer retornar a las innumerables almas que acudieron a la Práctica del Perdón.

Si tienes una dolencia crónica o que pone en riesgo tu vida, recita durante dos horas o más al día. Cuanto más frecuentemente recites y lo hagas por períodos más largos, mejores resultados podrías obtener. Suma todo tu tiempo de práctica para que equivalga a por lo menos dos horas al día.

No es necesaria la medicación

Desde mi niñez, hace ya alrededor de veinte años, he sufrido de severa fiebre del heno. Cuando se encuentra en su pico durante el verano, tengo reacciones en la piel, en el sistema digestivo, la nariz, los pulmones y los ojos. Mi bienestar general se ve muy reducido. Tengo dolor por todo el cuerpo y nada de energía. Durante ese tiempo, tengo que tomar medicación para controlar estos síntomas, pero sólo son parcialmente aliviados.

Durante una reciente teleconferencia diaria gratuita de Bendiciones con Manos Sanadoras Divinas, el maestro Sha presentó los nuevos mantras Tao Guang Zha Shan, Hei Heng Hong Ha *y* Guang Liang Hao Mei. *Anoté estos mantras sagrados para memorizarlos y me llevé el papel conmigo al trabajo. Allí hice el saludo de «Di Hola» y recité estos mantras. Aquella tarde, me di cuenta de que había olvidado tomarme la medicina y me quedé realmente impresionada al observar que ¡no tenía en absoluto ningún síntoma de fiebre del heno!*

Hoy es mi tercer día consecutivo sin medicación y ¡todavía sin síntomas! ¡No puedo recordar ni siquiera dos días durante el verano sin tomar la medicación y sin tener ningún tipo de síntoma! Estoy verdaderamente pasmada por el poder de sanación de estos nuevos mantras. ¡Sólo unos minutos recitando y no más síntomas!

Estoy tan extremadamente agradecida. ¡No puedo agradecerle al maestro Sha, al Divino, a la Fuente y a los mantras sagrados lo suficiente por este milagro de sanación del alma! Mi deseo es que el mayor número de personas posible aprenda estos mantras y practique con ellos para experimentar sus milagros sanadores del alma.

N. K.
Alemania

La visión mejora después de minutos de recitar los mantras de la Fuente

Querido maestro Sha:

Los nuevos mantras sanadores de la Fuente son extremadamente poderosos y un servicio y obsequio enormes para la humanidad. Mi cuerpo entero está lleno de luz y energía.

Mientras recitábamos, pedí una bendición para mis ojos y sólo con unos pocos minutos de recitación experimenté una gran diferencia. Mi visión es más clara y mis ojos están mucho más relajados.

Estamos muy honrados y bendecidos. Gracias.

E. K.
Frankfurt, Alemania

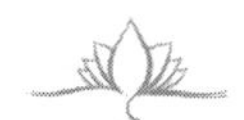

Ahora te guiaré para aprender y practicar el tercer nuevo mantra de la Fuente que estoy dando a conocer en este libro y también para recibir bendiciones de la caligrafía Ling Guang de la Fuente en este mantra.

Mantra sagrado de la Fuente *Guang Liang Hao Mei*

«Guang» (pronunciado *guang*) significa *luz*. Esta luz incluye la luz de la Madre Tierra, la luz del Cielo y la luz del Tao, la Fuente. «Liang» (pronunciado *liang*) significa *transparencia*. La transparencia también es luz. Esta luz puede traspasar los órganos y el cuerpo. En la jornada espiritual, el logro más elevado es transformar el cuerpo físico en un cuerpo de luz. Esto es Iluminación del Cuerpo. Cuando tu cuerpo se haya convertido en un cuerpo de luz, una persona con habilidades avanzadas del Tercer Ojo puede ver a través de tu cuerpo como si fuera transparente. La transparencia es muy importante para sanar y para elevar el viaje del alma.

El nuevo mantra de la Fuente «Guang Liang Hao Mei» (pronunciado *guang liang jao mei*) significa *luz transparente trae belleza interior y exterior*.

Niveles en un cuerpo humano

Estoy compartiendo otro secreto espiritual importante. El cuerpo de un ser humano tiene dos niveles. Uno se llama *You Xing*. «You Xing» (pronunciado *you shing*) significa *tiene forma y puede ser visto.* El otro nivel se llama *Wu Xing.* «Wu Xing» (pronunciado *wu shing*) significa *no tiene forma y no puede ser visto.*

You Xing se divide aún más, en tres subniveles. Wu Xing también se divide aún más, en tres subniveles.

Juntamos los seis niveles del cuerpo de un ser humano y tenemos:

You Xing

Los subniveles de You Xing son:

- sistema capilar
- órganos
- sistemas

Wu Xing

Los tres subniveles de Wu Xing son:

- sistema meridiano
- transparencia
- luz

Me complace compartir con cada uno de vosotros que estamos trabajando directamente con los niveles más elevados, que son luz y transparencia. Por tanto, cuando recitamos *Guang Liang,* que es «luz» y «transparencia», y visualizamos un área de nuestro cuerpo resplandeciendo la luz más brillante y haciéndose transparente, ésta es la sanación espiritual y energética más elevada que podemos hacer.

Estamos sumamente bendecidos de que la Fuente haya revelado esta sabiduría y práctica. Estoy extremadamente honrado de ser servidor del Divino, del Tao, de la Fuente y de la humanidad.

«Hao» (pronunciado *jao*), la tercera palabra de este nuevo mantra de la Fuente, significa *mejórate.* «Hao» significa *perfecto.* «Hao» significa *restablece tu salud a su condición normal.* Cuando hacemos sanación, necesitamos restablecer la salud a su condición normal. Necesitamos buena salud.

«Mei» (pronunciado *mei*), la cuarta y última palabra de este nuevo mantra de la Fuente, significa *belleza.* En mi enseñanza, hay belleza interior y belleza exterior. La belleza interior son cualidades del alma, mente y cuerpo. La belleza exterior son también cualidades del alma, mente y cuerpo. «Mei» incluye la belleza interior y la belleza exterior.

Belleza interior del alma

La belleza interior del alma incluye:

- amor
- perdón
- compasión
- luz
- bondad
- generosidad
- sinceridad
- honestidad
- integridad
- humildad
- pureza
- gracia
- abnegación
- virtud
- GOLD[20] total (al Divino, al Tao y a la Fuente)
- y mucho más

Belleza interior de la mente

La belleza interior de la mente incluye:

- paz
- calma
- gratitud
- gozo
- dicha

---

20. GOLD total es un acrónimo. G denota *gratitud.* O denota *obediencia.* L denota *lealtad.* D denota *devoción.* GOLD total al Divino, al Tao, a la Fuente y a todo el Cielo es clave para el viaje espiritual.

- aceptación
- altruismo
- positivismo
- armonía
- claridad
- pureza
- confianza
- flexibilidad
- creatividad
- inspiración
- desapego
- y más

Belleza interior del cuerpo
La belleza interior del cuerpo incluye:

- salud
- energía
- fortaleza
- flexibilidad
- flujo
- equilibrio
- pureza
- armonía
- libertad
- sintonía
- y más

Belleza exterior del alma, mente y cuerpo
La belleza exterior del alma, mente y cuerpo incluye:

- acciones que irradian amor, perdón, compasión y luz
- comportamientos que conllevan sinceridad, integridad, bondad, mansedumbre y calidez
- lenguaje rebosante de amor, cuidado, compasión y luz, resonando con inspiración que conmueve y toca el corazón

- pensamientos que ofrecen gracia, cuidado, humildad, pureza, gratitud y servicio
- un cuerpo vibrante con salud y buen estado físico, firmemente estable, franco, atractivo y más

La sabiduría sagrada indica que la belleza interior conlleva belleza exterior. Es importante que las personas tomen conciencia de esta sabiduría.

La meditación y recitación son prácticas espirituales que directamente mejoran y hacen brotar la belleza interior de uno; simultáneamente, éstas desarrollan y hacen brotar la belleza exterior de uno. Quizás sepas de seres espirituales que tienen una belleza radiante. Ellos irradian amor y luz divinos y otras cualidades divinas. Tener gran belleza interior y exterior es uno de los grandes beneficios que todos pueden alcanzar a través de la meditación y recitación.

Órdenes del Alma

Mi libro *The Power of Soul: The Way to Heal, Rejuvenate, Transform, and Enlighten All Life*[21] incluye un capítulo completo acerca de las Órdenes del Alma. Las Órdenes del Alma son sabiduría y práctica sagrada.

¿Qué es una Orden del Alma? Un emperador o presidente de un país puede dar una orden. En el ejército, un general puede dar una orden. En una empresa, un director o dueño puede dar una orden. En una familia, los padres pueden dar una orden a sus hijos. Un juez puede dar una orden. Dar una orden es imponer una acción.

Las Órdenes del Alma son tesoros sagrados para la sanación y prevención de enfermedades; para el rejuvenecimiento de alma, corazón, mente y cuerpo; y la transformación de las relaciones personales, las finanzas, los negocios y de cada aspecto de la vida.

Todo está hecho de alma, mente y cuerpo. Alma, mente y cuerpo son shen qi jing. *El alma es el jefe.* Cuando el alma da una orden, la mente y el cuerpo actúan para cumplir la orden. Cuando tu alma dé una orden, tu mente y cuerpo la seguirán. Éste es el poder del alma. Esto es *el alma sobre la materia.* Esto es sanación del alma, rejuvenecimiento del alma y transformación del alma.

---

21. Toronto/Nueva York: Heaven's Library/Atria Books, 2009.

«Hao» es una orden del alma. Cuando las personas se enferman, no importa si la enfermedad está a nivel de los cuerpos espiritual, mental, emocional o físico. La meta de la sanación del alma o de cualquier modalidad de sanación es la de restablecer la salud a fin de mejorar. «Hao» significa *mejórate.* «Hao» significa *restablecer la salud.* Por tanto, «Hao» es una orden del alma. Es tan simple, pero aun así tan potente, que va más allá de la comprensión.

«Mei» (*belleza,* pronunciado *mei*) incluye la belleza interior y la belleza exterior. «Mei» es una orden del alma también.

«Guang Liang Hao Mei» (pronunciado *guang liang jao mei*) es una orden del alma. «Guang Liang Hao Mei» significa *luz transparente trae belleza interior y exterior.*

Existen innumerables mantras en todo tipo de prácticas y tradiciones espirituales. ¿Por qué son los mantras tan poderosos? En una oración:

Los mantras son órdenes del alma.

La sabiduría sagrada de los mantras es: *en lo que recitas, te conviertes.*

Ahora practiquemos este tercer nuevo mantra sagrado de la Fuente junto con la caligrafía Ling Guang de la Fuente para este mantra, a fin de sanar el cuerpo mental y el cuerpo espiritual.

«Mente» significa *consciencia.* Existen muchos tipos de bloqueos de mente, incluyendo mentalidades negativas, creencias negativas, actitudes negativas, ego, apegos y más. Confusión mental, desórdenes mentales, mala memoria, dificultades para concentrarse y falta de enfoque son otros varios bloqueos comunes de la mente.

También hay muchos tipos de bloqueos espirituales. Los bloqueos espirituales (bloqueos del alma) son karma negativo. Lo recalcaré nuevamente: el karma negativo es el registro de las equivocaciones que uno y que sus ancestros han cometido en todas la vidas. Esto incluye matar, dañar, aprovecharse de otros, mentir, engañar, robar y mucho más.

La Práctica del Perdón más el mantra de la Fuente *Guang Liang Hao Mei* son tesoros inapreciables para sanar el cuerpo mental y el cuerpo espiritual. Naturalmente, este mantra sagrado de la Fuente también puede sanar el cuerpo emocional y el cuerpo físico.

Como ejemplo, te guiaré en una práctica usando estos tesoros para sanar el cuerpo mental y el cuerpo espiritual.

Aplica las Técnicas de los Cuatro Poderes:

Poder del cuerpo. Consulta las ilustraciones que encontrarás en el pliego de color. Coloca una palma en la figura 16, la caligrafía Ling Guang de la Fuente *Guang Liang Hao Mei.* Coloca la otra palma sobre tu corazón. La medicina tradicional china enseña que el corazón alberga a la mente y al alma. Así como el alma del cuerpo es el jefe de la mente y del cuerpo, el alma del corazón es el alma líder para las almas de todos los sistemas, órganos y células.

Poder del alma. Di *hola:*

Di *hola* a las almas internas:

Queridos alma, mente y cuerpo de mi corazón y mente,
os amo a ambos.
Vosotros tenéis el poder para sanar mi ________ (nombra tus desafíos espirituales y mentales).
¡Haced un buen trabajo!
Gracias.

Di *hola* a las almas externas y haz la Práctica del Perdón, conjuntamente:

Querido Divino,
querido Tao, la Fuente,
querida caligrafía Ling Guang de la Fuente Guang Liang Hao Mei,
queridos innumerables ángeles sanadores, arcángeles, maestros ascendidos, gurúes, lamas, kahunas, santos sagrados, santos taoístas, otros santos, budas, bodhisattvas y todo tipo de padres y madres espirituales que estáis conectados con la caligrafía Ling Guang de la Fuente Guang Liang Hao Mei,
queridos innumerables animales de los santos que estáis conectados con la caligrafía Ling Guang de la Fuente Guang Liang Hao Mei,

queridos innumerables tesoros de sanación del alma que estáis conectados con la caligrafía Ling Guang de la Fuente Guang Liang Hao Mei,

os amo, honro y aprecio.

Por favor, perdonadnos a mis ancestros y a mí por todas las equivocaciones que hemos cometido en todas las vidas.

Por favor, sanad mi ________ (nombra tus desafíos espirituales y mentales).

No puedo honraros lo suficiente.

Gracias.

Queridas todas las personas y todas las almas a las que mis ancestros y yo hemos herido, dañado o de las que nos hemos aprovechado en los cuerpos mental y espiritual en todas las vidas,

pedimos disculpas sinceras.

Por favor, perdonadnos incondicionalmente a mis ancestros y a mí.

Recitemos y meditemos juntos para transformar nuestros cuerpos mental y espiritual.

Queridas todas las almas que me han herido, dañado o que se han aprovechado de mí en todas mis vidas en mis cuerpos mental o espiritual, os perdono incondicionalmente.

A fin de ser perdonado, ofreceré servicio incondicional a la humanidad y a todas las almas.

Recitar Guang Liang Hao Mei *es ofrecer servicio incondicional.*

Estoy trayendo Guang Liang Hao Mei *a la humanidad y a wan ling en la Madre Tierra y en innumerables planetas, estrellas, galaxias y universos.*

Poder del sonido. Recita en silencio o en voz alta:

Guang Liang Hao Mei (pronunciado *guang liang jao mei*)
Guang Liang Hao Mei
Guang Liang Hao Mei
Guang Liang Hao Mei
Guang Liang Hao Mei
Guang Liang Hao Mei…

Luz, transparencia, mejórate, belleza interior y exterior
Luz, transparencia, mejórate, belleza interior y exterior
Luz, transparencia, mejórate, belleza interior y exterior
Luz, transparencia, mejórate, belleza interior y exterior
Luz, transparencia, mejórate, belleza interior y exterior
Luz, transparencia, mejórate, belleza interior y exterior
Luz, transparencia, mejórate, belleza interior y exterior...

Poder de la mente. Visualiza luz de arco iris de la Fuente irradiando dentro y alrededor de tu corazón y mente.

Deja de leer. Continúa manteniendo una mano en la caligrafía y la otra sobre el corazón. Continúa recitando *Guang Liang Hao Mei* y *luz, transparencia, mejórate, belleza interior y exterior* durante diez minutos.

Cierra la práctica: *¡Hao! ¡Hao! ¡Hao! Gracias. Gracias. Gracias. Gong Song. Gong Song. Gong Song.* Pronunciado *gong song*, esto significa en chino *respetuosamente retornen.* Esto es para que las innumerables almas que vinieron para la Práctica del Perdón retornen.

Puedes usar la misma práctica para sanar el cuerpo físico y el cuerpo emocional. Aplica las Técnicas de los Cuatro Poderes y realiza los cambios apropiados al Poder del Alma y más.

De nuevo enfatizaré: a fin de crear tus milagros sanadores del alma, no omitas los diez minutos de práctica. Para afecciones crónicas o que ponen en riesgo la vida, practica por mucho más tiempo. Suma todos tus tiempos de práctica para que totalicen por lo menos dos horas al día. En los últimos diez años, las Técnicas de los Cuatro Poderes y la sanación del alma han creado cientos de miles de milagros sanadores del alma. Por tanto, el Divino y el Tao me guiaron para escribir esta nueva colección Milagros Sanadores del Alma.

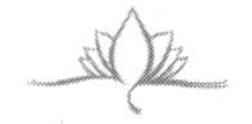

El poder y la importancia de los nuevos mantras de la Fuente, *Tao Guang Zha Shan* (la luz de la Fuente explosiona y vibra), *Hei Heng Hong Ha* (mantra especial de la Fuente para el Zhong), y *Guang Liang Hao Mei* (luz, transparencia, mejórate, belleza interior y externa), pueden ser resumidos como sigue:

- Estos mantras portan frecuencia y vibración de la Fuente con amor, perdón, compasión y luz de la Fuente que podrían remover bloqueos de alma, mente y cuerpo de enfermedades, para sanar los cuerpos espiritual, mental, emocional y físico.
- Estos mantras portan el campo de la Fuente del jing qi shen de la Fuente, que puede transformar el jing qi shen de los cuerpos espiritual, mental, emocional y físico.
- Estos mantras portan el poder de la Fuente para empoderar a todos para que potencien su energía, resistencia, vitalidad e inmunidad.
- Estos mantras portan las habilidades de la Fuente para transformar toda la existencia, incluyendo la transformación de las relaciones personales, las finanzas, los negocios, la inteligencia y cada aspecto de la vida.

La Era de la Luz del Alma empezó el 8 de agosto de 2003; durará quince mil años. Estamos en agosto de 2013; la Era de la Luz del Alma sólo tiene diez años. Los tres nuevos mantras de la Fuente pueden servir a miles de millones de personas en la Era de la Luz de Alma, al empoderarlos para crear sus propios milagros sanadores del alma y transformar toda la existencia.

Estamos sumamente honrados.

Estamos sumamente bendecidos.

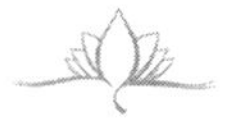

Mucha más claridad y luz

La meditación delante de la caligrafía Ling Guang de la Fuente de esta tarde fue profundamente relajante. La meditación fue extremadamente poderosa. Sentí que podía despegar como un cohete; había mucha energía y vibración moviéndose a través de mis pies.

Mi Centro de Mensajes se expandió en todas las direcciones. Mi chakra de la corona pareció también abrirse más. Le pedí a la caligrafía Ling Guang de la Fuente que abriese mis canales espirituales completamente. Siento mucha más claridad y luz.

Mis cinco sentidos habituales también parecen mucho más sensibles. Sentí como si estuviera recibiendo muchos obsequios o descargas desde el Cielo.

Estoy lleno de humildad y bendiciones. Todos estamos extremadamente bendecidos.

M. D.
Ohio, EE. UU.

Se me ha devuelto la vida después de ser una prisionera en mi cuerpo

Me enfermé en 1995, pero el doctor no pudo explicarme por qué no podía recuperarme. Me dijo que tendría que vivir con esto, pero cada año me sentía peor. Tenía dolores de cabeza y nauseas. Me dolía el hígado. Tenía problemas con los ojos y de claridad mental y todo esto empeoró con el tiempo.

Seguí muchos métodos alternativos de sanación sin ningún alivio. Cuando desperté el 13 de enero de 2004, todo el cuerpo me dolía. Me era difícil caminar. Mi mente estaba nublada de modo intenso. No podía ir a trabajar en esas condiciones.

Ése fue el primer día de muchos años yaciendo en la cama. Ningún doctor podía decirme qué estaba mal en mí. Todo lo que sabía era que los síntomas seguían empeorando. Mis órganos estaban fallando lentamente. Me era difícil comer, moverme y enfocarme por lo nublado de mi mente y la falta de energía.

Todo lo que podía hacer era estar echada y contemplar el techo. Estaba muy sensible al sonido y al movimiento. No podía concentrarme y en algunos momentos estaba completamente desorientada, lo que hacía muy difícil cuidar de mí misma o salir. Sentía que estaba presa en mi propio cuerpo y casa hasta que encontré un doctor que estaba dispuesto a hacer algunas pruebas a mi hígado. Finalmente, se determinó que mi hígado no se desintoxicaba como debería hacerlo y muchas de las toxinas se almacenaban en mi cuerpo; en mis músculos, tejidos, órganos, sistema nervioso y cerebro.

Después de cinco años en cama luchando por mi vida, una nueva lucha se inició. ¿Cómo podría expulsar todas las toxinas? Mi cuerpo estaba tan débil que sentía que ya era muy tarde.

El 10 de junio de 2010, fui a una Tarde Gratuita de Sanación del Alma con el doctor y maestro Sha y, al día siguiente, fui muy bendecida por tener una conversación con él. El maestro Sha dijo que el problema principal eran los pesados bloqueos del alma en mi hígado y, si nada cambiaba, mi vida podría verse afectada profunda y drásticamente. El maestro Sha me dijo que podía ayudarme, pero que tomaría alrededor de dos años el poder recobrar mi salud. Estaba muy feliz de albergar esperanzas nuevamente.

Participé en tantas teleconferencias y transmisiones directas por Internet como pude, para aprender sabiduría y técnicas prácticas sobre el alma y para recibir bendiciones. Practiqué todos los días durante muchas horas. Fue un período intenso, pero podía ver y sentir mis órganos internos volviendo a funcionar nuevamente. Subí de peso, disminuyó el dolor en mi cuerpo y sentí cuánto amor, cuidado y compasión tenían por mí. Ya no era yo un número o una clienta enferma. Eso fue lo que realmente me conmovió.

Después de alrededor de dos años, justo como dijo el maestro Sha, hubo un importante paso adelante cuando recibí servicios divinos el 11 de septiembre de 2012. Mi energía aumentó, mi claridad mental mejoró y el dolor disminuyó.

Estamos en agosto de 2013 y es mi primer verano en diez años que puedo disfrutar del exterior. He empezado a trabajar. Estoy haciendo ejercicio físico, dando largas caminatas en la naturaleza. He recuperado mi vida social y estoy mucho más fuerte, saludable y feliz y estoy mejorándome cada día. Realmente es un milagro para mí.

Nunca podré agradecerle al maestro Sha, al Divino, al Tao y a la Fuente lo suficiente por todo esto que se me ha dado y por salvarme la vida.

Barbara Kuipers
Zandvoort, Países Bajos

Practica. Practica. Practica.

Sana. Sana. Sana.

Sana tus cuerpos espiritual, mental, emocional y físico. Sana tus cuerpos espiritual, mental, emocional y físico. Sana tus cuerpos espiritual, mental, emocional y físico.

Prevén las enfermedades. Prevén las enfermedades. Prevén las enfermedades.

Rejuvenece el alma, el corazón, la mente y el cuerpo. Rejuvenece el alma, el corazón, la mente y el cuerpo. Rejuvenece el alma, el corazón, la mente y el cuerpo.

Prolonga la vida. Prolonga la vida. Prolonga la vida.

Transforma las relaciones personales. Transforma las relaciones personales. Transforma las relaciones personales.

Transforma las finanzas y los negocios. Transforma las finanzas y los negocios. Transforma las finanzas y los negocios.

Aumenta la inteligencia. Aumenta la inteligencia. Aumenta la inteligencia.

Abre tus canales espirituales. Abre tus canales espirituales. Abre tus canales espirituales.

Alcanza el éxito en cada aspecto de la vida. Alcanza el éxito en cada aspecto de la vida. Alcanza el éxito en cada aspecto de la vida.

Benefíciate más. Benefíciate más. Benefíciate más.

Todas las anteriores son Órdenes del Alma; éstas son mantras modernos. No las pases rápidamente. Regresa y recítalas seriamente una vez más. Éstas son las enseñanzas de Da Tao zhi jian, el Gran Camino es extremadamente simple.

Abre tu corazón y alma. Recita desde tu corazón y alma. Aplica estos mantras sagrados en tu vida diaria.

Ayúdate a ti mismo.

Ayuda a tus seres queridos.

Ayuda a la humanidad y a todas las almas a atravesar este difícil período histórico.

Te amo. Te amo. Te amo.

Gracias. Gracias. Gracias.

Amo mi corazón y mi alma
Amo a toda la humanidad
Unamos corazones y almas
Amor, paz y armonía
Amor, paz y armonía

Crea la Familia Universal de Amor, Paz y Armonía.

Recitación, recitación, recitación
recitación divina es sanadora

Recitación, recitación, recitación
recitación divina es rejuvenecedora
canto, canto, canto
canto divino es transformador
canto, canto, canto
canto divino es iluminador

La humanidad está esperando la recitación divina
todas las almas están esperando el canto divino
la recitación divina remueve todos los bloqueos
el canto divino trae gozo interior
el Divino está recitando y cantando
la humanidad y todas las almas se están nutriendo

La humanidad y todas las almas están recitando y cantando
el amor, paz y armonía en el mundo están llegando
el amor, paz y armonía en el mundo están llegando
el amor, paz y armonía en el mundo están llegando

Las caligrafías Ling Guang (la luz del alma) de la Fuente: El campo jing qi shen de la Fuente para la sanación de los cuerpos espiritual, mental, emocional y físico

He compartido bastante sabiduría espiritual acerca de la Era de la Luz del Alma en mis libros anteriores. Ahora haré énfasis en esta importante enseñanza nuevamente.

El 8 de agosto de 2003, el Divino sostuvo una reunión en el Cielo y anunció que la última era universal estaba terminando y que una nueva era, la Era de la Luz del Alma, empezaría ese día. La última era se llamó *Xia Gu.* «Xia» significa *más bajo* o *cerca.* «Gu» significa *antiguo.* «Xia Gu» (pronunciado *shia gu*) significa *antiguo cercano.* Ésta es la era que empezó quince mil años antes del 8 de agosto de 2003 y que terminó en aquel día.

Antes de Xia Gu fue la era *Zhong Gu.* «Zhong» significa *medio.* «Gu» significa *antiguo.* «Zhong Gu» (pronunciado *dchong gu*) significa *antiguo medio.* Ésta es la era que empezó aproximadamente treinta mil años atrás y terminó aproximadamente quince mil años atrás.

Antes de Zhong Gu fue *Shang Gu.* «Shang» significa *más alto* o *lejano.* «Gu» significa *antiguo.* «Shang Gu» (pronunciado *shang gu*) significa *antiguo lejano.* Ésta es la era que duró desde aproximadamente cuarenta y cinco mil años atrás hasta alrededor de treinta mil años atrás.

La reencarnación es una ley universal. Los seres humanos se reencarnan. El tiempo también se reencarna. El tiempo se reencarna en la Madre Tierra a través de un ciclo de eras. Cada era dura quince mil años.

El 8 de agosto de 2003, la era Xia Gu terminó y regreso la era Shang Gu. La actual era Shang Gu también durará quince mil años y luego la era Zhong Gu regresará. La siguiente era Zhong Gu también durará quince mil años. Luego la siguiente era Xia Gu regresará. La reencarnación del tiempo repite este ciclo:

Shang Gu → Zhong Gu → Xia Gu → Shang Gu →
Zhong Gu → Xia Gu…

El 8 de agosto de 2003, fue el final de la más reciente era Xia Gu y el inicio de la nueva era Shang Gu. Ésta era se llama la Era de la Luz del Alma. La Madre Tierra se encuentra en la cuarta dimensión durante la era Shang Gu. La Madre Tierra se encuentra en la tercera dimensión durante las eras Zhong Gu y Xia Gu.

Los santos en la última era Shang Gu tenían habilidades extraordinarias y creaban muchos milagros sanadores del alma. Ahora ha regresado Shang Gu; muchos milagros sanadores del alma aparecerán otra vez en la Madre Tierra por encontrarse en la cuarta dimensión. La cuarta dimensión tiene más alta frecuencia, vibración y poder del alma que la tercera dimensión.

Un «milagro» es algo extraordinario, un objeto de admiración, sorpresa y asombro. La Fuente es el creador del Cielo, la Madre Tierra, la humanidad e innumerables planetas, estrellas, galaxias y universos. El poder de la Fuente no puede ser explicado en palabras o comprendido por pensamientos. Las historias de milagros en el reino humano son las historias cotidianas para la Fuente.

En 2008, mi alma fue elevada a la Fuente. Fui elegido como el servidor de la humanidad y la Fuente. Se me concedió el honor y la autoridad para ofrecer tesoros permanentes del alma, mente y cuerpo de la Fuente para la sanación y bendición de la humanidad y de todas las almas.

En junio de 2013, la Fuente me concedió nuevo poder para crear la Caligrafía de la Fuente para la sanación, bendición y transformación de vida. Porque ésta es la Era de la Luz del Alma, esta caligrafía se llama

Caligrafía Ling Guang de la Fuente. «Ling» significa *alma.* «Guang» significa *luz.* La Caligrafía Ling Guang significa *la caligrafía de la luz del alma.* Cada caligrafía lleva consigo el Campo de la Fuente. Éste conecta con innumerables santos. Éste conecta con innumerables animales celestiales de los santos. Éste lleva consigo innumerables tesoros de sanación y bendición del Cielo, del Divino, del Tao y de la Fuente. He explicado anteriormente que el Campo de la Fuente es el jing qi shen de la Fuente. El jing qi shen de la Fuente podría remover bloqueos de alma, mente y cuerpo de enfermedades para crear milagros sanadores del alma.

He escrito nueve Caligrafías Ling Guang de la Fuente en este libro para compartir contigo y la humanidad. Consulta las ilustraciones que encontrarás en el pliego de color.

Caligrafía Ling Guang de la Fuente
Ling Guang–la luz del alma

La primera Caligrafía Ling de la Fuente que comparto en este capítulo es *Ling Guang.* «Ling» significa *alma.* «Guang» significa *luz. Véase* la caligrafía de *Ling Guang* en la figura 17. Consulta las ilustraciones que encontrarás en el pliego de color.

El poder y significado de la Caligrafía Ling Guang de la Fuente puede ser resumido como sigue:

- Porta el jing qi shen de la Fuente.
- Lleva consigo el amor, perdón, compasión y luz de la Fuente.
- Se conecta con innumerables santos y todo tipo de padres y madres espirituales en el Cielo y en la Madre Tierra.
- Lleva consigo innumerables animales celestiales de los santos.
- Lleva consigo innumerables tesoros del Cielo, del Divino, del Tao y de la Fuente.

Cómo aplicar la Caligrafía Ling Guang de la Fuente

¿Cómo se usa la Caligrafía Ling Guang de la Fuente para sanar los cuerpos espiritual, mental, emocional y físico? Aplica las Técnicas de los Cuatro Poderes:

Poder del cuerpo. Son tres las formas de aplicar el poder del cuerpo con la Caligrafía Ling Guang de la Fuente:

- Coloca una palma sobre la ilustración de la Caligrafía Ling Guang de la Fuente. Coloca la otra en cualquier parte del cuerpo que necesite sanación.
- Coloca la página con la ilustración de la Caligrafía Ling Guang de la Fuente en cualquier parte del cuerpo que necesite sanación.
- Medita con la Caligrafía Ling Guang de la Fuente.

Poder del alma. Di *hola:*

Querida Caligrafía Ling Guang de la Fuente,
te amo, honro y aprecio.
Tú llevas el jing qi shen de la Fuente.
Tú tienes el poder de remover bloqueos del alma, mente y cuerpo de mi enfermedad.

Queridos santos, animales celestiales de los santos y tesoros del Cielo, del Divino, del Tao y de la Fuente que estáis dentro y conectados con la Caligrafía Ling Guang de la Fuente,
os amo, honro y aprecio.
Vosotros tenéis poder incalculable para sanarme.
Por favor, sanadme.
Gracias.

Poder de la mente. Visualiza Ling Guang (la luz del alma) brillando en el área donde deseas la sanación. Visualizar luz dorada o del color del arco iris en el área que necesita sanación es lo mejor.

Poder del sonido. Recita en silencio o en voz alta:

Ling Guang me sana. Gracias.
Ling Guang me sana. Gracias.
Ling Guang me sana. Gracias.
Ling Guang me sana. Gracias.

La luz dorada me sana. Gracias.
La luz dorada me sana. Gracias.
La luz dorada me sana. Gracias.
La luz dorada me sana. Gracias.

La luz de arco iris me sana. Gracias.
La luz de arco iris me sana. Gracias.
La luz de arco iris me sana. Gracias.
La luz de arco iris me sana. Gracias...

Mientras recitas, mantén los ojos cerrados. Visualiza luz brillante y transparente resplandeciendo en el área de la enfermedad. Si tu Tercer Ojo está abierto, podrías ver la luz transformando el área para la cual solicitaste la sanación. El área puede haber aparecido como oscura o gris, pero puede cambiar a luz dorada o color arco iris a través de la bendición de la Caligrafía Ling Guang de la Fuente.

Cuando la luz y la transparencia transforman el área enferma, tu afección se transforma en el acto. Éste es el poder sagrado y secreto de la sanación del alma de la Fuente. A muchas personas le toma tiempo adaptarse al poder de la Caligrafía Ling Guang de la Fuente.

Si tu Tercer Ojo está abierto, podrías ver otra luz, como morada, color del cristal, o de otros colores. Esta caligrafía brilla en múltiples colores de luz, visible e invisible. La luz de la Caligrafía Ling Guang de la Fuente es tan bella que las palabras no bastan para explicarla.

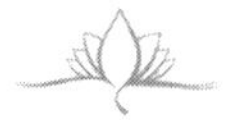

Brote de herpes es sanado en tres días con la bendición de la Caligrafía de la Fuente

Recientemente he estado bajo los efectos del estrés. Cuando he estado con este nivel de estrés en el pasado, he tenido brotes de herpes. Los he tenido en seis ocasiones diferentes. Usualmente me salen en el lado derecho de mi cuerpo y pueden durar hasta seis semanas, aun con medicación. Hay veces en las que no podía caminar debido al intenso dolor. Hace como una semana atrás, tuve otro brote y recibí la bendición de la Caligrafía de la Fuente de parte de la maestra Ximena, una de las Representantes Mundiales del maestro Sha.

Luego de la bendición, el dolor bajó de un 8 a cerca de 3 o 4. Aquella noche me fui a dormir y cuando desperté estaba cerca de un 2. Al día siguiente, el dolor se había ido. Las vesículas sanaron y me sentí de vuelta a la normalidad. Estoy muy agradecida por esta sanación a la Caligrafía de la Fuente y a la maestra Ximena. No tuve que dejar de atender a mis clientes, lo que fue una bendición total. Estoy muy agradecida al Divino y al maestro Sha por estas asombrosas bendiciones y obsequios. ¡Éste fue un milagro sanador a diversos niveles! Estoy profundamente agradecida.

Debra Manning, enfermera titulada, acupunturista licenciada
Phoenix, Arizona, EE. UU.

Todo el vecindario más calmado y en paz

Me gustaría compartir mi experiencia con la Caligrafía de la Fuente que tuve el profundo honor de recibir en Toronto. El único problema es que no sé dónde empezar ni qué palabras utilizar.

Este tesoro me ha ayudado a mí y a muchos otros, incluyendo a todo mi vecindario, a tantos niveles que no sé cómo expresar mi gratitud. Toda el área donde vivo está más calmada y en paz. Las bendiciones y la luz que provienen de la caligrafía son muy poderosas y bellas. A menudo me arrasa su frecuencia. Recibo guía, sanación a muchos niveles y apoyo sorprendente, con los que nunca he soñado ni he esperado obtener. Estoy profundamente agradecida y verdaderamente honrada de tener este tesoro que sé que puede ayudar, y de hecho ayuda, a muchas almas. Es un privilegio.

Gracias, querido maestro Sha, por compartir algo tan precioso con nosotros.

Gracias con todo mi corazón y alma.

Con mucho amor y profunda gratitud,

M. P.
Victoria, Columbia Británica, Canadá

¿Cuánto necesitas practicar? A fin de recibir los máximos beneficios de la Caligrafía Ling Guang de la Fuente, en este momento la Fuente me guía a que lo mejor es practicar por lo menos diez minutos cada vez.

Algunas personas podrían recibir grandes resultados en ese tiempo, hasta en segundos. Algunas personas podrían no sentir cambio alguno en diez minutos. Incluso si no sientes ninguna mejoría, eso no significa que no ha habido un cambio. Con diez minutos o más de práctica con el campo de la Caligrafía Ling Guang de la Fuente, el jing qi shen de la enfermedad está transformándose a cada momento. El jing qi shen de la enfermedad se transforma gradualmente, pero puede tomar algún tiempo para que notes la mejoría. Sé paciente. Continúa practicando. Podrías sentir la mejora más adelante.

La práctica es la clave. Uno tiene que practicar. La enfermedad es debida a los bloqueos de alma, mente y cuerpo. Enfatizo nuevamente:

Los bloqueos del alma son el mal karma.

Los bloqueos de mente incluyen mentalidades negativas, actitudes negativas, creencias negativas, ego, apegos y más.

Los bloqueos del cuerpo incluyen bloqueos de energía y bloqueos de materia.

La Caligrafía Ling Guang de la Fuente porta el jing qi shen de la Fuente, que tiene mucha más elevada frecuencia y vibración que el jing qi shen de un ser humano. Podría remover bloqueos de alma, mente y cuerpo rápidamente. Para algunas personas que tienen dolencias crónicas o que ponen en riesgo sus vidas, los bloqueos del alma, mente y cuerpo podrían ser muy pesados. Toma tiempo remover bloqueos pesados de alma, mente y cuerpo. Por tanto, necesitas practicar, practicar, practicar. Ten confianza; sé paciente y persistente.

En resumen, para practicar con la Caligrafía Ling Guang de la Fuente:

- Practica por lo menos diez minutos cada vez. Cuanto más tiempo practiques mejor será.
- Cuanto más a menudo lo hagas, mejor será.
- Para afecciones crónicas o que ponen en riesgo la vida, suma todo el tiempo de práctica para que totalice por lo menos dos horas al día.

Tu respuesta física tras practicar podría ser:

- Mejoría al instante con el dolor, agarrotamiento y otras afecciones.
- Poca o ninguna mejoría. Si no sientes ninguna mejoría, esto no significa que no haya habido cambio interior. Como expliqué anteriormente, el jing qi shen de la dolencia ha sido transformado a varios niveles, pero debes continuar practicando.
- Aparente intensificación de la dolencia. Ésta no es una mala señal. Éste es el proceso de liberar los bloqueos de jing qi shen. Continúa practicando. Una gran mejoría puede estar en camino.

Por favor, deja de leer y haz la práctica ahora. Elige un sistema, órgano, parte del cuerpo o afección que necesite sanación. Puedes aplicar esta sanación en cualquier momento y en cualquier lugar. Todas las Caligrafías Ling Guang de la Fuente son tesoros de sanación del alma que podrían crear todo tipo de milagros sanadores del alma.

Puedes volver a cualquiera de las Caligrafías Ling Guang de la Fuente en este libro en cualquier momento para recibir sanación. Las Caligrafías Ling Guang de la Fuente son inapreciables tesoros de sanación del alma que ofrecen todo tipo de sanación del alma para los cuerpos espiritual, mental, emocional y físico. Úsalas cada vez más. Benefíciate de ellas cada vez más.

Al final de cada sanación, por favor, recuerda ofrecer gratitud diciendo *Te amo. Te amo. Te amo. Gracias. Gracias. Gracias.*

Práctica de Gratitud y del Perdón

Después de cada práctica es vital hacer una práctica corta de gratitud y de perdón. Ésta es la manera de hacerlo:

Querido Divino,

querido Tao, la Fuente,

querida Caligrafía Ling Guang de la Fuente,

queridos todos los santos, animales celestiales de los santos y tesoros del Cielo contenidos en la Caligrafía Ling Guang de la Fuente,

estoy sumamente honrado de recibir vuestra bendición.

Por favor, perdonadnos a todos mis ancestros y a mí por todas las equivocaciones que hemos cometido en todas las vidas.

Pido profundas disculpas por todos nuestros errores.

Serviré a otros incondicionalmente para hacerlos más felices y saludables.

Trabajaré junto con la humanidad y con todas las almas para crear una Familia Universal de Amor, Paz y Armonía.

Os amo. Os amo. Os amo.

Gracias. Gracias. Gracias.

Esta breve práctica de gratitud y de perdón debe ser ofrecida con sinceridad desde el fondo de tu corazón.

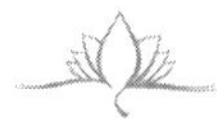

La Caligrafía de la Fuente reconforta a niño pequeño

Hoy estuve parada enfrente de la Caligrafía Ling Guang de la Fuente en mi meditación diaria. Eran las 2 a. m. y las velas ardían calmadamente, iluminando con una suave luz a la caligrafía. Cuando me enfoqué en ella, las palabras empezaron a destacar en 3D. Se hicieron muy grandes y se me acercaban. Fue una visión impresionante y bella.

Un poco antes de las 2 a. m., nuestro pequeño hijo de dos años se había despertado, empezó a llorar y llamó a su mami. Mi esposa fue a calmarlo y regresó a dormir.

Durante mi meditación, escuché a mi hijo varias veces empezar a sollozar y gritar. Cada vez le pedía inmediatamente a la Caligrafía de la Fuente que lo sirviera y confortara y cada vez él se calmaba de inmediato y no clamaba por su mami de nuevo. Mi esposa pudo seguir durmiendo, nuestro querido pequeño fue consolado y yo pude continuar con mi meditación.

Estuve muy agradecido.

Gerard R.
Canadá

Sana y prevén las afecciones de las cuatro extremidades y rejuvenécelas

Son muchas las personas que tienen problemas de salud con sus cuatro extremidades. En mis enseñanzas, toda enfermedad es debida a bloqueos de alma, mente y cuerpo. La Caligrafía Ling Guang de la Fuente contiene el Campo de la Fuente que podría remover bloqueos de alma, mente y cuerpo para la sanación. Si no tienes problemas de salud con las cuatro extremidades, las siguientes prácticas podrían ayudarte a prevenir enfermedades en las cuatro extremidades y rejuvenecerlas.

También te enseñaré tres métodos para aplicar la Caligrafía Ling Guang de la Fuente y te guiaré para usarlas una por una con el fin de recibir la sanación, la prevención de enfermedades y el rejuvenecimiento.

Tres métodos para practicar con la Caligrafía Ling Guang de la Fuente

Método 1 – Coloca una palma sobre la Caligrafía Ling Guang de la Fuente

El primer método es colocar una palma en la Caligrafía Ling Guang de la Fuente y la otra en el órgano, el sistema o parte del cuerpo que necesita la sanación.

SANA Y PREVÉN LAS AFECCIONES DE LAS CADERAS Y REJUVENÉCELAS CON LA LUZ DEL ALMA

Aplica las Técnicas de los Cuatro Poderes con la Caligrafía Ling Guang de la Fuente para sanar y rejuvenecer las caderas:

Poder del cuerpo. Consulta las ilustraciones que encontrarás en el pliego de color. Coloca una mano en la figura 17, la Caligrafía Ling Guang de la Fuente *Ling Guang*. Coloca la otra palma en la cadera.

Poder del alma. Di *hola:*

Querido Divino,
querido Tao, la Fuente,
querida Caligrafía Ling Guang de la Fuente Ling Guang,

queridos innumerables santos, animales celestiales de los santos y tesoros del Cielo contenidos en la Caligrafía Ling Guang de la Fuente Ling Guang,

os amo, honro y aprecio.

Por favor, sanad mis caderas, prevenid afecciones en mis caderas y rejuveneced mis caderas.

Gracias.

Poder de la mente. Visualiza luz del alma de la Caligrafía Ling Guang de la Fuente *Ling Guang* irradiando y vibrando a través de tus caderas. Luz dorada o de color arco iris estaría bien.

Poder del sonido. Recita en silencio o en voz alta:

La Caligrafía Ling Guang de la Fuente sana mis caderas, previene afecciones en mis caderas y rejuvenece mis caderas. Gracias.

La Caligrafía Ling Guang de la Fuente sana mis caderas, previene afecciones en mis caderas y rejuvenece mis caderas. Gracias.

La Caligrafía Ling Guang de la Fuente sana mis caderas, previene afecciones en mis caderas y rejuvenece mis caderas. Gracias.

La Caligrafía Ling Guang de la Fuente sana mis caderas, previene afecciones en mis caderas y rejuvenece mis caderas. Gracias.

La Caligrafía Ling Guang de la Fuente sana mis caderas, previene afecciones en mis caderas y rejuvenece mis caderas. Gracias.

La Caligrafía Ling Guang de la Fuente sana mis caderas, previene afecciones en mis caderas y rejuvenece mis caderas. Gracias…

Deja de leer ahora. Continúa recitando al menos durante diez minutos. Recita algunas veces al día. Cuanto más tiempo recites y con más frecuencia lo hagas, mejores resultados podrías experimentar. Si tienes una dolencia crónica de caderas o que pone en riesgo tu vida, recita durante dos horas o más al día. Suma todo tu tiempo de práctica para totalizar por lo menos dos horas al día.

Ahora tenemos que ofrecer gratitud y perdón. Ésta también es una práctica sagrada. Cuanta más gratitud y perdón ofrezcamos desde el corazón, más pronto podremos recibir milagros sanadores del alma. Hagámoslo juntos:

Querido Divino,
querido Tao, la Fuente,
querida Caligrafía Ling Guang de la Fuente,
queridos todos los santos, los animales celestiales de los santos y los tesoros celestiales contenidos en la Caligrafía Ling Guang de la Fuente,
estoy sumamente honrado en recibir vuestras bendiciones.
Por favor, perdonadnos a mis ancestros y a mí por todas las equivocaciones que hemos cometido en todas las vidas, relacionadas con mi afección de caderas.
Pido perdón profundamente por todas nuestras equivocaciones.
Serviré a otros incondicionalmente para hacerlos más felices y sanos.
Trabajaré junto con la humanidad y con todas las almas para crear una Familia Universal de Amor, Paz y Armonía.
Os amo. Os amo. Os amo.
Gracias. Gracias. Gracias.
¡Hao! ¡Hao! ¡Hao!
Gracias. Gracias. Gracias.
Gong song. Gong song. Gong song.

Sana y prevén las afecciones de las rodillas y rejuvenécelas con la luz dorada

Millones de personas sufren de problemas en las rodillas, incluyendo artritis, hinchazón, rigidez, desalineación, lesiones y más. Muchas personas se someten a la colocación de una prótesis de rodilla y a otros tipos de cirugía de rodilla. Todos estos problemas son debidos a bloqueos de alma, mente y cuerpo.

Hagamos una práctica para sanar y prevenir afecciones de las rodillas y rejuvenecerlas.

Aplica las Técnicas de los Cuatro Poderes con la Caligrafía Ling Guang de la Fuente *Ling Guang*:

Poder del cuerpo. Coloca una palma sobre la figura 17, la Caligrafía Ling Guang de la Fuente *Ling Guang*. Coloca la otra palma sobre la rodilla. Si no sufres de las rodillas, recibirás prevención de enfermedades y rejuvenecimiento para ellas.

Poder del alma. Di *hola:*

Querido Divino,
querido Tao, la Fuente,
querida Caligrafía Ling Guang de la Fuente Ling Guang,
queridos innumerables santos, animales celestiales de los santos y tesoros del Cielo contenidos en la Caligrafía Ling Guang de la Fuente,
os amo, honro y aprecio.
Por favor, sanad mis rodillas, prevenid afecciones en mis rodillas y rejuvenecedlas.
Gracias.

Poder de la mente. Visualiza luz dorada de la Caligrafía Ling Guang de la Fuente irradiando y vibrando a través de tus rodillas.

Poder del sonido. Recita en silencio o en voz alta:

Luz dorada de la Caligrafía Ling Guang de la Fuente sana y rejuvenece mis rodillas. Gracias.
Luz dorada de la Caligrafía Ling Guang de la Fuente sana y rejuvenece mis rodillas. Gracias.
Luz dorada de la Caligrafía Ling Guang de la Fuente sana y rejuvenece mis rodillas. Gracias.
Luz dorada de la Caligrafía Ling Guang de la Fuente sana y rejuvenece mis rodillas. Gracias.
Luz dorada de la Caligrafía Ling Guang de la Fuente sana y rejuvenece mis rodillas. Gracias.
Luz dorada de la Caligrafía Ling Guang de la Fuente sana y rejuvenece mis rodillas. Gracias.
Luz dorada de la Caligrafía Ling Guang de la Fuente sana y rejuvenece mis rodillas. Gracias…

Por favor, deja de leer. Cierra los ojos y continúa recitando y visualizando por lo menos diez minutos.

Recita algunas veces al día. Cuanto más tiempo recites y con más frecuencia lo hagas, mejores resultados podrías experimentar. Si tienes una dolencia crónica de rodillas o que pone en riesgo tu vida, recita durante dos horas o más al día. Suma todo tu tiempo de práctica para totalizar por lo menos dos horas al día.

Me gustaría ofrecer una breve enseñanza sobre la recitación y por qué necesitas cerrar los ojos mientras practicas. Cerrar los ojos te ayuda a visualizar. En la práctica de sanación previa, visualizaste la más brillante luz dorada irradiando y vibrando dentro y alrededor de tus rodillas. Esto es Poder de la Mente e Yi Mi (secreto del pensamiento).

Hay dos maneras de recitar. Una es hacerlo en voz alta; esto es recitación yang, que hace vibrar las células y espacios más grandes en el cuerpo. La otra manera es recitar en silencio; esto es recitación yin, que hace vibrar las células y espacios más pequeños. Ambas maneras funcionan. Si no puedes recitar en voz alta por alguna razón, recitar en silencio está muy bien.

Al final de cada práctica recuerda decir tres veces en silencio: *Te amo. Te amo. Te amo. Gracias. Gracias. Gracias.* Esto es para ofrecer gratitud a la Caligrafía Ling Guang de la Fuente, que conecta con todos los santos, animales celestiales de los santos y tesoros del Divino, del Tao, de la Fuente contenidos dentro de la Caligrafía Ling Guang de la Fuente.

Recuerda realizar una práctica de gratitud y de perdón:

Querido Divino,

querido Tao, la Fuente,

querida Caligrafía Ling Guang de la Fuente, Ling Guang,

queridos todos los santos, los animales celestiales de los santos y los tesoros celestiales contenidos en la Caligrafía Ling Guang de la Fuente,

estoy sumamente honrado en recibir vuestras bendiciones para sanar y rejuvenecer mis rodillas.

Por favor, perdonadnos a mis ancestros y a mí por todas las equivocaciones, que hemos cometido en todas las vidas, relacionadas con mi dolencia de rodillas.

Queridas todas las personas y todas las almas a las que mis ancestros y yo hemos herido, dañado y de las que nos hemos aprovechado en el cuerpo físico y rodillas en todas las vidas,

pido perdón profundamente por todas las equivocaciones cometidas por nosotros.

Serviré a otros incondicionalmente para hacerlos más felices y sanos.

Trabajaré junto con la humanidad y con todas las almas para crear una Familia Universal de Amor, Paz y Armonía.

Os amo. Os amo. Os amo.

Gracias. Gracias. Gracias.

Manos Sanadoras Divinas en acción

Los últimos dos años, mi madre ha estado sufriendo de dolor de rodilla debido a una osteoartritis y estaba poniéndose peor progresivamente. Los doctores sugirieron efectuarle cirugía de rodilla. No estaba muy dispuesta a someterse a una cirugía a la edad de setenta años. Así que empecé a ofrecerle sanación cada mañana durante la teleconferencia gratuita diaria de Bendiciones de Manos Sanadoras Divinas. Vivo en Vancouver, Columbia Británica, y mi madre vive en Malasia.

Un día que la llamé, me dijo que tenía una historia «extraña» que compartir. En medio de la noche cuando dormía, se despertó de un sacudón luego de sentir que las manos de alguien masajeaban sus rodillas, «realizando una clase de ajuste quiropráctico» en ambas rodillas. Se sobresaltó porque nadie más estaba en la habitación con ella y se preguntaba de quién eran las «manos invisibles» en sus rodillas. Le pregunté si recordaba la hora en la que esto había ocurrido. Ella dijo que era más o menos 1 a.m. o 2 a.m. en Malasia, ¡que sería alrededor de la hora en que yo le ofrecía las bendiciones remotas con Manos Sanadoras Divinas! Ella dijo que a la mañana siguiente que despertó tenía más fuerza en las rodillas y podía levantarse de la cama sin soporte. También podía bajar las escaleras sin dolor. ¡Ambas nos sentimos muy bendecidas y agradecidas de que mi madre en realidad sintiese físicamente las Manos Sanadoras Divinas «en acción»! Fue un suceso muy especial que nos conmovió y tocó profundamente.

No mucho después, el maestro Sha visitó Vancouver en 2013 y empezó a ofrecer sanación de Jing Qi Shen original. Le pedí a mi madre que le diera una oportunidad a la sanación del alma antes de optar por la cirugía –que ella empezaba seriamente a considerar– puesto que el dolor había regresado y parecía que se había agravado. Le obsequié Rodillas Divinas y Jing Qi Shen Original para Rodillas y empezó a recitar. Sus rodillas empezaron a sanar progresivamente. En lugar de cirugía, mi madre decidió probar inyección de células madre en la rodilla. Con prácticas de sanación del alma y el tratamiento médico, mi madre está contenta que puede recuperar su vida activa nuevamente, libre de dolor. Me siento tan feliz y agradecida que fui capaz de ayudarla a pesar de la distancia entre nosotros.

Gracias, Divino. Gracias, maestro Sha. Nuestro agradecimiento al maestro Sha es inconmensurable, por las increíbles sabiduría y poderes de sanación del alma que continúan enriqueciendo y transformando nuestras vidas.

D. L.
Vancouver, Columbia Británica, Canadá

Dieciocho años de dolor de rodilla sanado: ¡No hay limitaciones!

Conocí al maestro Sha en Nueva York, en 2005. Mi esposo había recibido una sanación muy importante por parte del maestro Sha el mes anterior en San Francisco, así que decidimos ir en coche a Nueva York para asistir a un evento con el maestro Sha allá.

Yo era enfermera y venía sufriendo de lupus por dieciocho años antes de conocer al maestro Sha. Tuve que retirarme porque todas mis articulaciones estaban muy dañadas debido a la enfermedad. Los doctores recomendaban cirugía de reemplazo en ambas rodillas, porque no tenía cartílago en ellas.

El maestro Sha realizó un Trasplante de Alma a mis rodillas para reemplazar las almas de mis rodillas. Me sentí mejor de inmediato. Antes de conocer al maestro Sha, mi vida era muy limitada. No podía hacer la compra porque no podía caminar lo necesario. Sólo podía estar parada por alrededor de quince minutos antes de tener que tomar asiento.

Al día siguiente de recibir el Trasplante de Alma, mi esposo y yo pasamos todo el día haciendo turismo en Nueva York. Caminé por todas partes, sentándome sólo para almorzar. Mi esposo tuvo que decirme finalmente: ¡Anda despacio! Yo sólo quería seguir. Tres semanas después, asistimos a una boda. No había usado tacones altos en muchos años por el dolor a la rodilla. Llevé conmigo un par de zapatos planos, pensando que usaría los de tacón en la ceremonia de la iglesia únicamente. No solamente usé los tacones a lo largo de todo el matrimonio y recepción, ¡sino que bailé en ellos por cerca de tres horas sin dolor a la rodilla!

Mi lupus entró en remisión hace tres años y ahora no tengo ninguna limitación. Puedo jugar con mis nietos. Puedo hacer jardinería. No tengo limitaciones. Estoy eternamente agradecida.

Diane G.
Salem, Oregón, EE. UU.

Método 2 – Coloca la Caligrafía Ling Guang de la Fuente directamente en el área que necesita sanación

Permíteme orientarte con la segunda manera de aplicar la Caligrafía Ling Guang de la Fuente para la sanación, la prevención de enfermedades y el rejuvenecimiento.

Enfatizaré nuevamente que la sanación en este libro es extremadamente simple, poderosa y va más allá de la comprensión. ¿Por qué? Cada sistema, cada órgano y cada célula del cuerpo están hechos de jing qi shen. Cuando una persona se enferma, el jing qi shen del área enferma se ha agotado o desequilibrado. La Caligrafía Ling Guang de la Fuente lleva el Campo de la Fuente, que es el jing qi shen de la Fuente. El jing qi shen de la Fuente puede transformar el jing qi shen del área enferma. Por tanto, la sanación podría ocurrir rápidamente, inclusive en el instante.

Apliquemos las Técnicas de los Cuatro Poderes con la Caligrafía Ling Guang de la Fuente *Ling Guang* para continuar sanando, previniendo afecciones en las cuatro extremidades y rejuveneciéndolas.

Haremos una práctica para sanar y rejuvenecer los hombros.

Sana y prevén las afecciones de los hombros y rejuvenécelos con la luz del arco iris

Poder del cuerpo. Sostén el libro y coloca la página con la figura 17, la Caligrafía Ling Guang de la Fuente *Ling Guang*, en el hombro que necesita sanación. Si tu hombro no necesita sanación, recibirás prevención de enfermedades y rejuvenecimiento.

Poder del Alma. Di *hola*:

Querido Divino,
querido Tao, la Fuente,
querida Caligrafía Ling Guang de la Fuente,
queridos innumerables santos, animales celestiales de los santos y tesoros celestiales contenidos en la Caligrafía Ling Guang de la Fuente,
os amo, honro y aprecio.
Por favor, sanad y rejuveneced mi hombro.
Gracias.

Poder de la mente. Visualiza luz de arco iris de la Caligrafía Ling Guang de la Fuente irradiando y vibrando dentro y alrededor de tu hombro.

Poder del sonido. Recita en silencio o en voz alta:

Luz de arco iris de la Caligrafía Ling Guang de la Fuente sana y rejuvenece mi hombro. Gracias.
Luz de arco iris de la Caligrafía Ling Guang de la Fuente sana y rejuvenece mi hombro. Gracias.
Luz de arco iris de la Caligrafía Ling Guang de la Fuente sana y rejuvenece mi hombro. Gracias.
Luz de arco iris de la Caligrafía Ling Guang de la Fuente sana y rejuvenece mi hombro. Gracias.
Luz de arco iris de la Caligrafía Ling Guang de la Fuente sana y rejuvenece mi hombro. Gracias.
Luz de arco iris de la Caligrafía Ling Guang de la Fuente sana y rejuvenece mi hombro. Gracias.
Luz de arco iris de la Caligrafía Ling Guang de la Fuente sana y rejuvenece mi hombro. Gracias...

Deja de leer. Recita y visualiza durante diez minutos. Cuanto más tiempo recites y con más frecuencia lo hagas, mejores resultados podrías experimentar. Si tienes una dolencia del hombro crónica o que pone en riesgo tu vida, recita durante dos horas o más al día. Suma todo el tiempo de práctica para que totalice por lo menos dos horas al día.

Ahora ofrece gratitud y perdón:

Querido Divino,
querido Tao, la Fuente,
querida luz de arco iris de la Caligrafía Ling Guang de la Fuente Ling Guang,
queridos todos los santos, los animales celestiales de los santos y los tesoros celestiales contenidos en la Caligrafía Ling Guang de la Fuente,
estoy sumamente honrado en recibir vuestras bendiciones para sanar y rejuvenecer mi hombro.
Por favor, perdonadnos a mis ancestros y a mí por todas las equivocaciones, que hemos cometido en todas las vidas, relacionadas con mi dolencia del hombro.
Queridas todas las personas y todas las almas a las que mis ancestros y yo hemos herido, dañado y de las que nos hemos aprovechado en el cuerpo físico y hombros, en todas las vidas,
pido perdón profundamente por todas nuestras equivocaciones.
Serviré a otros incondicionalmente para hacerlos más felices y sanos.
Trabajaré junto con la humanidad y con todas las almas para crear una Familia Universal de Amor, Paz y Armonía.
Os amo. Os amo. Os amo.
Gracias. Gracias. Gracias.

SANA Y PREVÉN LAS AFECCIONES DE LOS CODOS Y REJUVENÉCELOS CON LA LUZ MORADA

Muchas personas sufren de afecciones en los codos, incluyendo codo de tenista, bursitis, tendinitis, lesiones y más. Haz la siguiente práctica a menudo para transformar estas afecciones. Si no tienes problemas con los codos, recibirás prevención de enfermedades y rejuvenecimiento.

Poder del cuerpo. Coloca la figura 17, la Caligrafía Ling Guang de la Fuente *Ling Guang*, en el codo que necesita sanación.

Poder del alma. Di *hola:*

Querido Divino,
querido Tao, la Fuente,
querida luz morada de la Caligrafía Ling Guang de la Fuente Ling Guang,
queridos innumerables santos, animales celestiales de los santos y tesoros celestiales contenidos en la Caligrafía Ling Guang de la Fuente,
os amo, honro y aprecio.
Por favor, sanad y rejuveneced mi codo.
Gracias.

Poder de la mente. Visualiza luz morada de la Caligrafía Ling Guang de la Fuente brillando dentro y alrededor de tu codo.

Poder del sonido. Recita en silencio o en voz alta:

Luz morada de la Caligrafía Ling Guang de la Fuente sana y rejuvenece mi codo. Gracias.
Luz morada de la Caligrafía Ling Guang de la Fuente sana y rejuvenece mi codo. Gracias.
Luz morada de la Caligrafía Ling Guang de la Fuente sana y rejuvenece mi codo. Gracias.
Luz morada de la Caligrafía Ling Guang de la Fuente sana y rejuvenece mi codo. Gracias.
Luz morada de la Caligrafía Ling Guang de la Fuente sana y rejuvenece mi codo. Gracias.
Luz morada de la Caligrafía Ling Guang de la Fuente sana y rejuvenece mi codo. Gracias.
Luz morada de la Caligrafía Ling Guang de la Fuente sana y rejuvenece mi codo. Gracias...

Deja de leer. Continúa recitando durante diez minutos. También puedes recitar:

Luz morada. Codo perfecto.
Luz morada. Codo perfecto.
Luz morada. Codo perfecto.
Luz morada. Codo perfecto.
Luz morada. Codo perfecto.
Luz morada. Codo perfecto.
Luz morada. Codo perfecto...

Recuerda, cuanto más tiempo y con más frecuencia recites, mejores resultados obtendrás. Si tienes una dolencia crónica del codo o que pone en riesgo tu vida, recita durante dos horas o más al día. Suma todo tu tiempo de práctica para que totalice por lo menos dos horas al día.

Siempre es importante ofrecer gratitud y perdón; no puedo recalcarlo suficientemente. Mientras más sinceramente ofrezcas gratitud y perdón, podrías sanarte más rápido. No pienses que esto es repetitivo. *Esto es la clave para crear milagros sanadores del alma.*

Hagamos la práctica de gratitud y de perdón:

Querido Divino,

querido Tao, la Fuente,

querida luz morada de la Caligrafía Ling Guang de la Fuente Ling Guang,

queridos todos los santos, los animales celestiales de los santos y los tesoros celestiales contenidos en la Caligrafía Ling Guang de la Fuente,

estoy sumamente honrado en recibir vuestra bendición para sanar y rejuvenecer mi codo.

Por favor, perdonadnos a mis ancestros y a mí por todas las equivocaciones que hemos cometido en todas las vidas, relacionadas con mi dolencia del codo.

Queridas todas las personas y todas las almas a las que mis ancestros y yo hemos herido, dañado y de las que nos hemos aprovechado en el cuerpo físico y codos, en todas las vidas,

pido perdón profundamente por todas nuestras equivocaciones.

Serviré a otros incondicionalmente para hacerlos más felices y sanos.

Trabajaré junto con la humanidad y con todas las almas para crear una Familia Universal de Amor, Paz y Armonía.

Os amo. Os amo. Os amo.

Gracias. Gracias. Gracias.

Recuerda siempre:

Practica. Practica. Practica.

Benefíciate de la práctica. Benefíciate de la práctica. Benefíciate de la práctica.

Crea tus propios milagros sanadores del alma.

SANA Y PREVÉN LAS AFECCIONES DE MUÑECAS Y MANOS Y REJUVENÉCELAS CON LUZ COLOR DEL CRISTAL

Millones de personas tienen problemas con sus muñecas y manos, los que incluyen artritis, túnel carpiano, quistes de ganglio, tendinitis, lesiones y más. Haz la siguiente práctica a menudo para sanarlas.

Si no necesitas sanación, recibirás prevención de enfermedades y rejuvenecimiento para tus muñecas y manos.

Poder del cuerpo. Coloca la figura 17, la Caligrafía Ling Guang de la Fuente *Ling Guang*, en una muñeca y mano que necesiten sanación; si no lo necesitaran, recibirás prevención de enfermedades y rejuvenecimiento. No omitas la práctica.

Poder del alma. Di *hola:*

Querido Divino,

querido Tao, la Fuente,

querida luz color del cristal de la Caligrafía Ling Guang de la Fuente Ling Guang,

queridos innumerables santos, animales celestiales de los santos y tesoros celestiales contenidos en la Caligrafía Ling Guang de la Fuente,

os amo, honro y aprecio.

Por favor, sanad y rejuveneced mi muñeca y mano.

Gracias.

Poder de la mente. Visualiza luz color del cristal de la Caligrafía Ling Guang de la Fuente *Ling Guang* vibrando dentro y alrededor de tu muñeca y mano.

Poder del sonido. Recita en silencio o en voz alta:

Luz color del cristal de la Caligrafía Ling Guang de la Fuente sana y rejuvenece mi muñeca y mano. Gracias...

Luego continúa recitando:

Luz color del cristal
Luz color del cristal
Luz color del cristal
Luz color del cristal
Luz color del cristal
Luz color del cristal
Luz color del cristal...

Sana mi muñeca y mano. Gracias.
Sana mi muñeca y mano. Gracias.
Sana mi muñeca y mano. Gracias.
Sana mi muñeca y mano. Gracias.
Sana mi muñeca y mano. Gracias.
Sana mi muñeca y mano. Gracias.
Sana mi muñeca y mano. Gracias...

Deja de leer. Continúa recitando durante diez minutos. Cuanto más tiempo recites y mientras más veces practiques al día será mejor. No hay límite de tiempo. Practica tanto como puedas para restablecer tu salud a la mayor brevedad posible. Para afecciones serias o crónicas de las muñecas o manos, recita durante dos horas o más al día. Suma todo tu tiempo de práctica para totalizar por lo menos dos horas al día.

Ahora tenemos que expresar gratitud y perdón. Recuerda siempre hacer esta práctica tras cada sesión de sanación. Invoca en silencio:

Querido Divino,

querido Tao, la Fuente,

querida luz color del cristal de la Caligrafía Ling Guang de la Fuente,

queridos todos los santos, los animales celestiales de los santos y los tesoros celestiales contenidos en la Caligrafía Ling Guang de la Fuente,

estoy sumamente honrado en recibir su bendición para sanar y rejuvenecer mi muñeca y mano.

Por favor, perdonadnos a mis ancestros y a mí por todas las equivocaciones que hemos cometido en todas las vidas, relacionadas con mi dolencia de la muñeca y mano.

Queridas todas las personas y todas las almas a las que mis ancestros y yo hemos herido, dañado y de las que nos hemos aprovechado en el cuerpo físico y muñecas y manos en todas las vidas,

pido perdón profundamente por todas nuestras equivocaciones.

Serviré a otros incondicionalmente para hacerlos más felices y sanos.

Trabajaré junto con la humanidad y con todas las almas para crear una Familia Universal de Amor, Paz y Armonía.

Os amo. Os amo. Os amo.

Gracias. Gracias. Gracias.

Método 3 – Medita con la Caligrafía Ling Guang de la Fuente

El tercer método para aplicar la Caligrafía Ling Guang de la Fuente es meditar con ella. Simplemente abre este libro por la página de cualquiera de las Caligrafías Ling Guang de la Fuente y conecta con los santos, los animales de los santos y tesoros contenidos en la caligrafía. Te guiaré para que realices esto en la próxima práctica.

Los métodos que comparto en este libro para la sanación, la prevención de enfermedades y el rejuvenecimiento son extremadamente simples. Puede ser que sean muy simples para creer. Haz las prácticas de todas formas. Experimentarás los beneficios.

Una frase sagrada importante de las enseñanzas espirituales es:

Si deseas saber si una pera es dulce, pruébala.

Me gustaría pedirte a ti y a cada lector que no uséis la mente lógica para formar juicios acerca de los métodos de sanación que estoy compartiendo en este libro y en mis libros anteriores. Lo que necesitas hacer es *probar la pera.* Continúa practicando. Después de diez minutos de práctica, los resultados podrían ser desde una gran mejoría, a poca mejoría o a ninguna mejoría. Si te sientes mejor, creerás de inmediato que estos métodos funcionan. Si no es así, por favor, recuerda tener más paciencia y continuar con la práctica. Algunas personas tienen bloqueos de alma, mente y cuerpo muy pesados. Otras han tomado medicación para sus males por muchos años. Muchas sufren de afecciones crónicas o que ponen en riesgo sus vidas. No esperes milagros sanadores del alma instantáneos.

Practica cada vez más.
Sé paciente.
Ten confianza.
Cree.
Mi deseo es que recibas un milagro sanador del alma o grandes resultados tan pronto como sea posible.

Existe una enseñanza sagrada ancestral que se ha hecho cada vez más conocida:

Todos los seres y todas las cosas están divididos en yin y yang.

Por ejemplo, un ojo físico y el Tercer Ojo son un par yin yang. El ojo físico es el ojo yang. El Tercer Ojo es el ojo yin. El ojo físico ve el mundo físico, incluyendo una puesta de sol, la televisión, este libro y mucho más. El Tercer Ojo ve las imágenes espirituales del Mundo de las Almas.

El yin y yang pueden ser subdivididos interminablemente. Aquellos que no han abierto su Tercer Ojo, no pueden ver las imágenes espirituales. Por tanto, las imágenes espirituales son invisibles para ellos.

Aquellos que tienen el Tercer Ojo abierto, especialmente aquellos que tienen habilidades avanzadas con el Tercer Ojo, pueden ver imágenes espirituales muy bien. Las imágenes espirituales son visibles para ellos.

Sin embargo, las imágenes espirituales pueden ser subdivididas aún más en aspectos yin y yang. Siempre hay algunas imágenes espirituales que no pueden ser vistas ni siquiera por alguien con habilidades avanzadas con el Tercer Ojo. A esto se le llama *luz invisible*.

Por lo tanto, alguien que tenga el Tercer Ojo abierto puede ver luz que el ojo físico normal no puede ver, pero también existe alguna luz invisible que alguien con habilidades de Tercer Ojo avanzadas aun así no puede ver.

Ahora estoy listo para dar a conocer un secreto espiritual de importancia. El Campo de la Fuente lleva la luz de la Fuente que está dividida en luz visible y luz invisible. Para ver la luz visible, uno tiene que tener el Tercer Ojo abierto. La luz invisible no puede ser vista ni por uno que tenga habilidades avanzadas con el Tercer Ojo.

La luz invisible tiene una vibración más pequeña y refinada que la luz visible. La luz invisible tiene frecuencia más elevada y más poder para remover bloqueos del alma, mente y cuerpo. Las Caligrafías Ling Guang de la Fuente portan el Campo de la Fuente, que contiene luz visible y luz invisible. Ésta es la primera vez que comparto esta sabiduría. Apliquemos esta sagrada sabiduría de inmediato.

Sana y prevén las afecciones de los tobillos y pies y rejuvenécelos con la luz dorada invisible

Millones de personas sufren de afecciones de tobillos y pies, incluyendo artritis, fascitis plantar, juanetes, verrugas, esguinces, lesiones y mucho más.

Permíteme guiarte para practicar el tercer método de aplicación de la Caligrafía Ling Guang de la Fuente, el cual es meditar con ella. Si no necesitas sanación para tus tobillos y pies, ellos recibirán prevención de enfermedades y rejuvenecimiento.

Aplica las Técnicas de los Cuatro Poderes y abre este libro a la página de la figura 17 con la Caligrafía Ling Guang de la Fuente *Ling Guang* y siéntate enfrente de ella.

Poder del cuerpo. Siéntate derecho. Son tres las formas de sentarse. Puedes sentarte de forma natural en una silla. Puedes sentarte en la posición de medio loto. Puedes sentarte en la posición de loto. Mantén tu espalda libre y despejada, no te apoyes contra el espaldar de la silla o la pared. Coloca una palma sobre tu abdomen, bajo tu ombligo y la otra en tu tobillo o pie que necesita sanación.

Poder del alma. Di *hola:*

Querido Divino,
querido Tao, la Fuente,
querida luz dorada invisible de la Caligrafía Ling Guang de la Fuente Ling Guan,
por favor, envía tu jing qi shen a mis tobillos y pies.
Queridos innumerables santos, animales celestiales de los santos y tesoros celestiales contenidos en la Caligrafía Ling Guang de la Fuente,
os amo, honro y aprecio.
Por favor, enviad vuestra sanación del alma a mis tobillos y pies.
Gracias.

Poder de la mente. Visualiza luz dorada invisible de la Caligrafía Ling Guang de la Fuente fluyendo a tus tobillos y pies.

Poder del sonido. Recita en silencio o en voz alta:

Luz dorada invisible de la Caligrafía Ling Guang de la Fuente, sana mis tobillos y pies. Gracias.
Luz dorada invisible me sana. Tobillos y pies perfectos.
Luz dorada invisible me sana. Tobillos y pies perfectos.
Luz dorada invisible me sana. Tobillos y pies perfectos.
Luz dorada invisible me sana. Tobillos y pies perfectos.
Luz dorada invisible me sana. Tobillos y pies perfectos.
Luz dorada invisible me sana. Tobillos y pies perfectos.
Luz dorada invisible me sana. Tobillos y pies perfectos...

Recita durante diez minutos. Si tienes una dolencia crónica, recita durante dos horas o más al día. Cuanto más recites y mayor frecuencia lo hagas, mejores resultados podrías alcanzar. Suma todo tu tiempo de práctica para totalizar por lo menos dos horas al día.

Siempre recuerda ofrecer gratitud y perdón tras cada práctica:

Querido Divino,

querido Tao, la Fuente,

querida luz dorada invisible de la Caligrafía Ling Guang de la Fuente,

queridos todos los santos, los animales celestiales de los santos y los tesoros celestiales contenidos en la Caligrafía Ling Guang de la Fuente,

estoy sumamente honrado en recibir vuestra bendición para mis tobillos y pies.

Por favor, perdonadnos a mis ancestros y a mí por todas las equivocaciones que hemos cometido en todas las vidas, relacionadas con mis tobillos y pies.

Queridas todas las personas y todas las almas que mis ancestros y yo hemos herido, dañado y de las que nos hemos aprovechado en el cuerpo físico, tobillos y pies, en todas las vidas,

pido perdón profundamente por todas nuestras equivocaciones.

Serviré a otros incondicionalmente para hacerlos más felices y sanos.

Trabajaré junto con la humanidad y con todas las almas para crear una Familia Universal de Amor, Paz y Armonía.

Os amo. Os amo. Os amo.

Gracias. Gracias. Gracias.

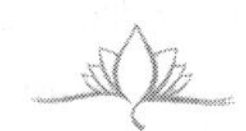

Ahora me gustaría compartir una historia acerca del poder de las Caligrafías Ling Guang de la Fuente.

La sanación fue más allá del dolor físico

Estuve muy honrado en recibir una de las Caligrafías Ling Guang de la Fuente del maestro Sha.

Lo que ocurrió fue muy asombroso. Medité con la caligrafía de la Fuente y pedí bendiciones de sanación para el dolor agudo y constante en la parte superior izquierda de mi espalda. Al final de la meditación, no había más dolor. No puedo agradecer lo suficiente.

También era consciente de la presencia de muchos santos. Ellos me sanaban y rejuvenecían. Mientras me sanaban en el aspecto físico, también sanaban otros aspectos conectados con la dolencia física. Estaban sanando lo que había contribuido a ocasionarla, así como lo que resultó de ella. Estas bendiciones no estaban limitadas solamente a mí.

Gracias. Gracias. Gracias.

M. M.
Redwood City, California, EE. UU.

Cuatro de los más poderosos mantras sagrados del Divino y de la Fuente

En mis libros de la Colección Poder del Alma, he enseñado a los lectores en todo el mundo que reciten cuatro frases sagradas. Éstas son en realidad cuatro mantras sagrados.

Estos mantras son los secretos, sabiduría, conocimiento y técnicas prácticas claves para crear milagros sanadores del alma. Estas cuatro frases sagradas o mantras son:

El amor disuelve todos los bloqueos y transforma toda la vida.

El perdón trae gozo interior y paz interior a toda la vida.

La compasión potencia la energía, la resistencia, la vitalidad y la inmunidad de toda la vida.

La luz sana y previene todas las enfermedades, transforma las relaciones personales, transforma las finanzas y negocios, aumenta la inteligencia, abre los canales espirituales y trae éxito a toda la vida.

Estas cuatro frases sagradas son literalmente mantras del Cielo, del Divino y de la Fuente. Lo explicaré en más detalle.

Ahora recita conmigo durante un minuto:

El amor disuelve todos los bloqueos y transforma toda la vida.
El amor disuelve todos los bloqueos y transforma toda la vida.
El amor disuelve todos los bloqueos y transforma toda la vida.
El amor disuelve todos los bloqueos y transforma toda la vida.
El amor disuelve todos los bloqueos y transforma toda la vida.
El amor disuelve todos los bloqueos y transforma toda la vida.
El amor disuelve todos los bloqueos y transforma toda la vida…

Cuando recites, hazlo desde el fondo de tu corazón. Sólo decir las palabras no es suficiente. Recita con tu corazón. La clave más importante es conectar con el Cielo, el Divino y el Tao. En silencio conecta con ellos antes de recitar. Hazlo así:

Querido Cielo,
querido Divino,
querido Tao, la Fuente,
os amo.
Mi amor y vuestro amor tienen una frecuencia y vibración distintas.
Por favor, bendecidme mientras recito.
Estoy muy agradecido.

Ahora recita de nuevo, desde el fondo de tu corazón:

El amor disuelve todos los bloqueos y transforma toda la vida.
El amor disuelve todos los bloqueos y transforma toda la vida.
El amor disuelve todos los bloqueos y transforma toda la vida.
El amor disuelve todos los bloqueos y transforma toda la vida.
El amor disuelve todos los bloqueos y transforma toda la vida.
El amor disuelve todos los bloqueos y transforma toda la vida.
El amor disuelve todos los bloqueos y transforma toda la vida…

Puedes recitar este mantra para la sanación de cualquier enfermedad. Elige una parte del cuerpo para recibir sanación y luego haz la invocación como sigue:

Queridos mantras del Cielo, del Divino y del Tao,

Por favor, sanad mi ________ (nombra el área para la que estás pidiendo sanación).

Gracias.

Luego recita:

El amor disuelve todos los bloqueos y transforma toda la vida.
El amor disuelve todos los bloqueos y transforma toda la vida.
El amor disuelve todos los bloqueos y transforma toda la vida.
El amor disuelve todos los bloqueos y transforma toda la vida.
El amor disuelve todos los bloqueos y transforma toda la vida.
El amor disuelve todos los bloqueos y transforma toda la vida...

Por favor, deja de leer, cierra los ojos y continúa recitando durante diez minutos. Tras los diez minutos de recitación, verifica cómo te sientes. Continúa practicando cada vez más para restablecer tu salud completamente.

Puedes pensar que *el amor disuelve todos los bloqueos y transforma toda la vida* es teoría. Quiero compartir con cada uno de vosotros que la teoría *es* la práctica. Teoría y práctica son dos aspectos, pero son los dos lados de una misma moneda. La sabiduría más importante es que ellas son Una. Esto es como yin y yang. Yin y yang son dos aspectos, pero ying y yang son Uno.

Me gustaría compartir un secreto resumido en una oración:

La *teoría* más importante en la práctica espiritual es la *práctica* más importante; éstas son Una.

Por ejemplo, estamos recitando *el amor disuelve todos los bloqueos y transforma toda la vida.* Esto es teoría, pero es la práctica más importante. Recitar *el amor disuelve todos los bloqueos y transforma toda la vida* es uno de los más importantes mantras para crear milagros sanadores del alma.

Todo está compuesto de jing qi shen. La palabra *amor* tiene jing qi shen. *Disuelve todos los bloqueos* tiene jing qi shen. *Transforma toda la vida* tiene jing qi shen. *El amor disuelve todos los bloqueos y transforma toda la vida* también tiene jing qi shen.

Si tienes habilidades avanzadas con el Tercer Ojo, o si has abierto tus canales espirituales avanzados, podrías ver el alma del *amor*. El alma del amor es un ser de luz. El alma de *disuelve todos los bloqueos* es otro ser de luz. El alma de *transforma toda la vida* es otro ser de luz. Cuando recitas *el amor disuelve todos los bloqueos y transforma toda la vida,* los seres de luz de esta frase o mantra sagrado transformarán tus sistemas, órganos, células, ADN y ARN. La frecuencia y vibración de tu cuerpo, sistemas, órganos, células, ADN y ARN se transformarán.

¿Por qué tiene que repetirse la recitación una y otra vez? Porque necesitamos continuar aplicando la frecuencia y vibración del amor para continuar transformando la frecuencia y vibración de nuestro cuerpo, sistemas, órganos, células, ADN y ARN. Necesitamos la frecuencia y vibración del amor para transformar la frecuencia y vibración de nuestro cuerpo espiritual, cuerpo mental, cuerpo emocional y cuerpo físico. No hay límite de tiempo. ¿Por qué siempre digo: *Recita más tiempo cada vez y más veces al día?* Porque la transformación del jing qi shen desde nuestro pequeño amor humano hasta el gran amor del Divino y del Tao toma tiempo.

¿Por qué te guío a decir: *Querido Cielo, querido Divino y querido Tao*? Porque el amor del Cielo, el amor del Divino y el amor del Tao tienen mucha más alta frecuencia y vibración que nuestro amor humano. Ésta es la forma de practicar:

> *Querido amor del Cielo,*
> *Por favor, sana mi* ________ (elige cualquier parte del cuerpo).
> *Gracias.*

Luego recita:

> *El amor disuelve todos los bloqueos y transforma toda la vida.*
> *El amor disuelve todos los bloqueos y transforma toda la vida.*
> *El amor disuelve todos los bloqueos y transforma toda la vida.*
> *El amor disuelve todos los bloqueos y transforma toda la vida.*
> *El amor disuelve todos los bloqueos y transforma toda la vida.*
> *El amor disuelve todos los bloqueos y transforma toda la vida.*
> *El amor disuelve todos los bloqueos y transforma toda la vida…*

Continúa recitando durante diez minutos.

El amor disuelve todos los bloqueos y transforma toda la vida tiene poder que va más allá de lo que las palabras pueden expresar.

Sana y prevén las afecciones del cuello y rejuvenécelo

Coloca una palma en tu cuello y la otra en tu abdomen, bajo el ombligo. Éste es el Poder del Cuerpo. Coloca tu mente en el cuello y visualiza luz; esto es el Poder de la Mente. El Poder del Alma consiste en invocar a las almas para la sanación. Ésta es la manera de hacerlo:

Querido amor del Cielo,
te honro y aprecio profundamente.
Por favor, sana mi cuello.
Gracias.

Aplicar una de las Técnicas de los Cuatro Poderes es poderoso. Aplicar todas las Técnicas de los Cuatro Poderes a la vez es mucho más poderoso. Continúa practicando, aplicando las Técnicas de los Cuatro Poderes a la vez. Mantén una mano en tu cuello. Tu mente todavía se está concentrando en visualizar luz brillando en tu cuello. Has invocado el amor del Cielo.

Ahora añade el último de los poderes, el Poder del Sonido.

Recita:

Amor del Cielo
Amor del Cielo
Amor del Cielo
Amor del Cielo
Amor del Cielo
Amor del Cielo
Amor del Cielo...

Recita *Amor del Cielo* desde el fondo de tu corazón durante diez minutos. Luego verifica cómo se siente tu cuello. Estoy compartiendo la sabiduría y práctica sagrada usando esta sanación de cuello como ejemplo.

Puedes aplicar esta sabiduría y práctica sagrada para sanar cualquier parte del cuerpo. Lo que quiero compartir contigo y cada lector, nuevamente, es Da Tao zhi jian: *El Gran Camino es extremadamente simple.*

Ahora, escoge otra parte del cuerpo. Deja de leer. No omitas esta parte porque las prácticas son la parte más importante del libro. Estoy guiándote a practicar a través de mis instrucciones en el libro. Por favor, haz las prácticas seriamente para recibir los mejores beneficios.

Quiero ayudarte a crear milagros sanadores del alma. ¿Cómo podemos crear milagros sanadores del alma? Debemos aprender la sabiduría sagrada y realizar las prácticas sagradas. Tenemos que practicar. Las prácticas son extremadamente simples; podrían ser muy simples para creer, pero no las omitas. Cuando mi maestro y mentor espiritual, el doctor y maestro Zhi Chen Guo, estaba todavía en la Madre Tierra, le pregunté, «¿Cuál es el desafío más grande para difundir la sanación del alma?». Él dijo, «El más grande desafío es que las personas encuentran difícil creer en la simplicidad y en los resultados de la sanación del alma». Me gustaría compartir una historia contigo.

Muchos años atrás, di un taller en Toronto, Canadá, en el Learning Annex. Una mujer sufría una seria artritis. Una de sus rodillas estaba bastante hinchada. Le era muy difícil caminar. Enseñé, compartí y guie a todos los participantes a recitar de cinco a diez minutos, *amo mi rodilla* o *amo mi hombro,* de acuerdo a sus necesidades. Cerca de diez minutos después, la mujer se puso de pie y caminó sin dolor. Con las lágrimas en los ojos, ella decía, «Esto es un milagro para mí».

Solo recita *amor del Cielo, amor del Cielo, amor del Cielo, amor del Cielo…* Puedes traer el amor del Cielo a cualquier parte del cuerpo o aspecto de tu vida. *El amor disuelve todos los bloqueos y transforma toda la vida.* Enfatizo el mensaje de la Colección Milagros Sanadores del Alma nuevamente;

Yo tengo el poder de crear milagros sanadores del alma
para transformar toda mi vida.

Tú tienes el poder de crear milagros sanadores del alma
para transformar toda tu vida.

Juntos tenemos el poder de crear milagros sanadores del alma
para transformar toda la vida de la humanidad y todas las almas
en la Madre Tierra y de innumerables planetas, estrellas,
galaxias y universos.

Expande la sabiduría y la práctica. Puedes aplicar esta enseñanza para cualquier sanación y transformación de vida. Por ejemplo, puedes decir:

Querido Amor Divino,
no puedo apreciarte lo suficiente.
No puedo honrarte lo suficiente.
Por favor, sáname.
Gracias.

Continúa con la sanación para la parte del cuerpo que pediste anteriormente o elige otra. Practica por otros diez minutos.

Aplica el Amor del Tao de la misma manera. Tao es la Fuente. El Amor del Tao es el amor de la Fuente. Puede ser que muchas personas todavía no tengan claro el concepto de la Fuente y del Divino. El Divino es el padre o madre espiritual de la humanidad y de todas las almas. Tao es la Fuente que crea el Cielo, la Madre Tierra e innumerables planetas, estrellas, galaxias y universos.

Ahora permíteme dirigirte para que hagas sanación del alma a tu cuerpo emocional. Has aprendido en los capítulos 2 y 4 que los órganos físicos y el cuerpo emocional están interconectados a través de los cinco elementos. El hígado conecta con la ira. El corazón conecta con la depresión y la ansiedad. El bazo conecta con la preocupación. Los pulmones conectan con el pesar y la tristeza. Los riñones conectan con el miedo.

Si tienes desequilibrios emocionales de ira, depresión, ansiedad, preocupación, pesar, tristeza o miedo; haz las siguientes prácticas. Si no tienes ninguno de estos desequilibrios emocionales, recibirás prevención para ellos.

Sana la ansiedad

Millones de personas en la Madre Tierra sufren de ansiedad. Esta práctica podría remover bloqueos de alma y mente que causan ansiedad. Si no tienes ansiedad, esta práctica podría servirte para prevenirla.

Poder del cuerpo. Coloca una palma en tu abdomen, debajo del ombligo y la otra sobre tu corazón. Recuerda, el corazón es el órgano que gobierna en el elemento fuego y está conectado con la ansiedad en el cuerpo emocional.

Poder del alma. Di *hola:*

Querido amor del Tao,
te amo, honro y aprecio.
Por favor, sana mi ansiedad.
Estoy muy agradecido.
Gracias.

Poder de la mente. Visualiza Ling Guang (la luz del alma) brillando dentro y alrededor de tu corazón.

Poder del sonido. Recita en silencio o en voz alta:

Amor del Tao
Amor del Tao
Amor del Tao
Amor del Tao
Amor del Tao
Amor del Tao
Amor del Tao…

Recita durante diez minutos. Conecta con el Tao. El amor del Tao lleva consigo la frecuencia y vibración de la Fuente, que podría remover los bloqueos de alma, mente y cuerpo de tu ansiedad. Ésta es la manera de cómo sanar la ansiedad para crear tu propio milagro de sanación.

Recuerda siempre ofrecer gratitud y perdón:

Querido amor del Tao,

te amo, honro y aprecio.

Tu amor puede remover los bloqueos de alma, mente y cuerpo de mi ansiedad.

Estoy sumamente agradecido.

Por favor, perdonadnos a mis ancestros y a mí por todas nuestras equivocaciones en todas las vidas relacionadas con la ansiedad.

Queridas todas las personas y las almas a las que mis ancestros y yo hemos herido, dañado y de las que nos hemos aprovechado en todas las vidas en su cuerpo emocional, inclusive a través de la ansiedad y más,

por favor, perdonadme.

Serviré a la humanidad, a la Madre Tierra y a todas las almas incondicionalmente.

Gracias.

Luego canta el canto divino del alma *Amor, Paz y Armonía:*[22]

Lu La Lu La Li
Lu La Lu La La Li
Lu La Lu La Li Lu La
Lu La Li Lu La
Lu La Li Lu La
Amo mi corazón y mi alma
Amo a toda la humanidad
Unamos corazones y almas
Amor, paz y armonía
Amor, paz y armonía

Millones de personas sufren de ansiedad. Mi deseo es que todos los que sufren de ansiedad practiquen y creen sus propios milagros sanadores del alma. Si no tienes ansiedad, puedes aún así realizar la práctica; te ayudará a *prevenirla.*

---

22. Recibí del Divino el *canto divino del alma Amor, Paz y Armonía,* el 10 de septiembre de 2005. Éste es un poderoso tesoro de sanación y bendición que lleva consigo frecuencia y vibración divina con amor, perdón, compasión y luz divinos. Puedes descargar un archivo mp3 de *Amor, Paz y Armonía* en www.LovePeaceHarmonyMovement.com. Recitar este canto divino del alma es limpiar el propio karma negativo.

La enseñanza anterior ha compartido contigo los secretos, sabiduría, conocimiento y técnicas prácticas de: *el amor disuelve todos los bloqueos y transforma toda la vida.* Puedes experimentar la enseñanza del amor y la práctica del amor en muchas partes de mi libro. No pienses que esto es redundante. No podemos aplicar el amor suficientemente.

Caligrafía Ling Guang de la Fuente *Da Ai–el más grande amor*

La segunda Caligrafía Ling Guang de la Fuente que comparto en este capítulo es *Da Ai.* «Da» significa *grande.* «Ai» significa *amor.* «Da Ai» (pronunciado *da ai*) significa *el más grande amor.*

Da Ai es el amor más grande. Da Ai es amor incondicional. Hay algunas personas que no pueden ofrecer amor incondicional. Hay algunas personas que sólo pueden ofrecer amor limitado. Hay algunas personas que no pueden ofrecer amor alguno. Hay algunas personas que no pueden recibir amor. Por ejemplo, algunas personas han sufrido abusos; su corazón ha sido dañado o herido; no pueden abrirse para recibir amor o dar amor. Esto podría derivar en problemas para amarse a sí mismos u otros problemas.

Esta Caligrafía Ling Guang de la Fuente *Da Ai* podría ayudar con problemas para darse amor a sí mismo más allá de lo que las palabras pueden expresar. Aplica las enseñanzas aquí y practica a menudo. Podría crear todo tipo de milagros sanadores del alma.

Practica de la misma forma que he explicado con la Caligrafía Ling Guang de la Fuente *Ling Guang.*

Por favor, deja de leer y practica ahora.

Sana la depresión

Aplica la Caligrafía Ling Guang de la Fuente *Da Ai* (*da ai*) para sanar la depresión, usando las Técnicas de los Cuatro Poderes a la vez.

Poder del cuerpo. Consulta las ilustraciones que encontrarás en el pliego de color. Coloca una palma en la página con la Caligrafía Ling Guang de la Fuente *Da Ai* y la otra en el corazón. (*Véase* la figura 18). El corazón es el órgano que gobierna en el elemento fuego, que conecta con la depresión en el cuerpo emocional.

Poder del alma. Di *hola:*

Querido Divino,
querido Tao, la Fuente,
querida Caligrafía Ling Guang de la Fuente Da Ai,
vuestro amor incondicional y más grande amor pueden disolver todos los bloqueos y transformar toda la vida.
Necesito Da Ai para abrir mi corazón y alma.
Por favor, removed los bloqueos de alma, mente y cuerpo de mi depresión.
Estoy sumamente honrado y bendecido.
Queridos todos los santos, los animales celestiales de los santos y los tesoros celestiales contenidos en esta caligrafía,
os amo, honro y aprecio.
Por favor, sanad mi depresión.
Estoy muy agradecido.
Gracias.

Poder de la mente. Visualiza tu corazón brillando con Da Ai, que es *el más grande amor.* Para esta sanación estamos visualizando luz de arco iris invisible de la caligrafía.

Poder del sonido. Recita en silencio o en voz alta:

Luz de arco iris invisible de Da Ai disuelve todos los bloqueos y sana mi depresión. Gracias.
Luz de arco iris invisible sana mi depresión. Gracias.
Luz de arco iris invisible sana mi depresión. Gracias.
Luz de arco iris invisible sana mi depresión. Gracias.

Da Ai abre mi corazón y alma. Gracias.
Da Ai abre mi corazón y alma. Gracias.
Da Ai abre mi corazón y alma. Gracias.
Da Ai abre mi corazón y alma. Gracias.

Da Ai me permite recibir amor y ofrecer amor incondicionalmente. Gracias.
Da Ai me permite recibir amor y ofrecer amor incondicionalmente. Gracias.
Da Ai me permite recibir amor y ofrecer amor incondicionalmente. Gracias.
Da Ai me permite recibir amor y ofrecer amor incondicionalmente. Gracias...

Continúa recitando:

Da Ai
Da Ai
Da Ai
Da Ai
Da Ai
Da Ai
Da Ai

Luz invisible de arco iris de Da Ai
Luz invisible de arco iris de Da Ai
Luz invisible de arco iris de Da Ai
Luz invisible de arco iris de Da Ai
Luz invisible de arco iris de Da Ai
Luz invisible de arco iris de Da Ai
Luz invisible de arco iris de Da Ai...

Deja de leer y recita durante diez minutos o más. Si tienes una dolencia crónica o que pone en riesgo tu vida, recita durante dos horas o más al día. Cuanto más recites y con más frecuencia lo hagas, mejores resultados podrías obtener. Suma todo tu tiempo de práctica para que totalice dos horas o más al día.

Ahora ofrece gratitud y perdón:

Querido Divino,
querido Tao, la Fuente,

querida luz invisible de arco iris de la Caligrafía Ling Guang de la Fuente Da Ai,

queridos todos los santos, los animales celestiales de los santos y los tesoros celestiales contenidos en la Caligrafía Ling Guang de la Fuente Da Ai,

estoy sumamente honrado en recibir vuestra bendición y abrir mi corazón y alma para recibir amor y expresar amor incondicionalmente y transformar mi depresión.

Por favor, perdonadnos a mis ancestros y a mí por todas las equivocaciones que hemos cometido en todas las vidas.

Queridas todas las personas y todas las almas que mis ancestros y yo hemos herido, dañado y de las que nos hemos aprovechado en todas las vidas en el cuerpo emocional, inclusive a través de la depresión y más,

pido perdón profundamente por todas nuestras equivocaciones.

Por favor, perdonadme.

Serviré a otros incondicionalmente para hacerlos más felices y sanos.

Trabajaré junto con la humanidad y con todas las almas para crear una Familia Universal de Amor, Paz y Armonía.

Gracias. Gracias. Gracias.

Te deseo gran éxito en sanar la depresión. Recuerda practicar, practicar, practicar.

Viviendo una vida plena

Existen muchas formas de milagros: milagros sanadores, milagros que salvan la vida, encontrar el amor verdadero, reparar y transformar una relación desafiante, mejorar las finanzas y mucho más. El milagro más profundo en mi vida es saber que mi vida es guiada tras conocer y estudiar con el doctor y maestro Zhi Gang Sha.

Esta guía es una voz gentil que escucho desde mi Centro de Mensajes (chakra del corazón) o una sensación de saber, de cuando en cuando, que me ayuda a tomar decisiones o seguir un curso de acción. Me siento en paz con mi vida, protegido y bendecido para moverme hacia mi más elevado destino. Soy transformado por las enseñanzas y bendiciones del maestro Sha y sus tesoros divinos transmitidos. Antes, me sentía impotente e insignificante; parecía que el sufrimiento humano, tan inmenso, no podía ser aliviado por ningún nivel de compromiso o iniciativa. Ahora, siento que servir es lo más natural de hacer y estoy contento de poder servir en casi cada momento. Ya sea a través de mis intenciones, recitaciones, bendiciones de sanación o de meditación; en el trabajo o descansando, puedo servirme a mí mismo, a otros, a mi comunidad, a la humanidad, a la Madre Tierra y a todos los universos. Es un gozo servir en esta forma sin expectativas; el resto es cosa del Divino.

Estoy bendecido por el maestro Sha y el Divino de tener una relación familiar amorosa. Con el tesoro de Da Ai Mi Zhou *que he recibido recientemente, desarrollé un amor profundo hacia mí mismo y hacia mis hermanos y hermanas. Mi vida está siendo nutrida y bendecida más allá de toda palabra. Mi vida está siendo guiada.*

Estoy tan agradecido que puedo servir de muchas maneras. Éste es mi milagro sanador del alma: ¡el milagro de vivir una vida plena!

C. T.
Colfax, California, EE. UU.

Conectando con el Cielo

Fui muy honrada al recibir una de las caligrafías Ling Guang del maestro Sha. Cada vez que inicio mi meditación con el pergamino, las letras rápidamente parecen convertirse en pura luz. Empiezan a brillar intensamente y siento que entro en el pergamino y viajo a gran velocidad al otro lado. Con frecuencia, aterrizo en diferentes sitios. La última vez que medité, le pedí que mi alma, corazón y mente fueran purificados.

En mis últimas tres meditaciones, vi a Shi Jia Mo Ni Fo (el fundador del budismo) conmigo. Esta vez me llevó a la tierra de los budas dorados. Era una tierra dorada con luz dorada y muchos budas dorados. Entré en un templo dorado. El templo era muy alto con tejados en punta. Dentro del templo, me senté y medité. Había santos danzando, canturreando y cantando; aparecían y desaparecían. Dos santos aparecieron a mi alrededor y me ofrecieron enseñanzas.

Uno de ellos removió mi corazón y lo purificó con luz y lo repuso en mi cuerpo. El otro hizo una incisión en mi espalda, desde mi cuello a lo largo de mi columna, y removió una culebra negra dentro de mí y la reemplazó con una culebra dorada.

Otro santo apareció enfrente de mí. Se me dijo que estudiara, mientras me enseñaban un pergamino celestial con mensajes del Cielo. Se me dijo que el maestro Sha escribió pergaminos para la Madre Tierra, también escribió pergaminos para el Cielo y que ellos estaban practicando con esos pergaminos así como nosotros lo hacemos acá.

Se me dijo que necesitaba más purificación y mi alma fue llevada y sumergida en lo que pensé era el océano, pero era un océano hecho del universo, estrellas y objetos brillantes. Era exquisito. No recuerdo mucho más que esto ya que estaba en meditación profunda, regresé y caí dormida.

Estoy por siempre agradecida por esta bella experiencia. Me siento más conectada a los cielos y más purificada a partir de esta experiencia.

N. M.
Mumbai, India

Sana el pesar

Te guiaré para aplicar la Caligrafía Ling Guang de la Fuente *Da Ai* con las Técnicas de los Cuatro Poderes para sanar el pesar.

Poder del cuerpo. Coloca la página de la figura 18, la Caligrafía Ling Guang de la Fuente *Da Ai*, en tus pulmones. Los pulmones en tu cuerpo físico y el pesar en el cuerpo emocional están interconectados.

Poder del alma. Di *hola:*

Querida Caligrafía Ling Guang de la Fuente Da Ai,

querida luz blanca brillante de la Caligrafía Ling Guang de la Fuente Da Ai,

queridos todos los santos, animales celestiales de los santos y todos los tesoros del Cielo, del Divino, del Tao y de la Fuente contenidos en la Caligrafía Da Ai,

os amo, honro y aprecio.

Por favor, sanad mis pulmones y, en el cuerpo emocional, mi pesar.
Gracias.

Poder de la mente. Visualiza luz blanca resplandeciente brillando en tus pulmones.

Poder del sonido. Recita en silencio o en voz alta:

La Caligrafía Da Ai sana mi pesar. Gracias.
La Caligrafía Da Ai sana mi pesar. Gracias.
La Caligrafía Da Ai sana mi pesar. Gracias.
La Caligrafía Da Ai sana mi pesar. Gracias.
La Caligrafía Da Ai sana mi pesar. Gracias.
La Caligrafía Da Ai sana mi pesar. Gracias.
La Caligrafía Da Ai sana mi pesar. Gracias...

Luz blanca brillante
Luz blanca brillante
Luz blanca brillante
Luz blanca brillante
Luz blanca brillante
Luz blanca brillante
Luz blanca brillante...

Continúa recitando durante diez minutos. Si tienes pesar o tristeza, asegúrate de recitar por un mínimo de diez minutos cada vez que practicas. Si tienes pesar o tristeza crónica, recita durante dos horas o más al día. Cuanto más recites y más frecuentemente lo hagas, mejores resultados podrías conseguir. Suma todo tu tiempo de práctica para que totalice por lo menos dos horas al día.

Caligrafía Ling Guang de la Fuente *Da Kuan Shu*—*el más grande perdón*

La tercera Caligrafía Ling Guang de la Fuente que comparto en este capítulo es *Da Kuan Shu*. «Da» significa *el más grande*. «Kuan Shu» significa *per-*

dón. «Da Kuan Shu» (pronunciado *da kuan shu*) significa *el más grande perdón.*

Millones de personas han escuchado o leído acerca de las habilidades de sanación de Jesús. Cuando Jesús decía, «Estás perdonado», sucedían milagros sanadores. Jesús ofrecía perdón divino. En mi opinión personal, Jesús ofrecía Limpieza Divina del Karma cuando él decía «Estás perdonado».

Los seres humanos han cometido errores en todas las vidas, que incluían matar, herir, aprovecharse de otros, robar, mentir, engañar y más. En algunas enseñanzas espirituales a través de la historia, esto se ha conocido como «pecado». Ser perdonado es recibir perdón por nuestros pecados de esta vida y de las vidas pasadas. Es diferente terminología, pero ésta es limpieza de karma.

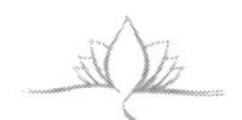

El maestro Peter Hudoba, uno de mis destacados maestros, discípulos y Representantes Mundiales, comparte su historia:

Conocí al maestro Sha el 14 de octubre de 2000.

Yo estaba solemnemente callado en el camino del aeropuerto a su casa. Tras algunos breves intercambios iniciales al momento de mi llegada, nos acomodamos en su sala de estar para tomar una taza de té.

El maestro Sha me preguntó, «¿Por qué has venido a verme?».

Contesté, «Maestro Sha, existe una fuerza maligna que está destruyendo mi vida».

La respuesta del maestro Sha fue muy escueta: «No hay tal fuerza maligna; eres tú. Es tu karma, el resultado de tus errores en vidas anteriores que siguen regresando a ti».

Lo entendí. Le pregunté al maestro Sha, «¿Qué puedo hacer para disolver este karma?» Respondió, «Pídele a Dios que te perdone».

Eso sonaba muy simple para mí. De mis años de estudios budistas, yo sabía qué era el karma. También sabía que millones de monjes pasaban sus vidas enteras en monasterios practicando diariamente para limpiar su karma negativo, aun así sin tener éxito.

Pensé, «¿Cómo puede ser suficiente simplemente pedirle a Dios que me perdone?».

Sin embargo, en lo hondo de mi ser, tenía una profunda reverencia por el maestro Sha y recordaba su consejo muy bien. Cuando llegó el momento apropiado y yo había alcanzado ese estado especial de estar totalmente arrepentido por todo lo que hubiera hecho incorrecto, le pedí a Dios que me perdonara.

Fue entonces cuando todos los temas que me estaban bloqueando por tanto tiempo empezaron a disolverse.

Estoy muy agradecido en mi corazón al maestro Sha y al Cielo.

En los últimos años, he ofrecido una de las más importantes y poderosas enseñanzas en la Colección del Poder del Alma. Esta enseñanza es la Práctica del Perdón. Realizar la Práctica del Perdón de forma regular es vital para transformar los bloqueos, incluyendo temas de salud, emociones, relaciones personales, finanzas, negocios y mucho más. ¿Cómo funciona? El karma negativo es el registro de servicios desagradables de todas las vidas, la actual y las pasadas. La Práctica del Perdón es clave para limpiar el karma propio para remover los bloqueos en cada aspecto de la vida.

Antes de que practiquemos con la Caligrafía Ling Guang de la Fuente *Da Kuan Shu*, compartiré contigo una historia conmovedora sobre la Práctica del Perdón.

En 2012, estaba en Fráncfort, Alemania. Sostuve una reunión con algunos de mis estudiantes destacados en Europa. Unos con otros hicieron una sincera Práctica del Perdón. Uno delante del otro, mirándose a los ojos, se pedían sinceras disculpas y se ofrecían perdón incondicional. También le pidieron al Cielo, al Divino y a la Fuente, así como a las almas a las que sus ancestros y ellos mismos habían herido en cualquier vida que los perdonaran. Adicionalmente, ellos ofrecieron perdón incondicional a todas las almas que habían dañado a sus ancestros y a ellos mismos en esta y en otras vidas. Todos estaban profundamente conmovidos por esta práctica. Hice una lectura espiritual con el Cielo y estuve sumamente sorprendido por el impacto que había tenido esta práctica. Fue muy poderosa; 30 por 100 del karma de relación entre ellos en todas las vidas fue despejado sólo por hacer esta sincera Práctica del Perdón. Los estudiantes estuvieron muy conmovidos y entendieron profundamente el poder del perdón y la importancia de la Práctica del Perdón.

En mi enseñanza, el perdón trae gozo y paz interiores. Te exhorto firmemente para que realices la Práctica del Perdón de forma regular para transformar cada aspecto de la vida.

No puedo enfatizarte lo suficiente que, cuando apliques la Caligrafía Ling Guang de la Fuente *Da Kuan Shu*, pidas disculpas sinceras desde lo profundo de tu corazón por todos los errores que tus ancestros y tú mismo hayáis cometido en todas las vidas.

Sigamos haciendo la Práctica del Perdón. Aplica las Técnicas de los Cuatro Poderes:

Poder del cuerpo. Coloca tu palma izquierda sobre tu esternón y Centro de Mensajes (chakra del corazón) y la otra en la posición tradicional de oración, con los dedos apuntando hacia arriba. Esta nueva posición de oración para la Era de la Luz del Alma es una señal y conexión especial con el Cielo. Ésta es un Shen Mi (secreto del cuerpo) para el servicio universal. También se la llama Posición de Manos para el Servicio Universal en la Era de la Luz del Alma y Shen Mi de Manos para la Era de la Luz del Alma. (*Véase* la figura 19).

Poder del alma. Di *hola:*

Querido Divino,
querido Tao, la Fuente,
por favor, perdonen a mis ancestros y a mí por todas las equivocaciones que hemos cometido en todas nuestras vidas, incluyendo vidas pasadas y ésta.
A fin de ser perdonado, ofreceré servicio universal incondicional a la humanidad y a todas las almas.
Gracias.

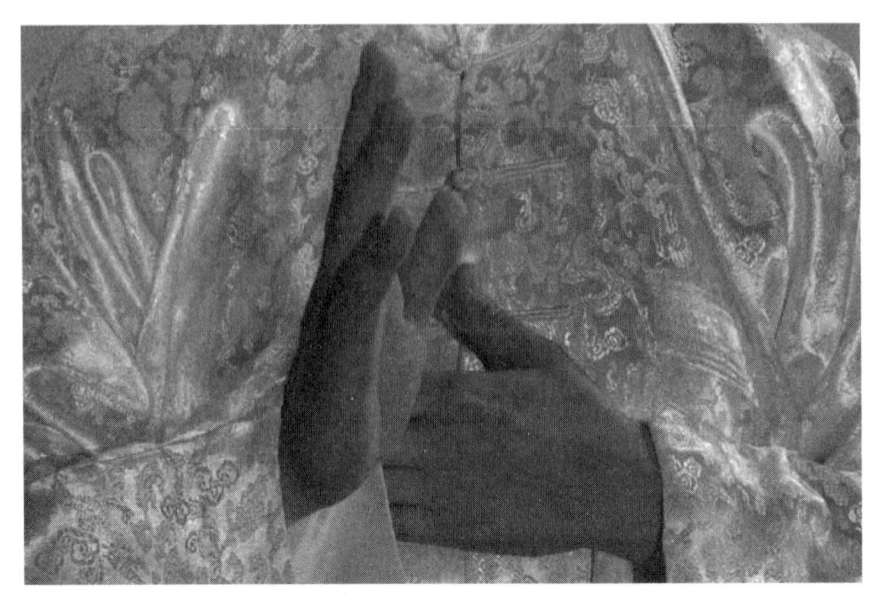

FIGURA 19. Posición para la oración en la Era de la Luz del Alma

El servicio universal incondicional incluye todo tipo de actividades, comportamientos, habla y pensamientos que hacen a otros más felices y saludables. El servicio universal incondicional es un servicio desinteresado. Muchos de vosotros hacéis voluntariado. Puede que sirváis a los niños, a los pobres, a los desposeídos, a grupos espirituales, a hospitales, a áreas de desastre y más, sin pedir nada a cambio. Puede que donéis dinero a la caridad y para causas. Todo esto es un servicio importante y maravilloso. Recitar mantras y meditar también lo es porque trae amor, perdón, compasión y luz del Cielo a la humanidad y a todas las almas.

El Cielo incluye a ángeles sanadores, arcángeles, maestros ascendidos, santos budas, bodhisattvas, gurúes, lamas, kahunas y todo tipo de padres y madres espirituales de todas las tradiciones y sistemas de creencias, al Divino, al Tao y a la Fuente.

Retorna a la práctica y luego recita el canto divino del alma de *Amor, Paz y Armonía.*

El Cielo me guio para que creara el Movimiento de Amor, Paz y Armonía para formar la Familia Universal de Amor, Paz y Armonía. Son aproximadamente un millón de personas en la Madre Tierra que recitan o escuchan el canto divino del alma *Amor, Paz y Armonía.* Le he dado a la humanidad como obsequio este hermoso canto divino del alma que toca los corazones. He renunciado a los derechos de autor. Puedes descargar este canto divino del alma como archivo mp3 de mi sitio web, www.drsha.com. Canta este canto divino del alma tanto como puedas para remover bloqueos y transformar cada aspecto de tu vida.

¿Cómo funciona el canto divino del alma de *Amor, Paz y Armonía*? Los cantos divinos del alma portan frecuencia y vibración divina, con amor, perdón, compasión y luz divinos. La frecuencia y vibración divinas pueden transformar la frecuencia y vibración de tu salud, tus emociones, relaciones personales, finanzas y más.

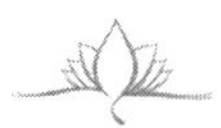

Poder de la mente. Visualiza luz dorada o de arco iris del Divino y de la Fuente brillando entre tú y todas las almas que tú y tus ancestros habéis herido o dañado en todas las vidas.

El amor y el perdón son llaves doradas para abrir todas las puertas de toda la vida. El amor disuelve todos los bloqueos y transforma toda la vida. El perdón puede limpiar el karma propio para traer gozo y paz a toda la vida.

La cuarta Técnica de Poder es el **poder del sonido**. Recitemos o cantemos *Amor, Paz y Armonía*:

Lu La Lu La Li
Lu La Lu La La Li
Lu La Lu La Li Lu La
Lu La Li Lu La
Lu La Li Lu La

Amo mi corazón y mi alma
Amo a toda la humanidad
Unamos corazones y almas
Amor, paz y armonía
Amor, paz y armonía

Éste es un mantra maestro del Divino. No existe límite de tiempo para recitar este canto divino del alma. Puedes recitarlo desde la mañana hasta la noche. Pon el CD de esta canción en tu hogar, habitación, lugar de trabajo o coche.

Ten este canto divino del alma sonando las veinticuatro horas, los siete días de la semana, para crear feng shui divino y ofrecer bendiciones de sanación a toda la vida. Ahora compartiré contigo una historia.

Una ginecóloga en India compartió esta historia. Su padre es cirujano general. Él sufrió un derrame cerebral y colapsó en la sala de operaciones mientras efectuaba una cirugía. Tres días después se quedó ciego de un ojo. Éste era un derrame muy serio; la mitad de su cuerpo estaba paralizado. Su hija puso el CD de *Amor, Paz y Armonía* sin parar y en silencio pidió que su padre se sanara. Su padre estaba en el hospital. Ella ponía el CD en casa. Ella aplicó la técnica del Poder del Alma, una de las Técnicas de los Cuatro Poderes; dijo *hola*. Puso el CD y en silencio dijo:

> *Querido canto divino del alma* Amor, Paz y Armonía,
> *te amo, honro y aprecio.*
> *Por favor, ofrece sanación del alma a mi padre.*
> *Gracias.*

La sanación del alma es sanación cuántica; no está limitada por la distancia o el tiempo. El Canto Divino del Alma crea un campo divino. El campo divino portaba frecuencia y vibración con amor, perdón, compasión y luz divinos para sanar a su padre. Removió bloqueos de alma, mente y cuerpo de la afección de su padre.

Ocurrió un milagro de sanación del alma. Su padre se recuperó sumamente rápido para tan seria afección. Cada día su padre mejoraba. En tres semanas, él retornó a su trabajo como cirujano. Sus doctores estaban impresionados con su recuperación.

Miles de milagros sanadores del alma han sido creados a través de este canto divino del alma. Es un tesoro inapreciable que puede crear innumerables milagros sanadores del alma para la humanidad. Por favor, recita y escucha más este canto divino del alma. Mi deseo es que te sucedan milagros sanadores del alma para ti y para tus seres queridos a través de este canto divino del alma.

Recuerda, el amor y el perdón son dos de las prácticas más importantes. Ellas son Una. Si realmente tienes amor, puedes perdonar. Si realmente puedes perdonar, tienes amor. Recitar el canto divino del alma *Amor, Paz y Armonía* es practicar amor divino y perdón divino. El padre de la ginecóloga recibió milagros sanadores del alma a través del Canto Divino del Alma porque éste lleva consigo amor y perdón divinos, los cuales removieron los bloqueos de alma, mente y cuerpo de las afecciones de su padre. Por tanto, en muy corto tiempo su padre recibió un milagro de sanación que toca el corazón. Amor es perdón. Perdón es amor.

Sigamos con la Práctica del Perdón. Recita en silencio:

Perdón divino
Perdón divino
Perdón divino
Perdón divino
Perdón divino
Perdón divino
Perdón divino...

Invoca y conecta con todas las almas que tus ancestros y tú hayáis herido, dañado o de las que os hayáis aprovechado en todas la vidas. Pídeles que te perdonen a ti y a tus ancestros por vuestros errores que los dañaron. También diles que los perdonas incondicionalmente si te han herido de alguna forma en esta vida o en vidas pasadas.

Luego recita:

Yo te perdono.
Tú me perdonas.
Traigamos amor, paz y armonía.

Yo te perdono.
Tú me perdonas.
Traigamos amor, paz y armonía.

Yo te perdono.
Tú me perdonas.
Traigamos amor, paz y armonía.

Yo te perdono.
Tú me perdonas.
Traigamos amor, paz y armonía…

Recita tanto como puedas. Recita por lo menos diez minutos cada vez. Cuanto más frecuente y prolongado recites mejor será.

Sana la ira

Ahora practiquemos el perdón aplicando la Caligrafía Ling Guang de la Fuente *Da Kuan Shu* (figura 20) para sanar la ira.

Aplica las Técnicas de los Cuatro Poderes:

Poder del cuerpo. Coloca una palma suavemente sobre la ilustración de la Caligrafía Ling Guang de la Fuente *Da Kuan Shu* (figura 20) y la otra sobre el hígado. El hígado conecta con la ira en el cuerpo emocional. Si no tienes ira, esta práctica prevendrá las enfermedades del hígado, lo rejuvenecerá y prevendrá la ira.

Poder del alma. Di *hola:*

Querido Divino,
querido Tao, la Fuente,
querida Caligrafía Ling Guang de la Fuente Da Kuan Shu,
queridos todos los santos, animales celestiales de los santos y tesoros celestiales contenidos en la Caligrafía Ling Guang de la Fuente Da Kuan Shu,
os amo, honro y aprecio.
Por favor, perdonadnos a mis ancestros y a mí por todos los errores, que hemos cometido en todas las vidas, relacionados con el hígado y la ira.

Estoy muy honrado poder recibir perdón de todos vosotros.

Queridas todas las almas que me habéis herido, dañado u os habéis aprovechado de mí y de mis ancestros en esta vida o en las pasadas; os perdono incondicionalmente.

Gracias.

Poder de la mente. Abre tus ojos para mirar la caligrafía o ciérralos para conectar con ella. Visualiza la luz de la caligrafía y del Cielo viniendo al área de tu hígado a fin de remover los bloqueos de alma, mente y cuerpo de la ira.

Poder del sonido. Recita en silencio o en voz alta:

Da Kuan Shu (pronunciado *da kuan shu) sana mi ira. Gracias.*
Da Kuan Shu sana mi ira. Gracias.
Da Kuan Shu sana mi ira. Gracias.
Da Kuan Shu sana mi ira. Gracias.
Da Kuan Shu sana mi ira. Gracias.
Da Kuan Shu sana mi ira. Gracias.
Da Kuan Shu sana mi ira. Gracias...

El más grande perdón sana mi ira. Gracias.
El más grande perdón sana mi ira. Gracias.
El más grande perdón sana mi ira. Gracias.
El más grande perdón sana mi ira. Gracias.
El más grande perdón sana mi ira. Gracias.
El más grande perdón sana mi ira. Gracias.
El más grande perdón sana mi ira. Gracias...

Deja de leer y recita durante diez minutos. Cuanto más recites y con más frecuencia lo hagas, mejores resultados podrías obtener.

Ahora necesitamos ofrecer gratitud:

Querido Divino,
querido Tao, la Fuente,
querida Caligrafía Ling Guang de la Fuente Da Kuan Shu,

queridos todos los santos, los animales celestiales de los santos y los tesoros celestiales contenidos en la Caligrafía Ling Guang de la Fuente Da Kuan Shu,

estoy sumamente honrado de recibir su bendición.

Serviré a otros incondicionalmente para hacerlos más felices y sanos.

Queridas todas las personas y todas las almas a las que mis ancestros y yo hemos herido, dañado y de las que nos hemos aprovechado en todas las vidas en el cuerpo emocional, inclusive a través de la ira o más.

Trabajaré junto con la humanidad y con todas las almas para crear una Familia Universal de Amor, Paz y Armonía.

Gracias. Gracias. Gracias.

Puedes aplicar la Caligrafía Ling Guang de la Fuente *Da Kuan Shu* para sanar cualquier desafío en los cuerpos espiritual, mental, emocional o físico. No hay límite para la sanación con la Caligrafía Ling Guang de la Fuente *Da Kuan Shu* o con cualquier otra Caligrafía Ling Guang de la Fuente, porque son el Campo de la Fuente. Las palabras no bastan para expresar el poder del Campo de la Fuente, ni puede ser comprendido por el pensamiento. Ellos portan la frecuencia y vibración de la Fuente con el amor, el perdón, la compasión y la luz de la Fuente que pueden transformar la frecuencia y vibración de cualquier persona y cosa. Estamos sumamente bendecidos.

El poder del perdón y el poder de las Caligrafías Ling Guang de la Fuente van más allá de la comprensión. Aquí comparto la experiencia de una persona al meditar con la Caligrafía Ling Guang de la Fuente.

Bendición que va más allá de la comprensión

Amo mi meditación matutina con la Caligrafía Ling Guang de la Fuente.

Es esencial para elevar mi vibración a frecuencias cada vez más elevadas a una velocidad más allá de la imaginación y comprensión. Está mejorando mi campo miles de millones de veces.

Empezar el día con tan alta vibración y la experiencia de este campo magnificente es una bendición que va más allá de cualquier descripción y comprensión.

Estoy sumamente agradecida.

Rulin Xiu, PhD.
Pahoa, Hawái, EE. UU.

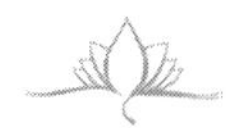

Sana el resentimiento, la amargura, el odio, la venganza y la envidia

Millones de personas tienen desafíos con el no poder perdonar. La causa primordial del conflicto entre las personas, las organizaciones, las naciones y más es el karma. Mucha gente encuentra muy difícil el perdonar a otros. Por tanto, hay muchos problemas entre las personas, tales como resentimiento, amargura, odio, venganza y envidia. Sentir cualquiera de éstos puede causar conflicto, descontento, lucha y guerras, así como desequilibrios en los cuerpos espiritual, mental, emocional y físico.

¿Cómo resolver todos estos temas que surgen de la inhabilidad de perdonar? El amor y el perdón son las llaves doradas que los resuelven. Da Ai (pronunciado *da ai*) significa *el más grande amor*. Da Kuan Shu (pronunciado *da kuan shu*) significa *el más grande perdón*. Cuando el amado Jesús decía, «Estás perdonado», los milagros sucedían. Las personas que sufrían grandes enfermedades tenían bloqueos serios de alma, mente y cuerpo. Jesús ofrecía perdón divino; por tanto, los milagros sucedían.

Como Jesús, nuestra amada Guan Yin, Bodhisattva de la Compasión y Diosa de la Gracia, ha creado muchos milagros sanadores del alma. ¿Qué han hecho Jesús y Guan Yin? Ellos han ofrecido amor y perdón divinos incondicionales, no importando qué errores hubiera cometido una persona con otros. Las sanaciones milagrosas de Jesús y Guan Yin han demostrado su Da Ai y Da Kuan Shu *(el más grande amor y el más grande perdón)* por el Divino y el Tao.

¿Por qué necesitamos aprender de Jesús, de Guan Yin y de muchos otros grandes maestros, incluyendo santos, budas, bodhisattvas, maestros ascendidos, ángeles sanadores, arcángeles, lamas, gurúes, kahunas y muchos otros padres y madres espirituales? Porque su Da Ai y su Da Kuan Shu son ejemplos para la humanidad. Me gustaría compartir con todos los lectores y la humanidad un secreto resumido en una oración:

Da Ai y Da Kuan Shu ***(el más grande amor y el más grande perdón)*** **son las llaves doradas para desbloquear toda la vida.**

Aplica las Caligrafías Ling Guang de la Fuente *Da Ai* y *Da Kuan Shu* con las Técnicas de los Cuatro Poderes para sanar y prevenir el resentimiento, la amargura, el odio, la venganza y la envidia:

Poder del cuerpo. Siéntate derecho con tu espalda alejada de la silla. Conecta con las Caligrafías Ling Guang de la Fuente *Da Ai* y *Da Kuan Shu.*

Poder del alma. Di *hola*:

Querida Caligrafía Ling Guang de la Fuente Da Ai*,*
querida Caligrafía Ling Guang de la Fuente Da Kuan Shu*,*
querida luz invisible de arco iris de la Caligrafía Da Ai de la Fuente,
querida luz invisible de arco iris de la Caligrafía Da Kuan Shu de la Fuente,
queridos todos los santos, animales de los santos y tesoros del Divino y de la Fuente contenidos y conectados con la Caligrafía Ling Guang de la Fuente Da Ai y la Caligrafía Ling Guang de la Fuente Da Kuan Shu*,*
os amo, honro y aprecio a todos.
Vosotros tenéis el poder de abrir mi corazón y mi alma con el fin de transformar todos los bloqueos de alma, mente y cuerpo relacionados con el resentimiento, la amargura, el odio, la venganza, la envidia y más.
Pido profundas disculpas por cualquier resentimiento, amargura, odio, venganza, envidia y más, que mis ancestros y yo hemos llevado con nosotros en todas las vidas.
Estoy sumamente honrado de que la Fuente haya creado las Caligrafías Ling Guang de la Fuente Da Ai *y* Da Kuan Shu *y que estos*

inapreciables tesoros puedan remover los bloqueos de alma, mente y cuerpo del resentimiento, amargura, odio, venganza, envidia y más.

Estoy más que agradecido.

Gracias.

Poder de la mente. Visualiza las Caligrafías Da Ai y Da Kuan Shu de la Fuente brillando luz invisible de arco iris en tu cuerpo entero, de pies a cabeza, desde la piel hasta los huesos.

Poder del sonido. Recita en silencio o en voz alta:

La Caligrafía Da Ai (pronunciado *da ai*) *me sana. Gracias.*
La Caligrafía Da Ai me sana. Gracias.
La Caligrafía Da Ai me sana. Gracias.
La Caligrafía Da Ai me sana. Gracias.

La Caligrafía Da Kuan Shu (pronunciado *da kuan shu*) *me sana. Gracias.*
La Caligrafía Da Kuan Shu me sana. Gracias.
La Caligrafía Da Kuan Shu me sana. Gracias.
La Caligrafía Da Kuan Shu me sana. Gracias.

Luz invisible de arco iris me sana. Gracias.
Luz invisible de arco iris me sana. Gracias.
Luz invisible de arco iris me sana. Gracias.
Luz invisible de arco iris me sana. Gracias.

Todos los santos, animales de los santos y tesoros del Cielo me sanan. Gracias.
Todos los santos, animales de los santos y tesoros del Cielo me sanan. Gracias.
Todos los santos, animales de los santos y tesoros del Cielo me sanan. Gracias.
Todos los santos, animales de los santos y tesoros del Cielo me sanan. Gracias...

Recita durante diez minutos sin parar. No hay límite de tiempo. Cuanto más recites mejor será.

Ahora ofreceré una importante enseñanza.

Las Caligrafías Ling Guang de la Fuente contienen y conectan con innumerables santos, animales de los santos, el Cielo, el Divino, el Tao, la Fuente e innumerables tesoros. Mientras leas este libro, practica con las Caligrafías Ling Guang de la Fuente por lo menos diez minutos cada vez. Si pudieras practicar durante más de diez minutos cada vez, estaré muy feliz por ti. Si pudieras practicar muchas veces al día, estaré muy feliz por ti.

La enseñanza importante que estoy ofreciendo es que puedes conectar con los santos, los animales de los santos y los tesoros celestiales contenidos en las caligrafías en cualquier lugar y momento. Puedes conectar de forma remota.

Por ejemplo, cuando caminas puedes hacer en silencio la invocación como sigue:

Poder del alma. Di *hola:*

Querida Caligrafía Ling Guang de la Fuente Da Ai,

querida Caligrafía Ling Guang de la Fuente Da Kuan Shu,

querida luz invisible de arco iris de la Caligrafía Da Ai *de la Fuente,*

querida luz invisible de arco iris de la Caligrafía Da Kuan Shu *de la Fuente,*

queridos todos los santos, animales de los santos y tesoros del Divino y de la Fuente contenidos y conectados con la Caligrafía Ling Guang de la Fuente Da Ai *y la Caligrafía Ling Guang de la Fuente* Da Kuan Shu,

os amo, honro y aprecio a todos.

Por favor, removed los bloqueos de alma, mente y cuerpo del resentimiento, amargura, odio, venganza, envidia y mucho más. Sanadlos y prevenid que retornen.

Me siento sumamente honrado y muy humilde.

Gracias.

Poder de la mente. Mientras caminas, visualiza la luz invisible de arco iris brillando y vibrando en tu cuerpo de pies a cabeza, desde la piel hasta los huesos.

Poder del sonido. Recita en silencio o en voz alta:

Querida Caligrafía Ling Guang de la Fuente Da Ai,
querida Caligrafía Ling Guang de la Fuente Da Kuan Shu,
querida luz invisible de arco iris,
queridos todos los santos, animales de los santos y tesoros contenidos y conectados con las caligrafías,
por favor, sanadme. Por favor, sanadme. Por favor, sanadme.
Estoy sumamente agradecido.
Gracias.

Sigue recitando durante tu caminata.
Recuerda este secreto resumido en una oración:

Puedes conectarte con la Caligrafía Ling Guang de la Fuente en cualquier lugar, en cualquier momento, para la sanación y transformación de toda la existencia.

Ahora compartiré una historia contigo:

Esta mañana, 31 de julio de 2013, me desperté con el cuerpo entero y los hombros muy pesados; los sentía como si tuviera un peso encima. También experimenté una presión pesada en mi cabeza. Distintas emociones me embargaron. Una hora después, estaba en el tren y conecté remotamente con mi Caligrafía Ling Guang de la Fuente del Tao y le pedí una bendición. En dos minutos, todo el dolor desapareció y caí dormido en el tren. Cuando desperté, estaba en la siguiente parada, libre de dolor y totalmente sanado.

No puedo enfatizar y apreciar lo suficiente el poder de la Caligrafía Ling Guang de la Fuente. Gracias, maestro Sha, por crear esta Caligrafía Ling Guang de la Fuente para ayudar a la humanidad. Estoy sumamente agradecido.

A. G.
Toronto, Canadá

Caligrafía Ling Guang de la Fuente *Da Ci Bei–la más grande compasión*

Ahora practicaremos con la cuarta caligrafía en este capítulo: la Caligrafía Ling Guang de la Fuente *Da Ci Bei.*

«Da» significa *la más grande.* «Ci Bei» significa *compasión.* «Da Ci Bei» (pronunciado *da sz bei*) significa *la más grande compasión.*

La compasión potencia la energía, la resistencia, la vitalidad y la inmunidad de toda la existencia.

Tiene poder más allá de la imaginación.

La Caligrafía Ling Guang de la Fuente *Da Ci Bei* porta el Campo de la Fuente de la compasión de la Fuente. Practicaremos para recibir los mayores beneficios del Campo de la Compasión de la Fuente.

Compartiré algunas historias acerca de nuestra amada Guan Yin, la Bodhisattva de la Compasión. Ella hizo un voto para ayudar a cualquiera en la Madre Tierra que la llamase. Existen muchas historias milagrosas acerca del servicio incondicional de Guan Yin. Éstas son historias de milagros sanadores del alma. Su alma creó estos milagros.

Compartiré un relato de la historia china.

Muchos pescadores que vivían en la parte sur de China y trabajaban en un bote pesquero se enfrentaron a una gran tormenta en el mar. El bote se volcó y cayeron al agua. Ellos gritaban, «Guan Yin, jiu ming». «Jiu ming» (pronunciado *dchio ming*) significa *salva vida.* Tras pronunciar el nombre de Guan Yin, se hundieron en las profundidades y perdieron la consciencia. Antes de eso, pensaron que sin duda morirían. Despertaron algo más tarde en la orilla; sus vidas habían sido salvadas. El alma de Guan Yin llevó sus cuerpos físicos a la playa.

Hay otras muchas historias de milagros creados por la gran compasión de Guan Yin. Las personas con afecciones crónicas o que ponen en riesgo su vida han recitado *Qian Shou Qian Yan Da Ci Da Bei Guan Shi Yin Pu Sa* con grandes resultados. «Qian» significa *mil.* «Shou» significa *manos.* «Yan» significa *ojos.* «Da» significa *grande.* «Ci Bei» significa *compasión* o *bondad.* «Pu Sa» significa *bodhisattva.*

Qian Shou Qian Yan Da Ci Da Bei Guan Shi Yin Pu Sa (pronunciado *chien shou chien yen da sz da bei guan shr yin pu sa*) significa *mil manos del alma, mil ojos del alma, gran compasión, bondad, bodhisattva Guan Yin.* Personas que han estado muy enfermas, con afecciones que ponían en riesgo sus vidas, han sido sanadas por recitar este mantra desde el corazón. Hay innumerables historias conmovedoras y de vidas salvadas que tocan los corazones acerca de Guan Shi Yin Pu Sa. Miles de millones de personas en la historia la han honrado.

Guan Yin ve y escucha el sufrimiento de la humanidad y sirve incondicionalmente. Guan Yin es un gran ejemplo de una servidora incondicional que ofrece amor incondicional, perdón incondicional y compasión incondicional. Éste es el mensaje clave que necesitamos aprender de ella. Si la humanidad pudiera ofrecer amor, perdón y compasión incondicionales de unos a otros, la humanidad sería muy diferente. La Madre Tierra sería muy diferente.

Estoy profundamente honrado de ser un portador del linaje de Guan Yin. He ofrecido tesoros permanentes de sanación y bendición de las mil manos del alma y los mil ojos del alma de Guan Yin a más de cincuenta personas en la Madre Tierra, para crear la siguiente generación del linaje de Guan Yin. Guan Yin y su linaje han decidido que yo puedo ofrecer este honor a mil personas en la Madre Tierra. Cualquiera que reciba este tesoro invaluable se convierte en un portador del linaje de Guan Yin. Recibir mil manos del alma y mil ojos del alma a fin de convertirse en un portador del linaje es convertirse en un mejor servidor de la humanidad. Estamos bendecidos. La humanidad está bendecida.

En los últimos años, el Divino y el Tao me han pedido que enseñe que la compasión potencia la energía, la resistencia, la vitalidad y la inmunidad de toda la vida. La compasión tiene un poder inconmensurable para sanar todo tipo de enfermedades. El Divino y el Tao me otorgaron el honor y la autoridad para crear la Caligrafía Ling Guang de la Fuente *Da Ci Bei (la más grande compasión).*

Ahora, estamos listos para experimentar el poder de la más grande compasión. He creado la Caligrafía Ling Guang de la Fuente *Da Ci Bei* para servir a cada uno de vosotros, queridos lectores, y a vuestros seres queridos.

Potencia la energía, la resistencia, la vitalidad y la inmunidad para formar un Jin Dan

Todos pueden beneficiarse de la más grande energía, resistencia, vitalidad e inmunidad. Aplica las Técnicas de los Cuatro Poderes con la Caligrafía Ling Guang de la Fuente *Da Ci Bei* para potenciar la energía, la resistencia, la vitalidad y la inmunidad:

Poder del cuerpo. Consulta las ilustraciones que encontrarás en el pliego de color. Coloca una palma en la figura 21, la Caligrafía Ling Guang de la Fuente *Da Ci Bei*, y la otra debajo del ombligo, sobre la parte inferior de tu vientre. La fuente de la energía, la resistencia, la vitalidad y la inmunidad de un ser humano está debajo del ombligo. Ésta es una enseñanza sagrada ancestral.

Poder del alma. Di *hola:*

Querido Divino,
querido Tao, la Fuente,
querida Caligrafía Ling Guang de la Fuente Da Ci Bei,
queridos santos, animales celestiales de los santos y tesoros del Cielo, del Divino y del Tao dentro de la caligrafía,
os amo, honro y aprecio.
Por favor, potenciad mi energía, resistencia, vitalidad e inmunidad.
Gracias.

Poder de la mente. Visualiza luz dorada de la caligrafía y del Cielo, de la Madre Tierra, del Divino y del Tao vertiéndose en tu cuerpo desde todos los ángulos, para formar una bola de luz dorada dentro de tu vientre, por debajo del ombligo.

Poder del sonido. Recita en silencio o en voz alta:

Da Ci Bei (pronunciado *da sz bei) potencia mi energía, resistencia, vitalidad* e *inmunidad al formar un Jin Dan* (bola de luz dorada) *en la parte inferior de mi abdomen. Gracias.*

Da Ci Bei potencia mi energía, resistencia, vitalidad e inmunidad al formar un Jin Dan en la parte inferior de mi abdomen. Gracias.
Da Ci Bei potencia mi energía, resistencia, vitalidad e inmunidad al formar un Jin Dan en la parte inferior de mi abdomen. Gracias.
Da Ci Bei potencia mi energía, resistencia, vitalidad e inmunidad al formar un Jin Dan en la parte inferior de mi abdomen. Gracias.
Da Ci Bei potencia mi energía, resistencia, vitalidad e inmunidad al formar un Jin Dan en la parte inferior de mi abdomen. Gracias.
Da Ci Bei potencia mi energía, resistencia, vitalidad e inmunidad al formar un Jin Dan en la parte inferior de mi abdomen. Gracias.
Da Ci Bei potencia mi energía, resistencia, vitalidad e inmunidad al formar un Jin Dan en la parte inferior de mi abdomen. Gracias.
Da Ci Bei potencia mi energía, resistencia, vitalidad e inmunidad al formar un Jin Dan en la parte inferior de mi abdomen. Gracias...

Cierra los ojos cuando recites. Visualiza la luz dorada de la Caligrafía Ling Guang de la Fuente *Da Ci Bei* vertiéndose en tu cuerpo desde todos los ángulos. Relájate totalmente. Esta luz forma una bola de luz dorada, que es el Jin Dan, en la parte inferior de tu vientre. Este Jin Dan es vital para potenciar la energía, la resistencia, la vitalidad y la inmunidad. Este Jin Dan es también vital para sanar y prevenir todo tipo de enfermedades, para el rejuvenecimiento y prolongación de la vida.

No puedo recalcar lo suficiente la importancia de este ejercicio. Por favor, marca esta página en el libro; regresa a ella muchas veces para hacer esta práctica. Mi consejo es que hagas una práctica de treinta minutos cada vez. Si puedes hacer una hora, mejor todavía. Cuanto más practiques y con más frecuencia lo hagas mejor será. Continúa con la misma visualización o sólo recita:

Forma mi Jin Dan; haz crecer mi Jin Dan.
Forma mi Jin Dan; haz crecer mi Jin Dan.
Forma mi Jin Dan; haz crecer mi Jin Dan.
Forma mi Jin Dan; haz crecer mi Jin Dan.
Forma mi Jin Dan; haz crecer mi Jin Dan.
Forma mi Jin Dan; haz crecer mi Jin Dan.
Forma mi Jin Dan; haz crecer mi Jin Dan...

Recuerda siempre ofrecer gratitud por las bendiciones recibidas y haz la Práctica del Perdón:

Querido Divino,

querido Tao, la Fuente,

querida Caligrafía Ling Guang de la Fuente Da Ci Bei,

queridos todos los santos, los animales celestiales de los santos y los tesoros del Cielo contenidos en la Caligrafía Ling Guang de la Fuente Da Ci Bei,

estoy sumamente honrado de recibir vuestras bendiciones para potenciar mi energía, resistencia, vitalidad e inmunidad, al formar y hacer crecer mi Jin Dan.

Por favor, perdonadnos a mis ancestros y a mí por todas las equivocaciones que hemos cometido en todas las vidas.

Pido profundamente disculpas por todos nuestros errores.

Serviré a otros incondicionalmente para hacerlos más felices y más sanos.

Trabajaré junto con la humanidad y con todas las almas para crear una Familia Universal de Amor, Paz y Armonía.

Gracias. Gracias. Gracias.

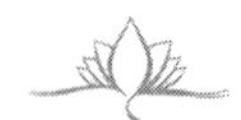

La Caligrafía Ling Guang de la Fuente puede sanar y bendecir cualquier aspecto de la vida, incluyendo la naturaleza y mucho más. A continuación comparto la historia acerca de una Caligrafía Ling Guang de la Fuente y unas flores.

Queridísimo y amado maestro Sha:

No puedo agradecerle lo suficiente por la Caligrafía Ling Guang de la Fuente. Estoy muy honrada de tener una. Tengo un pequeño pero poderoso milagro que me gustaría compartir.

Compré unas rosas cuando regresé del retiro a casa. Puse tres en mi altar, bajo la Caligrafía Ling Guang de la Fuente, y seis en mi sala.

Las rosas en el altar están espectaculares. Se ven más bellas que cuando las compré. Las rosas en mi sala ya están marchitas: prueba viva del poder de la Caligrafía Ling Guang de la Fuente. (*Véase* la figura 22).

Con amor y GOLD Total.[23]

S. Z.
Tucson, Arizona, EE. UU.

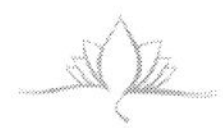

La Caligrafía Ling Guang de la Fuente *Da Ci Bei* podría potenciar tu energía, resistencia, vitalidad e inmunidad en cualquier momento y en cualquier lugar. Para crear milagros sanadores del alma, todos necesitan energía, resistencia, vitalidad e inmunidad poderosas. Este Campo de la Fuente de la Compasión de la Fuente no solamente sirve para potenciar la energía, resistencia, vitalidad e inmunidad, también es un tesoro para milagros de sanación del alma para toda la existencia. Aplica esta caligrafía para sanar todas las afecciones. También es un tesoro inapreciable para formar y hacer crecer tu Jin Dan.

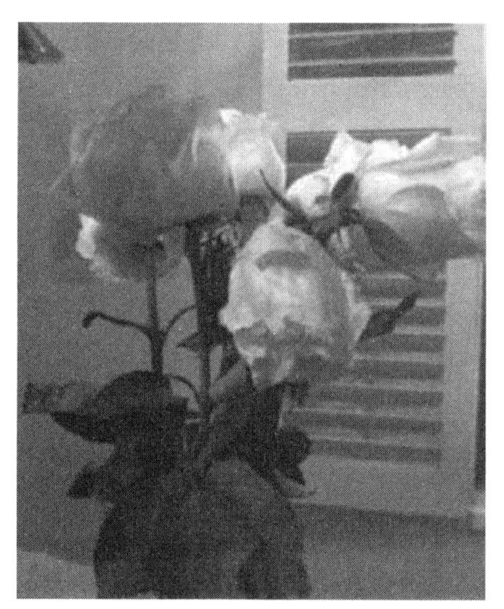

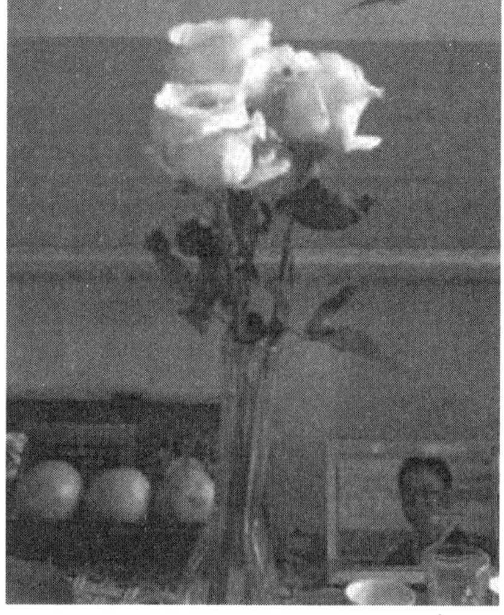

FIGURA 22. Rosas en flor

23. GOLD Total significa gratitud, obediencia, lealtad y devoción totales al Divino.

Es mi deseo que tengas energía, resistencia, vitalidad e inmunidad poderosas.

Es mi deseo que formes y hagas crecer tu Jin Dan.

Es mi deseo que recibas grandes resultados o milagros de sanación del alma.

Caligrafía Ling Guang de la Fuente *Da Guang Ming–la más grande luz*

Ahora practicaremos con la quinta caligrafía en este capítulo: la Caligrafía Ling Guang de la Fuente *Da Guang Ming.*

«Da» significa *la más grande.* «Guang Ming» significa *luz.* «Da Guang Ming» (pronunciado *da guang ming*) significa *la más grande luz.*

La luz sana los cuerpos espiritual, mental, emocional y físico; previene todas las enfermedades; purifica y rejuvenece el alma, corazón, mente y cuerpo; transforma las relaciones personales; transforma los negocios y finanzas, aumenta la inteligencia; abre los canales espirituales y trae éxito a cada aspecto de la existencia.

Da Guang Ming no es una luz ordinaria. Es *la más grande luz.* La Caligrafía Ling Guang de la Fuente *Da Guang Ming* porta el jing qi shen de la más grande luz de la Fuente para transformar el jing qi shen de tu salud, tus emociones, relaciones personales, finanzas, negocios, inteligencia y cada aspecto de la vida. El poder de Da Guang Ming para la sanación y bendición va más allá de las palabras y del entendimiento.

Sana la preocupación

Ahora practiquemos con la Caligrafía Ling Guang de la Fuente *Da Guang Ming* (pronunciado *da guang ming*) para sanar la preocupación.

Aplica las Técnicas de los Cuatro Poderes:

Poder del cuerpo. Consulta las ilustraciones que encontrarás en el pliego de color. Siéntate en una silla con tu espalda libre y despejada. Coloca una palma en la figura 23, la Caligrafía Ling Guang de la Fuente *Da Guang Ming* y la otra sobre el bazo (ubicado en el lado izquierdo del cuerpo, debajo de las costillas).

Cinco mil años atrás, los estudiosos de la medicina tradicional china revelaron la conexión entre el bazo y la preocupación en el cuerpo emocional. Esto significa que la preocupación puede causar afecciones en el bazo y las enfermedades del bazo pueden causar preocupación.

Poder del alma. Di *hola:*

Querido Divino,
querido Tao, la Fuente,
querida Caligrafía Ling Guang de la Fuente Da Guang Ming,
querida luz dorada visible e invisible de la Caligrafía Ling Guang de la Fuente Da Guang Ming,
queridos santos, animales celestiales de los santos y tesoros del Cielo, del Divino, del Tao y de la Fuente contenidos en la caligrafía,
os amo, honro y aprecio.
Por favor, sanad mi bazo y preocupación.
Gracias.

Poder de la mente. Visualiza luz dorada visible e invisible de la caligrafía y del Cielo, de la Madre Tierra, del Divino y del Tao vertiéndose en tu bazo desde todos los ángulos, para remover los bloqueos de alma, mente y cuerpo de la preocupación. Si no sufres de preocupación, recibirás prevención y rejuvenecimiento de tu bazo, así como prevención de la preocupación.

Poder del sonido. Recita en silencio o en voz alta:

Luz dorada visible e invisible Da Guang Ming (pronunciado *da guang ming) sana mi bazo y preocupación. Gracias.*
Luz dorada visible e invisible Da Guang Ming sana mi bazo y preocupación. Gracias.
Luz dorada visible e invisible Da Guang Ming sana mi bazo y preocupación. Gracias.
Luz dorada visible e invisible Da Guang Ming sana mi bazo y preocupación. Gracias.

Luz dorada visible e invisible Da Guang Ming sana mi bazo y preocupación. Gracias.

Luz dorada visible e invisible Da Guang Ming sana mi bazo y preocupación. Gracias.

Luz dorada visible e invisible Da Guang Ming sana mi bazo y preocupación. Gracias...

También puedes seguir recitando:

Da Guang Ming (pronunciado *da guang ming*)
Da Guang Ming
Da Guang Ming
Da Guang Ming
Da Guang Ming
Da Guang Ming
Da Guang Ming...

Continúa recitando:

Luz dorada
Luz dorada
Luz dorada
Luz dorada
Luz dorada
Luz dorada
Luz dorada...

Por favor, deja de leer ahora y practica por lo menos diez minutos. Cuanto más practiques cada vez y lo hagas con más frecuencia, mejor será. Para afecciones crónicas o que ponen en riesgo la vida, recita durante dos horas o más al día. Suma todo tu tiempo de práctica para que totalice dos horas o más al día.

Ahora ofrezcamos gratitud y perdón. Siempre recuerda ofrecer gratitud y perdón tras cada sesión de sanación.

Gracias Divino.

Gracias Tao, la Fuente.

Gracias Campo de la Fuente, Caligrafía Ling Guang de la Fuente Da Guang Ming.

Gracias luz visible e invisible de la caligrafía.

Gracias a todos los santos, animales de los santos y tesoros del Cielo, del Divino y del Tao conectados y contenidos en la caligrafía.

Por favor, perdonadnos a mis ancestros y a mí por todos nuestros errores cometidos por nosotros en todas las vidas, relacionados con el bazo y la preocupación.

Estoy sumamente agradecido por todas vuestras bendiciones.

Queridas todas las personas y todas las almas a las que mis ancestros y yo hemos herido, dañado y de las que nos hemos aprovechado en el cuerpo emocional, inclusive a través de la preocupación y más en todas las vidas,

Por favor, perdonadme.

Gracias. Gracias. Gracias.

Sana el miedo

Ahora practiquemos con la Caligrafía Ling Guang de la Fuente *Da Guang Ming* para sanar el miedo. En la medicina tradicional china y teoría de los cinco elementos, los riñones en el cuerpo físico conectan con el miedo en el cuerpo emocional.

Aplica las Técnicas de los Cuatro Poderes:

Poder del cuerpo. Siéntate derecho con la espalda libre, despejada y derecha. Conecta con la Caligrafía Ling Guang de la Fuente *Da Guang Ming*.

Poder del alma. Di *hola:*

Querida Caligrafía Ling Guang de la Fuente Da Guang Ming*,*

queridos todos los santos, animales de los santos y tesoros del Cielo, del Divino y del Tao conectados y contenidos en la Caligrafía Ling Guang de la Fuente Da Guang Ming*,*

querida luz azul brillante de la Caligrafía Ling Guang de la Fuente Da Guang Ming*,* *os amo, honro y aprecio a todos.*

Por favor, removed los bloqueos de alma, mente y cuerpo de mis riñones y sanad mi miedo.

Gracias.

Poder de la mente. Visualiza luz azul brillante resplandeciendo en tus riñones.

Poder del sonido. Recita en silencio o en voz alta:

Caligrafía Da Guang Ming (pronunciado *da guang ming*)
Caligrafía Da Guang Ming
Caligrafía Da Guang Ming
Caligrafía Da Guang Ming
Caligrafía Da Guang Ming
Caligrafía Da Guang Ming
Caligrafía Da Guang Ming...

Continúa recitando:

la más grande luz azul
la más grande luz azul
la más grande luz azul
la más grande luz azul
la más grande luz azul
la más grande luz azul
la más grande luz azul...

Deja de leer y recita por lo menos diez minutos. Cuanto más recites, mejores resultados podrías experimentar. Recuerda, para afecciones crónicas o que ponen en riesgo la vida, recita durante dos horas o más al día. Suma todo tu tiempo de práctica para que totalice por lo menos dos horas al día.

Mostremos nuestra gratitud y hagamos la Práctica del Perdón:

Querido Divino y Tao,

por favor, perdonad a mis ancestros y a mí por todos los errores que hemos cometido en todas la vidas, relacionados con el miedo y los riñones.

Queridas todas las personas y todas las almas a las que mis ancestros y yo hemos herido, dañado y de las que nos hemos aprovechado en el cuerpo emocional, inclusive a través del miedo y más, en todas las vidas,

por favor, perdonadme.

Serviré incondicionalmente.

Recitar es servir.

Meditar es servir.

Servir es hacer a otros más felices y más sanos.

Serviré incondicionalmente para crear una Familia Universal de Amor, Paz y Armonía.

Gracias. Gracias. Gracias.

Sana el cuerpo espiritual

Ahora practiquemos con la Caligrafía Ling Guang de la Fuente *Da Guang Ming* para sanar el cuerpo espiritual.

Un ser humano tiene incontables almas. El cuerpo de un ser humano tiene alma; tienen alma todos los sistemas, todos los órganos, todas las células, unidades en las células, ADN, ARN, espacios entre las células, materia minúscula dentro de las células y más.

Las almas se reencarnan vida tras vida. Las almas tienen sabiduría, conocimiento y recuerdos de experiencias de todas sus vidas. Las almas también tienen bloqueos de todas sus vidas. Aplicar la Caligrafía Ling Guang de la Fuente *Da Guang Ming* para sanar el cuerpo espiritual es la clave para sanar todas las enfermedades.

El alma es el jefe. Las palabras no bastan para explicar la importancia de sanar el cuerpo espiritual.

Sana y transforma el alma primero, luego la sanación y la transformación de cada aspecto de la vida le seguirán.

También podemos expresar esta llave sagrada para la sanación de otra forma:

Sana y transforma el cuerpo espiritual primero,
luego la sanación y la transformación de los cuerpos mental,
emocional y físico le seguirán.

Aplica las Técnicas de los Cuatro Poderes con la Caligrafía Ling Guang de la Fuente *Da Guang Ming* para sanar el cuerpo espiritual:

Poder del cuerpo. Siéntate derecho en una silla con la espalda libre y despejada. Coloca una palma en tu abdomen, bajo el ombligo, y la otra encima de la primera. Conecta con la Caligrafía Ling Guang de la Fuente *Da Guang Ming.*

Poder del alma. Di *hola:*

Querido Divino,
querido Tao, la Fuente,
querida Caligrafía Ling Guang de la Fuente Da Guang Ming*,*
queridos santos, animales celestiales de los santos y tesoros del Cielo, del Divino y de la Fuente del Tao conectados con la Caligrafía Ling Guang de la Fuente Da Guang Ming*,*
os amo, honro y aprecio.
Por favor, sanad y transformad mi cuerpo espiritual.
Estoy muy agradecido.
Gracias.

Poder de la mente. Visualiza luz dorada o color del arco iris de la caligrafía y del Cielo, de la Madre Tierra, del Divino, del Tao y de la Fuente vertiéndose en tu cuerpo espiritual, transformando los bloqueos de alma, mente y cuerpo de todas las vidas.

Poder del sonido. Recita en voz alta o en silencio:

Da Guang Ming (pronunciado *da guang ming*) *sana y transforma mi cuerpo espiritual. Gracias.*

Da Guang Ming sana y transforma mi cuerpo espiritual. Gracias.
Da Guang Ming sana y transforma mi cuerpo espiritual. Gracias.
Da Guang Ming sana y transforma mi cuerpo espiritual. Gracias.
Da Guang Ming sana y transforma mi cuerpo espiritual. Gracias.
Da Guang Ming sana y transforma mi cuerpo espiritual. Gracias...

Por favor, deja de leer ahora para practicar durante diez minutos. Cuanto más practiques cada vez y más frecuente lo hagas, mejor será.

Práctica de gratitud y de perdón

Querido Divino,

querido Tao, la Fuente,

querida Caligrafía Ling Guang de la Fuente Da Guang Ming,

todos los queridos santos, animales celestiales de los santos y tesoros del Cielo contenidos en la Caligrafía Ling Guang de la Fuente Da Guang Ming,

estoy sumamente honrado en recibir vuestra bendición para remover mis bloqueos espirituales, a fin de sanar mi cuerpo espiritual.

Por favor, perdonadnos a mis ancestros y a mí por todos los errores que hemos cometido en todas las vidas.

Pido disculpas profundamente por todas nuestras equivocaciones.

Serviré a otros incondicionalmente para hacerlos más felices y más sanos.

Trabajaré junto con la humanidad y con todas las almas para crear una Familia Universal de Amor, Paz y Armonía.

Gracias. Gracias. Gracias.

La Caligrafía Ling Guang de la Fuente *San Jiao Chang Tong–la vía del qi y del fluido corporal fluye libremente*

Has aprendido en el capítulo 1 que el San Jiao (*tres áreas,* pronunciado *san dchiao*) es la vía del qi y del fluido corporal. Qi es yang. El fluido corporal es yin. El fluido corporal incluye la sangre, la orina, la saliva y los líquidos de los órganos y las células. En la medicina tradicional china hay una expresión conocida:

Qi xing xue xing, qi zhi xue ning

«Qi» significa *energía.* «Xing» significa *mover.* «Xue» significa *sangre.* «Zhi» significa *lento.* «Ning» significa *estancada.* «Qi xing xue xing, qi zhi xue ning» (pronunciado *chi shing shue shing, chi dch shue ning*) significa *si el qi se mueve, la sangre se mueve; si el qi está lento, la sangre se estanca.*

La medicina tradicional china aplica tres modalidades principales para tratar las enfermedades:

1. Hierbas chinas
2. Acupuntura y moxibustión
3. Masaje chino *(tui na)*

Mover el qi y la sangre es la clave para los tres métodos de tratamiento en la medicina tradicional china. El San Jiao es la vía más importe del qi y del fluido corporal en todo el cuerpo.

«San Jiao» significa *tres espacios dentro del cuerpo.* Estos son el *Jiao Superior,* el *Jiao Medio* y el *Jiao Inferior.* San Jiao (pronunciado *san dchiao*) es la vía del qi y del fluido corporal. El Jiao Superior es el área sobre el diafragma e incluye el corazón, los pulmones y el cerebro. El Jiao Medio es el área entre el diafragma y el nivel del ombligo e incluye la vesícula, el estómago y el bazo. El Jiao Inferior es el área entre el nivel del ombligo y el área genital e incluye los riñones, la vejiga urinaria, el hígado, los intestinos delgado y grueso y los órganos reproductivos y sexuales.

Otra expresión conocida de la medicina tradicional china es:

San Jiao chang tong, bai bing xiao chu

«Chang tong» (pronunciado *chang tong*) significa *fluye libremente.* «Bai» (pronunciado *bai*) significa *cientos.* En chino «cientos» representa *todo.* «Bing» significa *enfermedad.* «Xiao chu» (pronunciado *shiao chu*) significa *removido.*

«San Jiao chang tong, bai bing xiao chu» (pronunciado *san dchiao chang tong, bai bing shiao chu*) significa *si la más importante vía del qi y del fluido corporal fluye libremente, todas las enfermedades desaparecen.*

La Caligrafía Ling Guang de la Fuente *San Jiao Chang Tong* es el Campo de la Fuente, el cual porta el jing qi shen de la Fuente; también es el mensaje. Recalco nuevamente la relación entre jing, qi y shen:

El shen dirige el qi. El qi dirige el jing.

Shen es alma, espíritu, información o mensaje. Qi es energía vital. Jing es materia. Cuando das el mensaje, el qi le sigue. Cuando fluye el qi, la sangre le sigue.

San Jiao Chang Tong es uno de los mensajes más importantes para la sanación de todas las enfermedades. San Jiao es la vía del qi y del fluido corporal. Cuando recitas *San Jiao Chang Tong*, el mensaje promueve el libre flujo del qi y del fluido corporal. Cuando el qi y fluido corporal fluyen libremente, todas las enfermedades reciben sanación. Por tanto, la Caligrafía Ling Guang de la Fuente *San Jiao Chang Tong* tiene el poder y beneficia más de lo que las palabras pueden expresar.

Aplica la Caligrafía Ling Guang de la Fuente *San Jiao Chang Tong* con las Técnicas de los Cuatro Poderes para sanar el cuerpo entero:

Sana todo el cuerpo

Poder del cuerpo. Siéntate derecho en una silla con la espalda libre y despejada. Consulta las ilustraciones que encontrarás en el pliego de color. Conecta con la figura 24, la Caligrafía Ling Guang de la Fuente *San Jiao Chang Tong*.

Poder del alma. Di *hola:*

Querido Divino,

querido Tao, la Fuente,

todos los queridos santos, animales celestiales de los santos y tesoros del Cielo, del Divino y de la Fuente del Tao conectados y contenidos dentro de la Caligrafía Ling Guang de la Fuente San Jiao Chang Tong,

os amo, honro y aprecio.

Por favor, sanad y transformad mi cuerpo entero.

Gracias.

Poder de la mente. Visualiza luz dorada y luz de arco iris de la Caligrafía Ling Guang de la Fuente *San Jiao Chang Tong* brillando e irradiando a través de todo el cuerpo, de pies a cabeza, desde la piel hasta los huesos.

Poder del Sonido. Recita en silencio o en voz alta:

Luz dorada y luz de arco iris de la Caligrafía Ling Guang de la Fuente San Jiao Chang Tong (pronunciado *san dchiao chang tong*) *sanan mi cuerpo entero. Gracias.*

San Jiao Chang Tong, Bai Bing Xiao Chu (pronunciado *san dchiao chang tong, bai bing shiao chu*)
San Jiao Chang Tong, Bai Bing Xiao Chu
San Jiao Chang Tong, Bai Bing Xiao Chu
San Jiao Chang Tong, Bai Bing Xiao Chu
San Jiao Chang Tong, Bai Bing Xiao Chu
San Jiao Chang Tong, Bai Bing Xiao Chu
San Jiao Chang Tong, Bai Bing Xiao Chu

Luz dorada, luz de arco iris
Luz dorada, luz de arco iris
Luz dorada, luz de arco iris
Luz dorada, luz de arco iris
Luz dorada, luz de arco iris
Luz dorada, luz de arco iris
Luz dorada, luz de arco iris...

Por favor, deja de leer ahora para practicar durante diez minutos.

La Caligrafía Ling Guang de la Fuente *San Jiao Chang Tong* puede ser aplicada para sanar cualquier parte del cuerpo. Tómate más tiempo para practicar; no hay límite. Repito nuevamente: si tienes una dolencia crónica o que pone en riesgo tu vida, recita durante dos horas o más al día. Cuanto más tiempo recites y lo hagas con más frecuencia, mejores resultados podrías obtener. Suma toda tu práctica para que totalice por lo menos dos horas al día.

Retorna a esta caligrafía a menudo. Cada vez que necesites sanación, regresa a esta caligrafía directamente.

Ahora hagamos una vez más la práctica de gratitud y de perdón:

Querido Divino,
querido Tao, la Fuente,
querida Caligrafía Ling Guang de la Fuente San Jiao Chang Tong,
todos los queridos santos, animales celestiales de los santos y tesoros del Cielo contenidos en la Caligrafía Ling Guang de la Fuente San Jiao Chang Tong,
estoy sumamente honrado de recibir vuestra bendición para sanar todo mi cuerpo de pies a cabeza, desde la piel hasta los huesos.
Por favor, perdonadnos a mis ancestros y a mí por todos los errores que hemos cometido en todas las vidas.
Queridas todas las personas y todas las almas a las que mis ancestros y yo hemos herido, dañado y de las que nos hemos aprovechado en el cuerpo físico en todas las vidas,
pido disculpas profundamente por todas las equivocaciones que hemos cometido.
Por favor, perdonadme.
Serviré a otros incondicionalmente para hacerlos más felices y más sanos.
Trabajaré junto con la humanidad y con todas las almas para crear una Familia Universal de Amor, Paz y Armonía.
Gracias. Gracias. Gracias.

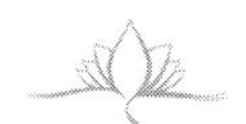

En resumen, ésta es la primera vez que creo Caligrafías Ling Guang de la Fuente para sanar los cuerpos espiritual, mental, emocional y físico. El Campo de la Fuente dentro de cada caligrafía tiene poder que va más allá de las palabras, comprensión e imaginación. Si no recibes resultados de sanación de inmediato, sé paciente y ten confianza. Confía y practica más.

No hay limitación para pedir sanación aplicando las Caligrafías Ling Guang de la Fuente. Es vital practicar cada vez más. Después de cada sesión de práctica, por favor recuerda mostrar tu respeto y gratitud al Cielo realizando la práctica de gratitud y de perdón. Esto acelerará la sanación para que recibas tu propio milagro de sanación del alma más rápido.

La Caligrafía Ling Guang de la Fuente es un servidor universal incondicional de la humanidad y de todas las almas.

Practica. Practica. Practica.

Recibe más beneficios de ella.

Crea tus propios milagros de sanación.

Transforma cada aspecto de tu vida.

Gracias, Divino.

Gracias, Tao, la Fuente.

Gracias a todas las Caligrafías Ling Guang de la Fuente.

Gracias a todos los santos, a los animales de los santos, a todos los tesoros del Cielo, del Divino, del Tao y de la Fuente conectados y contenidos dentro de las caligrafías.

Gracias a todo tipo de luz visible e invisible contenido dentro de las caligrafías.

Estamos sumamente honrados.

Las palabras no bastan para expresar nuestra más grande gratitud.

La comprensión no basta para expresar nuestra más grande gratitud.

La imaginación no basta para expresar nuestra más grande gratitud.

Os amamos. Os amamos. Os amamos.

Gracias. Gracias. Gracias.

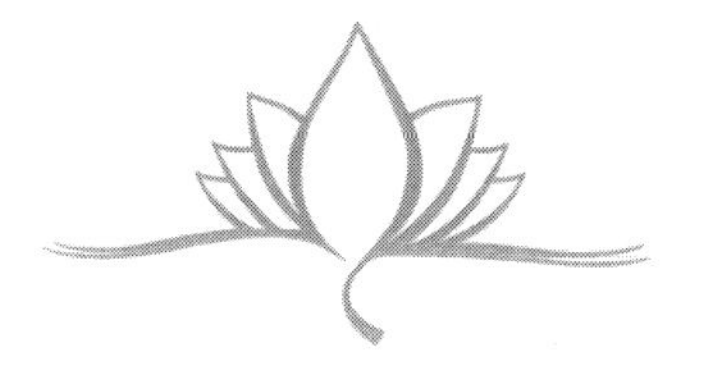

Conclusión

ESTOY SUMAMENTE HONRADO de haber sido elegido servidor de la humanidad y de todas las almas, así como un servidor, vehículo y canal divino en julio de 2003.

Inmediatamente empecé a ofrecer Limpieza Divina de Karma y Trasplantes Divinos de Alma, Mente y Cuerpo. En 2008, el Tao (la Fuente) me eligió como un servidor, vehículo y canal del Tao para ofrecer Limpieza de Karma por el Tao y Trasplantes de Alma, Mente y Cuerpo del Tao.

Desde 2003, he ofrecido miles de limpiezas de karma del Divino y del Tao e innumerables Trasplantes de Alma, Mente y Cuerpo. Los servicios del Divino y del Tao han creado cientos de miles de milagros sanadores del alma.

El Divino y el Tao me han guiado para crear diez libros en la Colección Poder del Alma. Ahora el Divino y el Tao me han guiado para crear la Colección Milagros Sanadores del Alma. Éste es el primer libro de la colección.

El mensaje de la Colección Milagros Sanadores del Alma es:

Yo tengo el poder de crear milagros sanadores del alma
para transformar toda mi vida.

Tú tienes el poder de crear milagros sanadores del alma
para transformar toda tu vida.

Juntos tenemos el poder de crear milagros sanadores del alma
para transformar toda la vida de la humanidad y de todas las almas
en la Madre Tierra y de innumerables planetas, estrellas,
galaxias y universos.

El más importante entendimiento que debes tener tras leer este libro es el de que *tú puedes crear tus propios milagros sanadores del alma.* Algunos de mis Representantes Mundiales han creado cientos de milagros sanadores del alma. Mis alumnos avanzados también han creado muchos milagros sanadores del alma. Si practicas con dedicación las técnicas de sanación del alma e inapreciables tesoros permanentes ofrecidos en este libro, incluyendo las Caligrafías Ling Guang de la Fuente, podrías crear milagros sanadores del alma que van más allá de tu entendimiento.

¿Cómo puedes crear tus propios milagros sanadores del alma?

Me complace resumir las claves para crear tus propios milagros sanadores del alma:

- Limpia tu propio karma. Ésta es *la* clave para crear milagros sanadores del alma y para transformar cada aspecto de la vida, incluidas la salud, las emociones, las relaciones personales, las finanzas y más. *El karma es la causa primordial del éxito y del fracaso en cada aspecto de la vida.*
- Realiza la Práctica del Perdón regularmente. Ésta es la manera sagrada de limpiar el propio karma.
- Invoca las Caligrafías Ling Guang de la Fuente. Esto significa invocar el Campo Sagrado de la Fuente para remover bloqueos de alma, mente y cuerpo, a fin de crear milagros sanadores del alma para transformar toda la existencia.
- Recibe tesoros permanentes de la Fuente transmitidos a lo largo del libro. Éste es uno de los más grandes honores que podría tener uno en todas las vidas.
- Aplica los tesoros permanentes de la Fuente que recibes a lo largo del libro. La frecuencia y vibración de la Fuente en estos tesoros pueden crear milagros sanadores del alma para transformar toda la existencia.
- Recita los nuevos mantras de la Fuente *Tao Guang Zha Shan*, *Hei Heng Hong Ha* y *Guang Liang Hao Mei.* Estos mantras pueden crear milagros sanadores del alma porque portan las habilidades de la Fuente para transformar cada aspecto de la vida, incluyendo las relaciones personales, las finanzas, los negocios, la inteligencia y más.

- Practica la meditación de la Fuente para el Jin Dan en el Ming Men. Ésta es una meditación sagrada nueva y poderosa de la Fuente para la sanación, rejuvenecimiento y prolongación de la vida.
- Aplica la sabiduría y conocimiento de cinco mil años de antigüedad de la medicina tradicional china. Éstos son compartidos en las técnicas de sanación de alma en este libro para sanar los cuerpos físico y emocional de los cinco elementos.
- Usa las Técnicas de los Cuatro Poderes (Poder del Cuerpo, Poder del Alma, Poder de la Mente, Poder del Sonido) y las Técnicas de los Cinco Poderes (agrega el Poder de la Respiración). Éstas son técnicas claves en toda práctica para sanarse a uno mismo y a otros. Usar todas las técnicas de poder juntas es extremadamente poderoso.
- Abre, desarrolla, purifica y promueve el flujo del círculo divino de energía. Ésta es una de las más importantes y poderosas maneras de sanar todas las enfermedades en los cuerpos espiritual, mental, emocional y físico.
- Abre, desarrolla, purifica y promueve el flujo del círculo divino de materia. Éste es una de las más importantes y poderosas maneras de rejuvenecer el alma, el corazón, la mente y el cuerpo y de prolongar la vida.
- Y más.

Me gustaría enfatizar nuevamente: *haz las prácticas y los ejercicios de este libro.* Hazlas una y otra vez con persistencia, sinceridad, confianza y más. Podrías experimentar un milagro sanador del alma muy rápidamente. Pero recuerda, incluso tras experimentar un milagro sanador del alma, continúa practicando para mantener la buena salud.

Cinco mil años atrás, *El canon interno del emperador amarillo*, el libro que rige la medicina tradicional china, enfatizaba que la prevención de la enfermedad es una prioridad para la salud. Practica con el fin de prevenir las enfermedades. Si podemos, ¿por qué no hacerlo?

A algunas personas les podría tomar más tiempo experimentar un milagro sanador del alma. La razón es que algunas personas tienen bloqueos de alma, mente y cuerpo muy pesados. Estos bloqueos pudieron haber traído las dolencias crónicas o que ponen en riesgo la vida que han sufrido durante años. Podría tomar tiempo remover todos los bloqueos.

Existe una frase ancestral:

De bing ru shan dao, qu bing ru chou si

«De» significa *obtener.* «Bing» significa *enfermedad.* «Ru» significa *como si.* «Shan» significa *montaña.* «Dao» significa *colapsar.* «Qu» significa *remover.* «Chou si» significa *hilar seda.* «De bing ru shan dao, qu bing ru chou si» (pronunciado *de bing ru shan dao, chu bing ru chou sz*) significa *la enfermedad ocurre como una montaña cuando colapsa; remover la enfermedad es como hilar seda.*

Esta frase milenaria nos indica que la enfermedad puede venir repentinamente y puede ser muy seria, como una montaña derrumbándose; pero remover la enfermedad podría ser un proceso lento, como hilar seda.

Si recibes milagros sanadores del alma enseguida, ¡felicitaciones!

Continúa practicando para mantener tu buena salud.

Si recibes una pequeña mejora después de recibir los tesoros y bendiciones permanentes del libro y de las prácticas, ¡felicitaciones! Practica más a fin de recibir milagros sanadores del alma.

Si sientes que nada te ha sucedido, no pienses que no puedes ser sanado o que la sanación de alma no funciona para ti. Podrías tener bloqueos de alma, mente y cuerpo muy pesados relacionados con tu dolencia. Sanar podría tomar tiempo. Las afecciones crónicas o que ponen en riesgo la vida pueden tomar tiempo en sanar, pero las sanaciones milagrosas podrían suceder en cualquier momento. Es vital practicar de forma persistente y mostrar gratitud al Divino, al Tao y a la Fuente. Tu milagro sanador del alma podría estar en camino. Mi deseo es que recibas grandes resultados de sanación a la mayor brevedad posible.

En los diez libros de mi Colección Poder del Alma he divulgado, explicado y enfatizado una oración que tiene la más profunda sabiduría y prácticas sagradas:

Sana y transforma el alma primero, luego la sanación
y la transformación de la mente y cuerpo le seguirán.

Esta sabiduría sagrada explica el proceso de sanación. Ahora estoy dando a conocer un nuevo e importante secreto.

El alma de una persona se enferma primero,
luego la enfermedad de la mente y el cuerpo le siguen.

Esta sabiduría sagrada explica el proceso de la enfermedad.

Anteriormente explico que cuando una persona se enferma es como cuando una montaña colapsa. Podría suceder rápida y seriamente. Muchas personas no se dan cuenta de que la enfermedad no ocurre repentinamente; sucede a nivel del alma primero. El alma podría estar enferma durante años y luego repentinamente la enfermedad se manifiesta a nivel físico.

Para aquel que no experimenta grandes resultados de inmediato, si entendió este secreto, será paciente porque la enfermedad podría haber estado presente a nivel del alma durante muchos años. El alma podría haber estado enferma antes de que la enfermedad apareciera. Puede tomar tiempo sanar el alma para poder restaurar tu salud.

Practica. Practica. Practica.

¿Por qué servidores, vehículos y canales divinos y Sanadores Divinos del Alma han creado cientos de miles de milagros sanadores del alma tan rápido? Porque el Divino y el Tao han sanado el alma de la enfermedad.

En los últimos diez años, he creado cientos de miles de milagros sanadores del alma, pero no todas las enfermedades pueden ser sanadas. Vuelvo a recalcar: si una enfermedad no se puede sanar, los bloqueos de alma, mente y cuerpo de la enfermedad podrían ser muy pesados, especialmente los bloqueos de alma, que son el karma negativo.

A pesar de que los milagros sanadores del alma no ocurran en algunas dolencias muy serias, no pierdas las esperanzas. Confía. Cree que el Divino, el Tao y el Cielo pueden ayudarte. Practica persistentemente. Practica cada vez más. Mi deseo es que tengas buenos resultados a la mayor brevedad posible.

Cientos de miles de milagros sanadores de alma han ocurrido ya. Estoy muy honrado y agradecido al Divino, al Tao y a la Fuente. Estoy honrado de ser un servidor de la humanidad y de todas las almas. Visita www.drsha.com, www.youtube.com/zhigangsha y www.facebook.com/drandmastersha para leer y revisar muchas historias conmovedoras sobre milagros sanadores del alma que te inspirarán para continuar practicando, a fin de crear tus propios milagros sanadores del alma.

Millones de personas sufren de afecciones crónicas y que ponen en riesgo la vida. Ellas sufren de desequilibrios emocionales, incluyendo ira, depresión, ansiedad, pesar, tristeza, preocupación y miedo. La Madre Tierra está sufriendo desastres naturales, incluyendo tsunamis, huracanes, terremotos, inundaciones, incendios, sequías y más; y todo tipo de otros desafíos, incluyendo desafíos ambientales, económicos y políticos; guerra y más. El sufrimiento de la humanidad necesita ser removido.

El mensaje de la Colección Milagros Sanadores del Alma no puede ser enfatizado lo suficiente.

Yo tengo el poder de crear milagros sanadores del alma
para transformar toda mi vida.

Tú tienes el poder de crear milagros sanadores del alma
para transformar toda tu vida.

Juntos tenemos el poder de crear milagros sanadores del alma
para transformar toda la vida de la humanidad y de todas las almas
en la Madre Tierra y de innumerables planetas,
estrellas, galaxias y universos.

En este momento histórico de la Madre Tierra, el Divino y el Tao me han guiado para que difunda y enfatice nuevas y ancestrales sabiduría y prácticas sagradas, a fin de empoderar a la humanidad para crear milagros sanadores del alma para sanar sus cuerpos espiritual, mental, emocional y físico y transformar toda su vida.

Estudia. Estudia. Estudia.

Practica. Practica. Practica.

Tú puedes crear milagros sanadores del alma para transformar toda tu vida.

Amo a toda la humanidad y a todas las almas.

He dado mi vida al servicio de la humanidad y de todas las almas, removiendo el sufrimiento de la humanidad y de todas las almas y creando una Familia Universal de Amor, Paz y Armonía.

Amo mi corazón y mi alma
Amo a toda la humanidad
Unamos corazones y almas
Amor, paz y armonía
Amor, paz y armonía

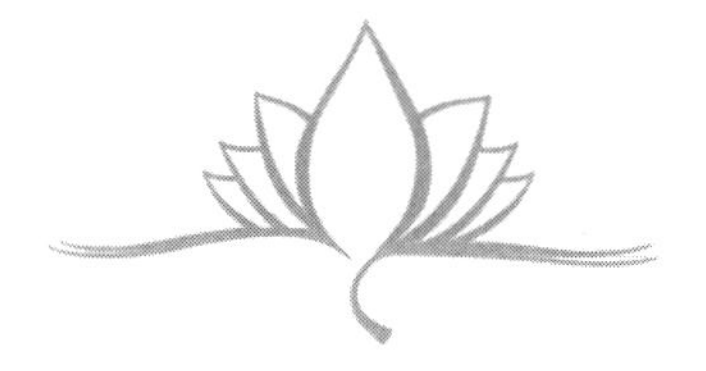

Reconocimientos

AGRADEZCO DESDE EL FONDO DE MI CORAZÓN a los treinta y seis santos amados y a los Comités del Divino, del Tao y de la Fuente que fluyeron este libro a través mío. Todos mis libros son sus libros. Ellos están sobre mi cabeza y el libro entero lo fluyo de ellos. Estoy muy honrado de ser un servidor de todos ellos, de la humanidad y de todas las almas. Estoy eternamente agradecido.

Agradezco desde el fondo de mi corazón al amado Divino, quien me eligió como servidor de la humanidad y del Divino para ofrecer Limpieza Divina del Karma y todo tipo de Trasplantes de Alma, Mente y Cuerpo en julio de 2003.

El Divino me enseña a diario. He aprendido mucha sabiduría, conocimiento y técnicas prácticas del Divino. Estoy eternamente agradecido.

Agradezco desde el fondo de mi corazón al amado Tao (la Fuente), quien me eligió como servidor del Tao para ofrecer Limpieza del Karma por el Tao y todo tipo de Trasplantes del Tao de Alma, Mente y Cuerpo.

El Tao me enseña sabiduría, conocimiento y técnicas prácticas sagradas todo el tiempo. No puedo honrar al Tao lo suficiente.

Agradezco desde el fondo de mi corazón a mis amados padres y madres espirituales, incluyendo al doctor y maestro Zhi Chen Guo. El doctor y maestro Zhi Chen Guo es el fundador de la Medicina del Espacio en el Cuerpo y de la Medicina Zhi Neng. Él fue uno de los líderes, maestros y sanadores espirituales más poderosos en el mundo. Él me enseñó la sabiduría, el conocimiento y las técnicas prácticas y sagradas del alma, de la mente y del cuerpo. No puedo honrarle y agradecerle lo suficiente.

Le agradezco desde el fondo de mi corazón al profesor Liu Da Jun, la autoridad máxima de *I Ching* y feng shui, de la Universidad de Shandong en China. Él me enseño profundos secretos de *I Ching* y feng shui. No puedo agradecerle lo suficiente. No puedo agradecerle lo suficiente por escribir la introducción en este libro. Estoy profundamente honrado.

Le agradezco desde el fondo de mi corazón al doctor y profesor Liu Dehua. Él es doctor en medicina y fue profesor universitario en China. Es portador del linaje, en su 372 generación, de la «Estrella de la Larga Vida» china, Peng Zu, el maestro de Lao Zi, el autor de *Dao De Jing*. Él me ha enseñado grandes secretos, sabiduría, conocimiento y prácticas técnicas sobre longevidad. No puedo agradecerle lo suficiente.

Agradezco desde el fondo de mi corazón a la profesora Li Qiu Yun. Ella es una catedrática de la ley primordial de la caligrafía china cursiva simplificada. Ella tiene más de cien años de edad. Estoy sumamente honrado de aprender de ella y de haber sido capaz de escribir las caligrafías Ling Guan en este libro con un trazo por carácter.

Agradezco desde lo profundo de mi corazón a mis amados y sagrados maestros y profesores, quienes desean permanecer anónimos. Me han enseñado sabiduría sagrada sobre Xiu Lian. Ellos son extremadamente humildes y poderosos. Me han instruido sobre los secretos, sabiduría, conocimiento e inapreciables técnicas prácticas, pero no desean ningún reconocimiento. No puedo agradecerles lo suficiente.

Agradezco desde el fondo de mi corazón a los santos celestiales, quienes me dan los libros sagrados del Cielo a través de la comunicación del alma. No puedo apreciarlos y honrarlos lo suficiente.

Agradezco desde el fondo de mi corazón a mi padre y madre físicos y a todos mis ancestros. No puedo honrarlos lo suficiente. Su amor, cuidados, compasión, pureza, generosidad, bondad, integridad, confianza y mucho más han influido en mí y tocado mi corazón y alma por siempre. No puedo agradecerles lo suficiente.

Agradezco desde el fondo de mi corazón a mi agente literario, Bill Gladstone. Su amor, dedicación y profesionalismo hacia sus clientes me han tocado profundamente. No puedo agradecerle lo suficiente.

Agradezco a Michael Bernard Beckwith por escribir el prólogo para la Colección Milagros Sanadores del Alma. Su servicio a la humanidad ha tocado a millones en todo el mundo. Lo aprecio profundamente y no puedo agradecerle lo suficiente.

Agradezco desde el fondo de mi corazón a Glenn Yeffeth, editor (BenBella Books) de mi Colección Milagros Sanadores del Alma. Su total apoyo para esta nueva colección ha tocado mi corazón profundamente. No puedo agradecerle lo suficiente.

Agradezco desde el fondo de mi corazón al equipo editorial de Jennifer Canzoneri, Monica Lowry, Sarah Dombrowsky, Adrienne Lang, Ty Nowicki, Cathy Lewis y otros por su gran apoyo. No puedo agradecerles lo suficiente.

Agradezco desde el fondo de mi corazón a Sylvia Chen, CEO de Universal Soul Service Corporation. Ella me ha ofrecido su apoyo incondicional desde 1992. Su invaluable contribución, dedicación y liderazgo para con la misión ha tocado profundamente y conmovido mi corazón. Como ella es una gran filántropa, he aprendido mucho de ella acerca del servicio humanitario a comunidades en todo el mundo. Estoy profundamente agradecido y no puedo agradecerle lo suficiente.

Agradezco desde el fondo de mi corazón a los líderes empresariales de la misión: Sylvia Chen, Alexandre Gheysen, maestra Sabine Parlow, maestra Mirva Inkeri y maestra Ximena Gavino; y a los líderes del alma de la misión: maestra Maya Mackie, maestra Cynthia Marie Deveraux, maestro Francisco Quintero, maestro Allan Chuck, maestro Peter Hudoba, maestro David Lusch y maestra Marilyn Smith, por su servicio incondicional y gran contribución a la misión. No puedo agradecerles lo suficiente.

Agradezco desde el fondo de mi corazón al equipo de *marketing* por este libro, incluyendo a Rick Frishman, a la maestra Ximena Gavino, a Darcie Rowan, a Mary Agnes Antonopolous, a Chandra Stewart, y a Firuzan Mistry, por su gran contribución a la misión. No puedo agradecerles lo suficiente.

Agradezco desde el fondo de mi corazón a mi editor jefe, el maestro Allan Chuck, por su excelente edición de este y de todos mis otros libros. Él es uno de mis Representantes Mundiales y Canal Divino. Él ha contribuido grandemente a la misión y su servicio universal incondicional es uno de los más grandes ejemplos para todos. No puedo agradecerle lo suficiente.

Agradezco desde el fondo de mi corazón a mi editora principal, la maestra Elaine Ward, por la excelente edición de este libro y de mis otros libros. Ella también es una de mis Representantes Mundiales y Canal Divino. Le agradezco profundamente su gran contribución a la misión. No puedo agradecerle lo suficiente.

Agradezco desde el fondo de mi corazón a la maestra Lynda Chaplin, una de mis Representantes Mundiales y Canal Divino. Ella ha diseñado las figuras de este y de mis otros libros y ha realizado la corrección de pruebas de este libro. Estoy sumamente agradecido. No puedo agradecerle lo suficiente.

Agradezco desde el fondo de mi corazón a Henderson Ong, el director artístico de nuestra misión. Su desinteresado servicio y gran contribución a este libro y muchos otros aportes a la misión han tocado profundamente mi corazón. No puedo agradecerle lo suficiente.

Agradezco desde el fondo de mi corazón a Rick Riecker y a Gloria Kovacevich por su servicio universal incondicional en la corrección de pruebas de este libro. No puedo agradecerles lo suficiente.

Agradezco desde el fondo de mi corazón a Min Lei y a Shi Gao, por apoyar con los caracteres chinos y con el pinyin en este libro y en mis otros libros. Estoy muy agradecido. No puedo agradecerles lo suficiente.

Agradezco desde el fondo de mi corazón a la maestra Shu-Chin Hsu, una de mis Representantes Mundiales y Canal Divino y a Hui-Ling Lin por su gran traducción de la introducción del profesor Liu Da Jun. No puedo agradecerles lo suficiente.

Agradezco al maestro Francisco Quintero, a la maestra Maya Mackie, al maestro David Lusch, y a la maestra Marilyn Smith, quienes son mis Representantes Mundiales y Canales Divinos, por fluir la guía del alma del Divino y del Tao para el diseño de la cubierta del libro. No puedo agradecerles lo suficiente.

Agradezco desde el fondo de mi corazón a mi asistente, la maestra Cynthia Marie Deveraux, una de mis Representantes Mundiales y Canal Divino. Ella ha tecleado el libro completo y muchos de mis otros libros. Ella también ofreció su gran perspectiva durante el flujo de este libro. Ella ha realizado una gran contribución a la misión. No puedo agradecerle lo suficiente

Agradezco desde el fondo de mi corazón a todos mis Representantes Mundiales: maestra Maya Mackie, maestra Cynthia Marie Deveraux, maestro Francisco Quintero, maestro Allan Chuck, maestro Peter Hudoba, maestro David Lusch, maestra Sabine Parlow, maestra Mirva Inkeri, maestra Ximena Gavino, maestra Sher O'Rourke, maestra Lynne Nusyna, maestra Petra Herz, maestra Pam Uyeunten, maestra Peggy Werner, maestra Lynda Chaplin, maestra Marilyn Smith, maestra Patricia Smith, maestro Roger Givens, maestra Elaine Ward, maestra Elisabeth Koch, maestra Maria Sunukjian, maestro Trevor Allen, maestra Ellen Logan, maestra Kirsten Ernst, maestra Robyn Rice, maestro Shunya Barton, maestro Robert Feda, maestro Bill Thomas, maestra Zoetha Amritam, maestra Diane Fujio, maestro Prince Gulati y maestra Thai-Siew Liang. Ellos son servidores de la humanidad y servidores, vehículos y canales del Divino. Ellos han hecho increíbles contribuciones a la misión. Les agradezco a todos profundamente. No puedo agradecerles lo suficiente.

Agradezco desde el fondo de mi corazón a todos los líderes e integrantes de mi equipo empresarial, por su gran contribución y servicio incondicional a la misión. Estoy profundamente agradecido. No puedo agradecerles lo suficiente.

Agradezco desde el fondo de mi corazón a los cuatro mil Sanadores del Alma con Manos Sanadoras Divinas en todo el mundo, por su gran servicio de sanación a la humanidad y a todas las almas. Estoy profundamente conmovido. Ellos han recibido y respondido el llamado divino a servir. Les agradezco profundamente a todos ellos.

Agradezco desde el fondo de mi corazón a los maestros y Sanadores Divinos para la Sanación del Alma, a los profesores Maestros Divinos y a los Sanadores Maestros Divinos para Operación de Alma en todo el mundo, por su gran contribución a la misión. Estoy profundamente conmovido. No puedo agradecerles lo suficiente.

Agradezco desde el fondo de mi corazón a todos mis estudiantes y amigos en todo el mundo por su servicio incondicional a la humanidad. No puedo agradecerles lo suficiente.

Agradezco desde el fondo de mi corazón a mi familia, incluyendo a mis padres, a mi esposa, a sus padres, a nuestros hijos, así como a nuestros hermanos y hermanas. Todos ellos me han amado y apoyado incondicionalmente. No puedo agradecerles lo suficiente.

Sirva este libro a la humanidad y a la Madre Tierra para ayudarles a atravesar este difícil tiempo en este histórico período.

Sirva este libro a la humanidad para crear milagros sanadores del alma para sanar, rejuvenecer, purificar y transformar toda la vida.

Sirva este libro para traer amor, paz y armonía a la humanidad, la Madre Tierra y a todas las almas en innumerables planetas, estrellas, galaxias y universos.

Sirva este libro a la jornada de tu alma y a la jornada del alma de la humanidad.

Estoy sumamente honrado de ser servidor tuyo, de la humanidad y de todas las almas.

Amo mi corazón y mi alma
Amo a toda la humanidad
Unamos corazones y almas
Amor, paz y armonía
Amor, paz y armonía

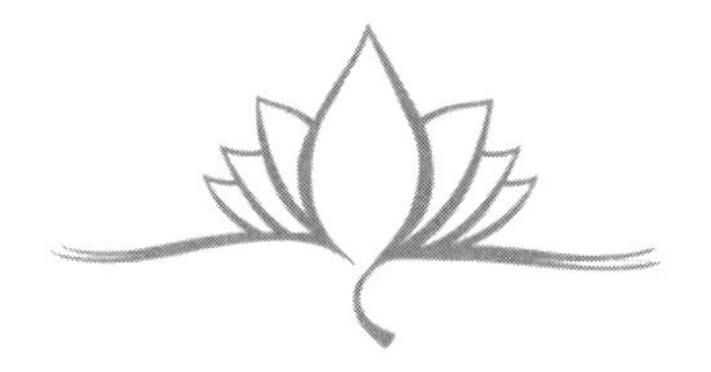

Un regalo especial

Me complace incluir tres obsequios para ti y para cada lector. Puedes fácilmente acceder a ellos en mi sitio web, www.DrSha.com. Haz clic en el enlace para el libro *Soul Healing Miracles (Milagros Sanadores del Alma)*, o escanea el código en la siguiente página usando tu teléfono móvil u otro dispositivo para acceder a la página.

Obsequio 1. Documental «Soul Healing Miracles with Dr. and Master Sha» (Milagros sanadores del alma con el doctor y maestro Sha). Mira el documental una y otra vez para recibir la bendición de la frecuencia y vibración de la Fuente.

Obsequio 2. Introducción a la Caligrafía Ling Guang de la Fuente. Escucha o descarga el archivo de audio mp3, donde comparto sabiduría y conocimiento acerca de las caligrafías Ling Guang de este libro.

Obsequio 3. Asiste a dos eventos de Milagros de Sanación del Alma como mi invitado. Cada lector puede asistir a dos eventos de milagros de sanación del alma de su elección como mi invitado (en persona, por teleconferencia o vía transmisión directa por Internet). Uno sería un evento conmigo y el otro con cualquiera de mis Representantes Mundiales y Canales Divinos. Al participar en estos eventos, recibirás bendiciones tremendas para tu vida física y jornada del alma.

Te doy la bienvenida para unirte a la Familia Universal de Amor, Paz y Armonía, para difundir amor, paz, armonía, sanación y elevación a toda la humanidad y a todas las almas y para recibir bendiciones continuas mientras ofreces este servicio.

Yo tengo el poder de crear milagros sanadores del alma
para transformar toda mi vida.

Tú tienes el poder de crear milagros sanadores del alma
para transformar toda tu vida.

Juntos tenemos el poder de crear milagros sanadores del alma
para transformar toda la vida de la humanidad y de todas
las almas en la Madre Tierra y de innumerables planetas,
estrellas, galaxias y universos.

Abre tu corazón y alma para recibir estos obsequios de la Fuente y de mi corazón. Tengo el honor el servirte.

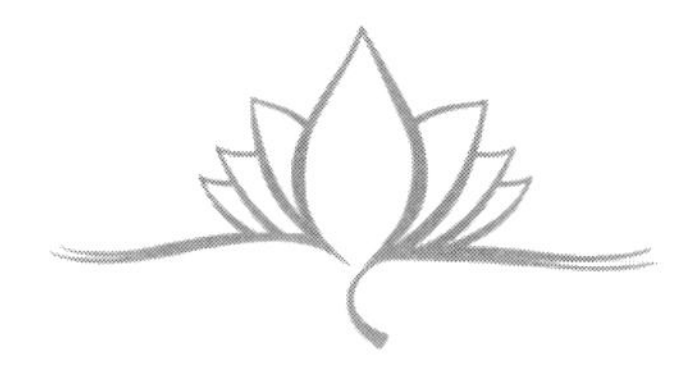

Índice analítico

C

D

E

F

G

H

I

J

K

L

M

S

T

U

V

W

X

Y

Z

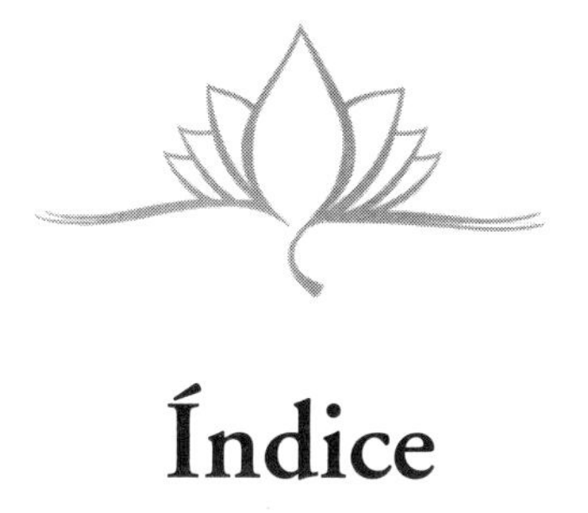

Índice